Jens-Hagen Karow

Das Wunder von Sana

Jens-Hagen Karow

Das Wunder von Sana

Bericht einer medizinisch unerwarteten Heilung

Pa Verlag

Die Deutsche Nationalbibliothek verzeichnet diese Publikation in der Deutschen Nationalbibliografie; detaillierte bibliografische Daten sind im Internet über dnb.dnb.de abrufbar. Die Schweizerische Nationalbibliothek (NB) verzeichnet aufgenommene Bücher unter Helveticat.ch und die Österreichische Nationalbibliothek (ÖNB) unter onb.ac.at.

Unsere Bücher werden in namhaften Bibliotheken aufgenommen, darunter an den Universitätsbibliotheken Harvard, Oxford und Princeton.

Jens-Hagen Karow:
Das Wunder von Sana. Bericht einer medizinisch unerwarteten Heilung
ISBN: 978-3-03830-787-7

Buchsatz: Danny Lee Lewis, Berlin: dannyleelewis@gmail.com

Paramon® ist ein Imprint der
Europäische Verlagsgesellschaften GmbH
Erscheinungsort: Zug

Sie finden uns im Internet unter: www.paramon.de

Inhalt

Zu Hause (Tag 54–365)

Dank, Notizen, Kommentare

Abbildungen

Hinweis:

Der Autor hat sich dazu entschlossen, den Text in der ihm vertrauten, ältern Schreibweise zu verfassen. Das betrifft u. a. die Anredepronomen in der klassischen Höflichkeitsform sowie das »ß«.

Auch wurde bewußt auf das »Gendern« verzichtet, weil es im Gedanken- und Lesefluß als störend empfunden wurde.

Buchumschlag:

»Kosmische Hochzeit«, Aquarell von Björn Maute nach Schilderungen von Jens-H. Karow

Einleitung

Wunder ... gibt es so etwas?

Einige Menschen versichern, unmittelbar Zeuge eines solchen gewesen zu sein. Viele, die einen religiösen Hintergrund teilen, glauben überzeugt daran. Andere verweisen die Existenz der Wunder in die Kategorie der »Irrationalität«, weil diese für den technisch-rationalen Verstand unerklärlich und damit unmöglich sind.

Dieses Buch berichtet von einem Wunder. Der geographische Ort ist die Neurochirurgie und intensivmedizinische Abteilung der Sana-Klinik Offenbach. Hier wurde meine Frau, die am 14. August 2020 infolge eines rupturierten Hirnaneurysmas eine Hirnmassenblutung erlitt, zunächst über Katheterverfahren operiert, anschließend auf der Intensivstation zwölf Tage lang im Koma gehalten und weitere sechs Tage im Aufwachprozeß begleitet. Ihr rein physisches Überleben wäre ohne eine Hightechmedizin und das Können der Ärzte sowie der Pfleger nicht möglich gewesen.

Das Geheimnis, das den Wundern innewohnt, ist ein Vorhandensein von Kräften, deren Ursprung nicht irdischer Natur ist, sondern im geistigen Raum gründet. Hier sind Wirksamkeiten anwesend, die weit über unseren gewohnten Vorstellungshorizont hinausgehen. Über vier Wochen lang habe ich mich durch mentale Konzentration in besagten geistigen Raum begeben und aus diesem heraus Kräfte sowie übersinnliche Wirksamkeiten erleben und aktivieren können, die das ermöglichten, was medizinisch-wissenschaftlich als unmöglich erschien: Einem Menschen mit allerschwerstem Hirntrauma konkrete Heilungsimpulse so zu vermitteln, daß dieser nach zwei Monaten vollkommen unbeschadet in unsere normale Realität zurückkehrt.

Dieses Buch ist Zeugnis eines Wunders und stellt meinen Dank an die geistige Welt dar. Es möchte ebenso den Leser unmittelbar Anteil haben lassen an den realen Möglichkeiten, die uns kraft unserer Anbindung mit der übersinnlichen Welt zur Verfügung stehen.

In der Zeit, während ich um das Leben und die Gesundheit meiner Frau kämpfte und unfassbar viel Hilfe von betenden und meditierenden Freunden einerseits sowie von der geistigen Welt andererseits erhielt, wurde mir erfahrbar, wie sehr Freundschaften tragen und wie bedingungslos wir Menschen von der geistigen Welt geliebt und behütet werden.

Während höchstes medizinisch-wissenschaftliches Können den Körper meiner Frau an einem seidenen Faden am Leben hielt, wendete ich erstmalig nach wissenschaftlichen Kriterien die medizinisch-therapeutischen Methoden einer mentalen Osteopathie und Craniosacraltherapie aus dem übersinnlichen Raum heraus an.

Weiterhin begleitete ich den Geistkörper meiner Frau während der Zeit des Komas auf ihrer Astralreise durch die geistige Welt, hatte Kontakt zu ihr, erlebte ihre Transformationen und ihre geistige Rückkehr in den Leib. Die verschiedenen dabei erlebten Stationen wurden von unserem Künstlerfreund Björn Maute nach meinen Beschreibungen als Aquarelle gemalt und geben dem Betrachter einen Eindruck von der Schönheit, der Erhabenheit und der Sinnhaftigkeit dieser Dimension des Seins, die den meisten von uns sonst weitgehend unbekannt ist.

Möge die Veröffentlichung dieser Erfahrung dazu beitragen, medizinische Wissenschaft und die Erkenntnis von geistigen Realitäten nicht als Widerspruch, sondern als wesentliche Ergänzung zu verstehen.

Mein Leben in zwei Welten

Wie kommt ein Mensch im Alter von 60 Jahren dazu, einen Erfahrungsbericht zu schreiben, dessen Inhalt einigen Lesern glaubwürdig, einleuchtend und nachvollziehbar erscheint, anderen dagegen fremd, verwirrend und vielleicht sogar absurd?

Vieles was ich hier berichte, mag unglaublich erscheinen. Unglaublich bedeutet aber nicht unmöglich! Unser Wahrnehmungshorizont reicht nur so weit, wie wir es unseren Sinnen, unserer Erkenntnis und unserem Denken gestatten, den verschiedenen Realitäten einer uns umgebenden Welt zu begegnen. Je unvoreingenommener der Mensch ist, desto reicher sind seine Erfahrungen. Mein Wunsch, alles verstehen zu wollen, entspringt einem Lebensantrieb, der bereits seit meiner jüngsten Kindheit in mir wirksam ist.

Bevor der Erfahrungsbericht des »Wunder von Sana« beginnt, stelle ich eine kurze biographische Beschreibung voran. Diese hat den Sinn und Zweck, einem möglichen Urteil vorzubeugen: Daß es sich bei meiner Person um einen geistig verwirrten und lebensfremden Illusionisten sowie Phantasten handelt, der sich in den Raum der Einbildungen gerettet hat, weil er sich in der irdischen Realität nicht zurechtfindet.

Im Januar 1960 wurde ich als »Frankfurter Bub« geboren, vor mir meine anderthalb Jahre ältere Schwester. Bereits von Kindheit an interessierten mich zwei Dinge: Es waren die Natur und die Technik. Beide genossen gleichermaßen sowohl mein volles Interesse als auch die ganze Faszination.

In Frankfurt wurde damals viel gebaut, es waren noch zahllose Wunden der Kriegszeit in der Stadt zu sehen. Es war der Beginn des U-Bahn-Baus unter der bekannten Einkaufsstraße, der »Zeil«. Ganze Straßenzüge wurden neu angelegt. Trabantenstädte wie die »Römerstadt« mit Fernheizkraftwerk entstanden, Einkaufszentren entwickelten sich. An jeder Baustelle hätte ich stundenlang fasziniert stehen können, um mit Staunen den schweren Maschinen zuzuschauen und zu erleben, wie diese mit unglaublicher Kraft die Materie bewegen konnten. Auch bewunderte ich die Arbeiter, welche die Baumaschinen bedienen konnten. In meinen Beobachtungen entdeckte ich rudimentär die Gesetze der Mechanik über »Kraft mal Hebelarm« mithilfe hydraulisch bewegter Teleskoparme. Ich erschloß mir das selbst, denn meine Eltern waren daran nicht sehr interessiert. So war es mein großer Wunschtraum als Kind, einmal selbst Baggerfahrer zu werden. Eine interessante Alternative schien mir auch der Beruf der Müllfahrer zu sein. Diese hatten es mir besonders angetan, weil sie so mutig auf den hinteren Seitenbrettern des LKW standen, während das Müllauto fuhr. Mit einem dynamischen Sprung von diesen Brettern beim Anhalten standen sie auf dem Asphalt, bewegten die Mülltonnen in die Haltegabeln, um dann durch die Bewegung eines Hebels die Hydraulik auf magische Weise so in Bewegung zu setzen, daß die Mülltonne in den Container gehoben und entleert werden konnte. Das war jedes Mal von einem ganz typischen, für mich bis heute unvergeßlichen Geräusch begleitet.

Mit derselben Faszination war ich von der Natur beeindruckt. Auch hier konnte ich stundenlang verweilen, um an stillen Gewässern Lebewesen, Wasserströmungen, Blätter und Bäume zu beobachten. Was ich damals nicht begriffen habe, weil es für mich etwas ganz Normales darstellte, war die Tatsache, daß ich schon zu dieser Zeit übersinnliche Erlebnisse hatte. Ich nahm Naturwesen wahr, die man in der Geisteswissenschaft als »Elementarwesen« bezeichnet. Wenn ich damals auch noch nicht rational denken konnte, so verstand ich auf emotionaler Ebene dennoch, daß in der Natur eine Intelligenz wirksam ist, die dieses vielfältige Leben ermöglicht.

So stand ich bereits als kleiner Junge zwischen diesen beiden Erlebnisrealitäten: Der Welt der Technik und der Welt der Natur. Beide waren mächtig, beide stark, beide mit ihren ganz eigenen Gesetzen.

Durch diese intensiven Erfahrungen, in voneinander vollkommen unterschiedlichen Erlebnisräumen zu leben, ergaben sich auch Probleme. Denn die Mitmenschen hatten für meine kindlich übersinnlichen Erfahrungen kein Verständnis. Ich erschien den Erwachsenen als langsam, verträumt, naiv und unterentwickelt. Dabei habe ich in diesen Momenten etwas wahrgenommen, was den anderen verborgen blieb. Der Vorteil für die Eltern allerdings war: Sie hatten ein braves, stilles und gutmütiges Kind. Damals gab es noch keine Computerspiele, welche die Kinder erwachsenenfreundlich »stillstellen«.

Meine handwerklich mechanisch-praktischen Fingerfertigkeiten übte ich schon früh. So war es mir eine große Freude, die klassischen aufziehbaren Weckeruhren zu zerlegen, um diese danach wieder zusammen zu bauen. Das Zerlegen ging schnell, das Zusammenfügen mißlang meistens. Aber der Anspruch war hoch und stellte einen Neunjährigen auch vor eine gewisse Herausforderung. Es gab keinen interessierten Vater an der Seite, der dabei hätte helfen können. Besonders der Ausbau der Aufzugfedern war jedes Mal sehr spannend. Nach gewisser Zeit schaffte ich es, die Feder aus ihrem Gehäuse zu entfernen, ohne daß sie mir um die Ohren flog. Das erneute Einspannen des Federdrahtes in das Gehäuse erwies sich als extrem schwierig. Die erste Uhr, die ich schließlich auf diese Weise wieder komplett zusammenbaute, erfüllte mich mit echtem Stolz. Allerdings hatte ich bis dahin bestimmt auch schon zwanzig Wecker zerlegt und »getötet«. Freunde meiner Eltern wußten um mein »Hobby«, es gab immer genügend Nachschub. An diesem »learning by doing« hat sich bis heute nichts geändert, es gibt nur deutlich weniger »Leichen«.

Mein Forschergeist als Autodidakt wollte auch die Gesetze der Mechanik verstehen, was zu manchen interessanten Selbstversuchen führte. So überlegte ich mir zum Beispiel, was wohl passieren würde, wenn ich während des Fahrradfahrens meinen Fuß in die Speichen des Vorderrades halte. Ich stellte mir vor, daß dieses zu einem Sturz führen würde. Was Theorie war, wollte ich auch in der Praxis testen. So setzte ich mich auf das Fahrrad, fuhr nicht zu schnell, aber auch nicht zu langsam und trat mit meinen Schuh in das sich drehende Vorderrad. Es geschah, was passieren mußte: Der Fuß blockierte das Rad an der Fahrradgabel, ich überschlug mich und landete auf der Straße. Natürlich tat ich mir dabei weh, erlebte aber auch einen Triumph: Ich hatte einen Vorgang theoretisch durchdacht und es deckte sich mit der praktischen Erfahrung. Das Gesetz von »Ursache und Wirkung« stimmte tatsächlich. Diese Beispiele aus meinem kindlichen Labor von »Forschung und Wissenschaft« mögen deutlich machen, wie sehr ich mich rationalen Kausalketten in der Mechanik verbunden fühlte.

Im Alter von fünfzehn Jahren ereilte mich und meine Familie, d. h. meine Eltern und meinen neun Jahre jüngeren »kleinen« Bruder ein schlimmes Schicksal, als meine geliebte Schwester Sandra bei einem Mofaunfall starb. Darüber berichte ich noch in dem Kapitel »Von einer Lawine verschüttet«.

Dieses tragische Unglück überforderte den inneren Zusammenhalt der Familie. Meine Mutter wurde chronisch depressiv, mein Vater verließ wenige Jahre später die Familie. Neben dem großen Leid, das durch den Verlust zu spüren war, erlebte ich aber auch Momente großen Glückes: Über mehrere Jahre hatte ich zu meiner verstorbenen Schwester unmittelbaren geistigen Kontakt. Sie begleitete mich oft spürbar, warnte mich vor Gefahren. Um mir zu zeigen, daß sie wirklich um mich herum ist, bediente sie sich beeindruckender geistig-magischer Tätigkeiten. Sie konnte Gläser auf einem Tisch bewegen, den Deckel einer schweren mittelalterlichen Eichentruhe anheben und wieder fallen lassen, Bilder in Nebel einhüllen und Spieluhren zum Erklingen bringen. Im Volksmund nennt man so etwas »Spuken«. Diese Geschehnisse, die im Bereich der Parawissenschaften erforscht und bestätigt werden können, wurden damals auch von anderen anwesenden Menschen, u. a. meinem Bruder, miterlebt. Was ich mit fünfzehn Jahren erfuhr, war sehr vielschichtig. Es war zum einen der Schock und der Schmerz, daß uns in einem Schicksalsmoment alles entrissen werden kann, was wir geliebt haben. Diese Erfahrung hat mich nachhaltig in meiner Art der Tiefsinnigkeit geprägt. Zum anderen aber war es das Wissen darum, daß es ohne jeden Zweifel ein Leben nach dem Tod gibt. Sandra schickte mir über mehrere Jahre hinweg schöne Bildnachrichten. Sie sagte mir, daß die geistige Welt ein Raum der Liebe und der Schönheit ist, daß hier die Gesetze von Harmonie und Frieden herrschen.

Dieses Wissen machte das Dasein nicht leichter. Im Gegenteil, es fiel mir die ersten Jahre danach schwer, einen Sinn in meinem Leben zu sehen, und ich dachte daran, ob ich ihr nicht nachfolge. Es war eine Erkenntnis, die ich damals mit kaum Jemandem teilen konnte, ohne den Eindruck zu erwecken, etwas »verrückt« zu sein. Das führte zu einer gewissen Einsamkeit in diesem Alter. Aber die Übernahme der Verantwortung für meine depressive Mutter und den kleinen Bruder halfen mir, auf dieser Erde bleiben zu wollen. Ich las damals die Bücher von Raymond Moody und Elisabeth Kübler-Ross, die meine Erlebnisse bestätigten. Mein Interesse weckte auch der Vertreter der Reinkarnationslehre Thorwald Detlefsen, dessen Vorträge ich mit siebzehn Jahren in der Frankfurter Universität besuchte. Diese Themen um Nahtoderfahrungen und Leben nach dem Tod wurden damals erst anfänglich ins Bewußtsein einer Öffentlichkeit getragen.

Mit sechzehn hatte ich die Schule gewechselt und besuchte nun ein technisches Gymnasium mit den Leistungsfächern »Maschinenbau« und »Physik«. Nach der allgemeinen Hochschulreife studierte ich Maschinenbau mit Schwerpunkt »technisches Gesundheitswesen« in Gießen. Nachdem alle Scheine für das Grundstudium beisammen waren, brach ich diesen Ausbildungsweg ab. Ich stand an einer Schwelle der Entscheidung: Die Technik und Mechanik faszinierten mich sehr und das tun sie bis heute. Ich spürte jedoch auch, daß mir zu dieser lebenslangen beruflichen Tätigkeit die Liebe fehlen würde.

So wechselte ich in den Bereich der medizinischen Heilkunde, die bis zum heutigen Tag alle Aspekte meiner inneren Suche integrieren konnte. Mit einundzwanzig Jahren begann das dreijährige Vollzeitstudium der Naturheilkunde an einer Heilpraktikerakademie, die deutschlandweit über die höchste Reputation verfügte und erwarb die Berufsbezeichnung »Heilpraktiker«.

Mit fünfundzwanzig Jahren entschloß ich mich, meinen Jugendtraum zu realisieren. Ich unternahm eine 6-monatige Reise mit meinem BMW-Motorrad durch den nordamerikanischen Kontinent. Eines der Ziele war, einen in Prescott/Arizona praktizierenden deutschen Heilpraktiker aufzusuchen, der in einem Indianerreservat tätig war. Diese Reise war ein großer Schritt aus der Vergangenheit in die Zukunft, denn ich mußte zurücklassen, was mir lieb war: Meine langjährige Freundin, mit der ich fast sieben Jahre zusammen war, meinen Bruder, meine Mutter, und auch die beginnende Beziehung zu Irmtraut, die ich später heiraten würde. In den sechs Monaten trug mich die BMW vollbeladen als absolut zuverlässiger Begleiter etwa 35.000 km über Asphaltstraßen, Geröll- und Sandpisten auf meist einsamen Routen Kanadas und der USA. Ich hatte wenig Geld und erarbeitete mir mit Jobs den notwendigen Unterhalt. Die wichtigste Erfahrung dieser Reise war, meine Ängste zu überwinden, Mut zu entwickeln und die Einsamkeit auszuhalten. Denn die überwältigenden Erlebnisse in der Weite unter dem unendlichen Himmel waren mit niemandem zu teilen.

Das änderte sich, als ich dann ein Jahr später mit meiner großen Liebe namens Irmtraut erneut für sechs Monate in die Vereinigten Staaten reiste. Wir kauften uns in Miami einen VW-Bus und erlebten die Schönheit der Landschaft zu zweit. Auf dieser Reise hatte ich eine weitere geistige Erfahrung, die mein Leben veränderte. Darüber schreibe ich ausführlicher in dem Kapitel »Die Gewissheit«.

Mit 27 Jahren eröffnete ich eine Praxis als Heilpraktiker. Es halfen mir die guten medizinischen Kenntnisse, zusammen mit den spirituellen Erfahrungen sowie dem Parallelstudium der anthroposophischen Medizin, in meinem Beruf langsam, aber solide Fuß zu fassen.

Wenige Jahre später, während einer zweijährigen psychotherapeutischen Ausbildung kam ich wieder an eine Schwelle der Entscheidung. Viele meiner Ängste, die in der Kindheit begründet waren, schienen gelöst. Mein Vater hatte sehr »preußische« Erziehungspraktiken an uns Kindern ausgeübt, die man in die Rubrik »schwarze Pädagogik« einordnen kann. Das führte bei mir zu Minderwertigkeitsgefühlen und Ängsten, besonders »Respektspersonen« und »Leistungssystemen« gegenüber. Ich sehe mich bis heute als »mutigen Angsthasen«, weil allen Widernissen zum Trotz mein Wille stärker war und die Angstbarrieren durchbrach. So war ich schließlich bereit, mich auf den Weg zum »Gipfelsturm« zu wagen.

Im Alter von fünfunddreißig Jahren begann ich, als »ältester« unter den Kommilitonen, das Studium der Humanmedizin an der Universität Frankfurt/Main. Hier erlangte ich auch die Approbation sowie den Grad der Doktorwürde im Fachbereich der orthopädischen Fußchirurgie. Das Studium der Medizin kann ich als eine der schwersten Herausforderungen meines Lebens beschreiben, denn es war ein jahrelanges seelisches Martyrium. Das Medizinstudium ist vollkommen verschult, erfordert strengen Gehorsam gegenüber der Hierarchie und absoluten Fleiß. In seinem gesamten Denken, in der Hypothesenbildung sowie der Postulierung wissenschaftlicher »Wahrheiten« ist dieser Wissenschaftsbereich vollkommen mechanisiert. Es wird, vergleichbar dem Maschinenbau, rein technisch gedacht. Mit dem Unterschied, daß der Mensch sowie alles Lebendige, das ihn umgibt, mit den Gesetzen der Technik und Mechanik sehr wenig gemeinsam hat. Wahr ist, daß an und in allem Lebendigen eine Kraft wirksam ist, die in einem geistigen Raum beheimatet ist, deren Wirkungen wir aber am »Leben« studieren können. Nur in einer toten Maschine wirkt ausschließlich Mechanik, wirkt reine Physik. Eine Erkenntnis, zu der jeder Mensch, der vorurteilsfrei beobachtet und denkt, vordringen kann. Durch ein Studium mit all diesen Prüfungen zu gehen, das den Menschen ausschließlich als eine Maschine versteht und nicht als ein geistiges Wesen, kam einer seelischen Prügelstrafe gleich. Dieser jahrelange Kraftakt kostete einen hohen Preis, als ich nach bestandenem dritten Staatsexamen und Erlangung der ärztlichen Approbation im Alter von 42 Jahren an einer schweren Form von Rheuma erkrankte und für zwei Jahre vollkommen arbeitsunfähig, weil invalide war. Ich stand vor einem totalen seelischen Trümmerhaufen. Denn mit dem Studium hatte ich die Intention verbunden, eine Brücke über die Kluft zu bauen, welche sich zwischen der »wissenschaftlichen Medizin« und der »Geisteswissenschaft über das Wesen des Menschen« auftut. Mithilfe eines Doktortitels wollte ich mehr Einfluß gewinnen, um auch die spirituellen Realitäten glaubhafter nach außen hin vertreten zu können. Nun stand ich da, vollkommen gescheitert, mein Schicksal hatte ich verwirkt, ich hatte Schiffbruch erlitten. Die große seelische Leistung in dieser Zeit war es, diesem Scheitern innerlich zuzustimmen.

Ich war Invalide, beendete meine Laufbahn in der orthopädischen Chirurgie. Mit meinen Händen konnte ich nichts mehr arbeiten, weil die Finger zu schmerzhaften, entzündeten Fleischwürsten angeschwollen waren. So entschloß ich mich, eine neue Form von Osteopathie bei einem Lehrer aus Lanzarote zu lernen. Dieser Lehrer war ein Pionier darin, die Erforschungen der geistig-übersinnlichen Gesetzmäßigkeiten mit denen der sinnlich erfahrbaren Welt in Einklang zu bringen. Das war ein Aspekt des Brückenschlages, nach dem ich suchte.

Wieder einmal kam alles unerwartet anders als gedacht, denn wie Phönix aus der Asche wurde ich wieder ganz gesund. Der Auslöser für diese Gesundung war, mich mit meinem Schuldgefühl bezüglich des tödlichen Mofaunfalles meiner Schwester auseinanderzusetzen.

Während der mehrjährigen Ausbildung bei diesem Lehrer, gelang mir durch eigene intensive Arbeit im Studium der übersinnlichen und gesetzmäßigen Physiologie ein Durchbruch. Es öffnete sich ein »Vorhang« und plötzlich war es mir möglich, bewußt und kontrolliert in den übersinnlichen Raum schauen zu können. Man nennt das Hellsehen.

Diese neu erworbene Fähigkeit unterzog ich zunächst einer methodischen Untersuchung, um sie mir selbst, aber auch anderen Menschen wissenschaftlich erklärbar und nachvollziehbar zu machen. Anschließend war es möglich, Phänomene auf neue Weise zu erforschen. Ein Aspekt dieser Untersuchung war, mich speziell mit den Wirkungen des Lichtes bzw. der modernen LED-Technologie auf biologisch lebendige Organismen zu befassen. Der übersinnliche Blick zeigte, wie sehr diese Beleuchtungstechnologie zutiefst störend in unseren energetischen Körper eingreift. Dasselbe trifft auch auf den Mobilfunk zu. Als gewisser Höhepunkt dieser Arbeit entstand das Buch »Kunstlicht und Mobilfunk«, welches zusammen mit Doktor Edwin Hübner, einem Professor für Medientechnologie, veröffentlicht wurde. Das Besondere an diesem Buch war, daß hier die biologisch-physikalisch wissenschaftlichen Erkenntnisse mit denen aus der übersinnlichen Forschung gewonnenen, verbunden wurden. Die farbigen Zeichnungen und Illustrationen gaben dem Betrachter einen Eindruck, auf welche Weise gewisse geistige Kräfte unmittelbar störend auf unser Umfeld und die Physiologie unseres Körpers wirken.

Weitere Betätigungen als »Phönix aus der Asche« waren eine mehr als zehnjährige Lehrtätigkeit an der HKS, einer FH für Kunsttherapie und Kunst im Sozialen bei Bremen. Hier war ich jeweils mehrere Wochen im Jahr Dozent für anthroposophische Medizin. Daneben weiteten sich die Vortragstätigkeiten deutlich aus. Ich leitete mehrtägige Fortbildungen für Vorstände und Geschäftsführer eines größeren Unternehmens und wurde immer häufiger zu Workshops gemeinsam mit meiner Frau eingeladen, in denen es darum ging, die Wahrnehmungsfähigkeit der Sinne zu steigern.

Im nachhinein ist es für mich selbst ein kleines Wunder, daß mich der zunächst tragische Krankheitseinbruch im Alter von 42 Jahren auf einen neuen biografischen Weg lenkte, welcher einen Erkenntnisbereich eröffnete, der vorher nicht vorstellbar gewesen wäre.

Auch wenn ich in meinem biografischen »Streiflicht« wenig auf meine Frau Irmtraut eingegangen bin, so will ich hier ergänzend sagen: Sie ist seit 1984 der Mensch an meiner Seite, dem ich viel zu verdanken habe. Sie ist die ehrlichste Kritikerin auch bei meinen Vorträgen und Seminaren. Ohne sie hätte ich mich so nicht entwickeln können. Zu einer guten Ehe und Lebensgemeinschaft gehören neben der Kraft der stetigen Treue, Liebe und Loyalität auch die der Auseinandersetzung mit dem Anderssein des anderen. Wir haben auf besondere Weise vermocht, unser Zusammensein in einem harmonischen Miteinander zu gestalten. Ein guter Freund sagte vor nicht allzulanger Zeit: »Ihr seid ein Gesamtkunstwerk.«

Und nun wollen wir uns dem Moment zuwenden, in dem das Schicksal in unser Leben einschlug wie ein Blitz ... Es ist Freitag der 14. August 2020, um 19 Uhr und 35 Minuten.

Das Schicksal schlägt ein

Wenn einen das Schicksal trifft, dann geschieht das stets blitzartig. Innerhalb eines Sekundenbruchteils ändert sich das ganze Leben. Die gewohnten Lebensstrukturen tragen nicht mehr, alles was Stabilität gab, ist unserem Zugriff entrissen. Wir befinden uns in einem Ausnahmezustand, der einen Aufruf an unsere Persönlichkeit darstellt: »Sei stark, finde Ruhe, Kraft und Mitte in Dir. Denn es waltet nun der göttliche Wille, der die Neuordnung Deines Lebens aus höherer Weisheit für notwendig erachtet.«

Diesem höheren Willen kann sich niemand entziehen. Du kannst ihn annehmen und ihm folgen oder versuchen, Dich ihm zu widersetzen. Der eine Weg bringt Dich in der Entwicklung des Menschseins voran, der andere führt in einen aussichtslosen Kampf und endet in Verbitterung, weil der höhere Schicksalswille stets über dem Vermögen der menschlichen Macht steht.

Es ist Freitag der 14. August 2020. Vor vier mal sieben Jahren, es war am gleichen Wochentag, gaben sich meine Frau Irmtraut und ich das »Ja-Wort« zur Eheschließung. Seitdem hatten wir 27 Hochzeitstage miteinander erlebt und stets diesen für uns glücklichen Augenblick der Eheschließung feierlich verbracht. Kennengelernt haben wir uns 1984, also vor 36 Jahren und seitdem vereint uns das Band der Liebe. Sie ist die Frau meines Lebens.

An unserem 28. Hochzeitstag herrscht traumhaftes Sommerwetter, wir sind dabei verschiedene Dinge einzupacken, um ein harmonisches Wochenende in einer schönen Kurstadt, nur 20 Autominuten von unserer täglichen Wohn- und Arbeitsstätte entfernt, zu verbringen.

Es ist 19 Uhr 35, ich halte mich in unserer Wohnung im ersten Stock auf, Irmtraut befindet sich im Erdgeschoss, jeder ist mit den letzten Vorbereitungen zur Abfahrt beschäftigt. Plötzlich höre ich sie auf ungewohnte Weise laut nach mir um Hilfe rufen: »Jens, Du mußt schnell kommen! Es ist etwas Schlimmes passiert! Jens, komm schnell!«

Ich lasse alles liegen, renne die Treppenstufen hinunter. Irmtraut steht zusammengekrümmt am Hauseingang. »Ich habe so schreckliche Kopfschmerzen, es tut so weh, ich will ohnmächtig werden, um den Schmerz nicht zu ertragen«. In diesem Moment ist mir bewußt, was Irmtraut geschehen ist, denn der vernichtende Kopfschmerz ist ein typisches Symptom dafür: Eine Subarachnoidalblutung infolge einer Gefäßruptur. Ich unterstütze sie auf den wenigen Metern zur Praxis, noch ist es ihr möglich, selbst zu gehen. Dort legt sie sich auf die Behandlungsliege. »Mir ist schlecht, ich muß mich übergeben. Ich brauch etwas Kaltes im Nacken.« Sofort stelle ich ihr einen Eimer hin, laufe dann die Treppen hoch in den zweiten Stock. Hier wohnt unser Mieter und Freund Tyll mit seiner Lebensgefährtin Jessika. Tyll ist gerade beim Kochen, ich erschrecke ihn sehr, als ich so unvermittelt in seine Ruhe eindringe. Ich rufe ihm mit lauter Stimme zu: »Rufe sofort den Notarzt und sage: Akute Hirnblutung. Irmi ist was Schlimmes passiert«.

Ich renne zurück in den ersten Stock, um einen Eisbeutel aus dem Gefrierfach zu holen und fluche, weil in der Eile keiner zu finden ist. So müssen zwei tiefgefrorene Steaks, eingewickelt in ein Tuch, den Dienst tun. Ich eile zurück in die Praxis im Erdgeschoss.

Irmtraut hat nicht erbrochen, sie ist angespannt vom Schmerz, krümmt sich wie beim Meningismus. Ich platziere den »Coolpack« in ihrem Nacken und sehe, wie sie dahinschwindet. Ihre Augen blicken mich immer leerer an, werden hohl und stumpf, rutschen in die Augenhöhlen hinein, drehen sich zur Seite. Ich weiß, sie zieht sich von dieser Welt weg. Ich rufe: »Mizzi, bitte gehe nicht weg, verlaß mich nicht, bleibe bei mir.« Ich klatsche mit der Hand an ihre Wangen, aber es hilft nichts, ihr Bewußtsein ist fortgegangen. Gleichzeitig fällt das Kinn herunter, die Zunge tritt aus dem Mundraum heraus, die Atmung ist durch das Zusammenfallen der gesamten Mund-Rachenspannung deutlich erschwert.

Bis zum heutigen Tag hat dieser Moment eine nachhaltig traumatische Wirkung, weil mich so unerwartet plötzlich nicht mehr der vertraute Mensch anblickte, sondern der Tod. Ein »Augen-Blick«, der mich in der Rückerinnerung bis ins Mark erschüttert.

Ich kontrolliere ihren Puls, ich spüre ihn nicht- hat sie einen Herzstillstand? Zweimal übe ich eine »Herzmassage« von kurzer Dauer aus, bin erstaunt darüber, wie leicht sich ihr Brustkorb eindrücken läßt, jetzt, wo sie ihr Bewußtsein verloren hat. Ich weiß nicht, was mir alles in diesem Moment durch den Sinn ging, ich hatte einfach nur Angst.

Etwa zwölf Minuten nach Anruf der Notzentrale durch Tyll treffen Rettungssanitäter und fast gleichzeitig auch der Notarzt ein. Die Wartezeit erschien erheblich länger. Sie stellen einige Fragen zum Hergang, übernehmen dann die weitere Versorgung. Soweit ich das beurteilen kann, erlebe ich ein erfahrenes Team, alle Handlungen geschehen blitzschnell und dennoch ruhig. Sofort war klar, daß es sich um eine lebensbedrohliche Hirnblutung massiven Ausmaßes handeln muß, denn der vom Notarzt ermittelte GCS (Glasgow-Coma-Score) lag bei 3 von 15 Punkten, der geringsten zu erreichenden Zahl. Statistisch gesehen versterben in dieser Klasse bis zu 70 % der Patienten bereits auf dem Weg zur Klinik.

Das Notarztteam hat zunächst mit der massiven Bluthochdruckentgleisung zu kämpfen, die im kausalen Zusammenhang mit der Hirnblutung steht und somit eine »normale« Komplikation darstellt. Es setzt ein gesundes Herz-Kreislaufsystem voraus, andernfalls droht ein Herzinfarkt.

Das Team stabilisiert Irmtraut zunächst in meiner Praxis, danach im Rettungswagen. Eine Weile später trifft noch ein weiterer Notarzt ein, der von einem zusätzlich angeforderten Rettungshubschrauber herbeieilt. Denn die Leitstelle hatte mitgeteilt, daß die Neurochirurgie der Frankfurter Uniklinik keine Akutpatienten aufnehmen könne, weil sie die Intensivbetten für eventuell an Corona erkranke Patienten vorhalten muß. Zur der Zeit war die Station aber nicht belegt. Da unklar ist, wohin meine Frau nun eingeliefert werden kann, fordert der erste Notarzt sofort den Rettungshubschrauber an, falls es sich um eine entferntere Klinik handeln würde.

Nach etwa 50 Minuten ist es soweit, meine Frau befindet sich in einem transportfähig stabilisierten Zustand, die Neurochirurgie ist bekannt: Die SANA-Klinik in Offenbach, zwanzig Autominuten von uns entfernt. Ich denke nur an den früheren Ruf des Offenbacher Krankenhauses und bin zunächst mit dieser Klinikzuweisung nicht sehr glücklich. Aber was soll man tun in der lebensbedrohlichen Not. Heute empfinde ich nur Dankbarkeit, wie das Schicksal alles gelenkt hat, denn im Nachhinein kann ich mir keinen besseren Ort vorstellen.

Bevor der Rettungswagen abfährt, bitte ich darum, mich von Irmtraut verabschieden zu dürfen.

Alle verlassen den Innenraum, ich bin mit Dir alleine. Ich küsse Deine Wangen und die Stirn, streichele Dir über den Kopf und sage: »Mizzi, komm bitte zurück, laß mich nicht alleine. Ich liebe Dich. Auf Wiedersehen mein liebster Schatz«. Dann fährt der Rettungswagen nach Offenbach.

In der Neurochirurgie

Etwa fünf Minuten nachdem der Rettungswagen unser Haus verlassen hat, sitze ich mit unserem Nachbarn Michael in dessen Auto. Er und seine Frau Aurelie sowie die Kinder Sarah und David hatten den Rettungswagen vor unserem Hoftor stehen sehen. Nie wäre ihnen in den Sinn gekommen, daß etwas mit Irmtraut passiert sein könnte, schließlich hatten sie vor einer Stunde noch alle miteinander gesprochen. Sie vermuten, es sei etwas mit der 86-jährigen Nachbarin von gegenüber. Aber als sie mich auf der Straße am Gartenzaun mit dem Notfallteam sprechen sehen, kommen Zweifel auf und sie fragen nach. Alle sind geschockt, besonders die Kinder, die uns lieb haben. Michael bietet mir sofort an, mich ins Krankenhaus zu begleiten, wofür ich ihm unglaublich dankbar bin.

Michael ist ein warmherziger, immer hilfsbereiter Mensch, arbeitet in der IT-Branche und hat eine interessante Art, Probleme im Leben auf pragmatische Weise zu lösen. Er ist der Erste, der mir auf dem Weg ins Krankenhaus seine eindeutige Einschätzung bezüglich der Zukunftsprognose von Irmtraut mitteilt: »Jens«, sagt er, »Irmi wird wieder gesund. Ich weiß, daß sie zurückkommt. Sie ist eine starke, gesunde Frau. Für einen schlechten Ausgang ist das doch alles viel zu gut gelaufen! Als das passierte, warst Du sofort vor Ort, 10 Minuten später waren die Rettungsleute da. Wenn das hätte schiefgehen sollen, dann wären die Schicksalswege andere gewesen. Dann wäre Irmi die Hirnblutung bei ihrer Arbeit im Garten widerfahren, während Du stundenlang in der Praxis gesessen hättest, ohne etwas zu merken«.

Was Michael auf der Fahrt zu mir spricht, ist nicht als Beruhigungsversuch so dahergeredet, sondern aus seiner Intuition gesprochen. Aussagen und Prognosen dieser Art höre ich in den folgenden Tagen von mehreren Freunden. Sie alle sehen Irmtraut ganz konkret wieder im Leben.

Im Auto kann ich auch meine Arztkollegin und Freundin Judith anrufen. Sie ist Fachärztin für Anästhesie und Intensivmedizin und war vor mehreren Jahren in der Neurochirurgie der Universitätsklinik Frankfurt tätig. Ich erreiche sie mit ihrem Mann im Feriendomizil am Gardasee. Gott sei Dank nimmt sie das Telefonat entgegen, die Verbindung ist etwas schlecht. Ich erkläre, worum es geht und sie sagt nur: »Jens, die Klinik in Offenbach ist spitze. Wenn jemand mit der Blutung umgehen kann, dann sind die das! Das ist eine der besten Neurochirurgien. Du kannst denen voll vertrauen!«

Dieses Telefonat mit Judith ist außerordentlich beruhigend, überhaupt hat sie uns in dieser schweren Zeit oft helfend begleitet, indem sie zweimal Irmtraut während des Komas als Ärztin besuchte und mir mit Rat und Tat sowie auch trost- und kraftspendend zur Seite stand. Das war mir eine große Stütze.

Nach 20 Minuten Autofahrt treffen wir in der neurochirurgischen Klinik ein, den Rettungswagen haben wir nicht überholt, d. h. auch dieser ist in kurzer Zeit in der Notaufnahme angekommen. Michael und ich haben zunächst Probleme, die Klinik zu betreten. Im Rahmen der Corona-Maßnahmen ist ein Kontrollstützpunkt mit Wachmännern am Eingang errichtet, der den Einlass nur mit Erlaubnisscheinen ermöglicht. Hier hilft es auch nicht, meinen Arztausweis vorzuzeigen, die beiden Wachleute sind dazu angehalten, ausnahmslos strikt zu sein. Nachdem sie mit der Notaufnahme telefoniert haben, fragen sie zuerst, ob Michael mein Sohn sei. Wir widersprechen dem nicht. Vom Altersunterschied würde es auch passen. Als »Familie« werden wir beide durchgelassen. Seine Begleitung gibt mir viel Halt, denn ich fühle mich seelisch verloren.

Wir gehen direkt zur Notaufnahme, eine Sekretärin mittleren Alters erledigt zunächst alle Formalitäten: Name, Alter, Adresse, Versicherung, Kostenübernahme etc. Sie fragt auch, ob es eine Patientenverfügung meiner Frau gebe. Ich sage »Nein«, ich sei ja schließlich ihr Ehemann. Wie ich erfahre, müsse in einem solchen Falle eine Vormundschaft vom Amtsrichter festgestellt werden, aber das hätte Zeit. Nie vorher habe ich mir darüber Gedanken gemacht, obwohl mich in der Vergangenheit häufiger Patienten dazu angesprochen haben und ich ihre Verfügungen als Arzt des Vertrauens unterschrieb. Als ob wir durch das Lebensgefühl zeitloser Jugendlichkeit unverletzbar wären und soetwas nicht auch uns geschehen könnte. Nach der Erledigung aller Formalitäten bittet mich die Sekretärin darum, im Warteraum Platz zu nehmen, bis uns der zuständige Arzt aufruft.

Jetzt erst bemerke ich meinen Hunger und den Durst, denn den ganzen Tag über habe ich außer einem Croissant am Morgen und drei Tassen Kaffee tagsüber nichts weiter gegessen und getrunken. Michael spendiert mir ein Thunfisch-Sandwich und eine Plastikflasche mit Wasser vom Automaten. Es ist inzwischen 22.00 Uhr.

Die Atmosphäre im Warteraum ist bedrückend. Es sitzen dort Väter und Mütter mit ihren Kindern in einem sterilen Raum unter grellem Licht, mit Masken vor ihren Gesichtern. An der Wand läuft ein großer Fernseher, er zeigt einen Dokumentationsbericht mit Zeitzeugen, der die Greueltaten im Dritten Reich anschaulich darstellt: Menschen in Konzentrationslagern, abgemagert bis auf die Knochen und die Massengräber, vor denen Juden erschossen wurden, um sie anschließend unter der Erde zu vergraben. Ich finde das für ein Krankenhaus, in dem sich Erwachsene und Kinder in einer außergewöhnlichen Streßsituation befinden, keine passende Unterhaltung. Daher gehe ich zur Sekretärin und bitte darum, das Programm zu ändern. Sie antwortet, es sei nicht ihre Entscheidung, welches Programm laufe und sie habe keinen Einfluß darauf. Da ich hartnäckig bleibe, entschließt sie sich, den Fernseher auszuschalten. Hätte sie es nicht getan, wäre das mein nächster Schritt gewesen.

Etwa eine Stunde nach Betreten der Klinik werden wir in einen Nebenraum gerufen. Es stellt sich ein freundlicher, ruhiger neurochirurgischer Facharzt mittleren Alters vor. Herr Dr. K. berichtet uns, Irmtraut sei um 21.30 Uhr in der Klinik eingetroffen. Eine sofortige CT-Aufnahme des Schädels habe die Vermutung bestätigt, daß es sich um eine Hirnblutung massiven Ausmaßes handelt, ausgelöst durch ein rupturiertes Aneurysma. Er zeigt uns das aktuelle CT, welches ein komplett eingeblutetes Gehirn mit beginnender Hirninnendrucksteigerung aufweist. Er berichtet weiterhin, meine Frau befände sich bereits jetzt in der neurochirurgischen Abteilung, in Kürze würde die Operation beginnen. Auf die Frage bezüglich der Heilungschancen und Verlaufsprognosen äußert sich Herr Dr. K. sehr vorsichtig und zurückhaltend: Er erklärt uns, daß in den Einteilungen von drei internationalen neurologischen Klassifizierungen sich meine Frau auf den untersten, d. h. schlechtesten Rängen befinde. Das weist auf ein äußerst schweres Krankheitsbild der Hirnblutung und die schlechteste aller Prognosen überhaupt hin: Es bedeutet, entweder daran zu versterben bzw. im Falle des Überlebens ein apallisches Syndrom zu entwickeln, das ist ein lebenslanger vegetierender Wachkomazustand. Man müsse jetzt aber abwarten, wie der weitere Verlauf sei. Nach dem Aufklärungsgespräch empfiehlt er uns, nach Hause zu fahren, es habe keinen Sinn, hier zu warten. Ich möge ihn morgen mittag anrufen, dann würde er mir den aktuellen Stand der Dinge mitteilen.

Herr Dr. K. spricht mit angenehmer Stimme und insgesamt kann ich sagen, daß sein Erscheinen, seine Art zu erklären und sein Umgang mit der Situation für einen Patienten ausgesprochen wohltuend ist, denn er formuliert die Sachverhalte zwar klar, läßt dem Gegenüber aber dennoch seinen »Raum der Hoffnung«. Das ist etwas Wesentliches, denn nimmt ein Arzt einem Menschen die Hoffnung, so entreißt er ihm den Boden unter den Füßen. Daß Ärzte in dramatischen Situationen radikal Menschenseelen entwurzeln, habe ich in meiner Berufslaufbahn häufig erlebt. Es wird damit gerechtfertigt, daß man »dem Menschen die Wahrheit sagen muß«. Nur hat das mit »Wahrheitsliebe« nichts zu tun. So wie man die harte Wahrheit auch schonend übermitteln kann, so kann ein Chirurg schließlich auch »Härtefälle« schonend operieren. Sonst wäre er ein Metzger.

Als ich mit Michael wieder nach Hause fahre, ist mein ganzer Körper innerlich am Beben und Zittern, so voll von Angst bin ich. Es ist beruhigend, ihn neben mir zu wissen, es gibt Stütze und Geborgenheit.

Als wir zu Hause ankommen, schlägt er mir vor, doch kurz auf eine Tasse Tee zusammen mit Aurelie bei ihm einzukehren. Ich nehme dankend an. So sitzen wir noch eine halbe Stunde beisammen. Aurelie berichtet, welch große Sorgen sich die Kinder gemacht hätten, sie konnten es nicht fassen, daß Irmi etwas so Schlimmes passiert sei. Nach dem Tee begebe ich mich zurück in unser Haus, das nebenan gelegen ist. In unsere jetzt so leere Wohnung.

Mir ist elend, ich lege mich erschöpft zu Bett und versuche zu schlafen.

Von einer Lawine verschüttet

Die Nacht von Freitag auf Samstag ist ein seelisches Martyrium. Drei Lebensereignisse treffen aufeinander und begraben mich unter sich.

Das Erste liegt wenige Tage zurück. Es betrifft eine Ärztefortbildung, deren Teilnahme einer Vortragszusage geschuldet ist. Vor etwa einem Jahr hielt ich in Wiesbaden einen Vortrag zum Thema »Geisteswissenschaftliche Medizin«. Im Rahmen dieses Vortrages wurde die Anfrage an mich herangetragen, ob ich nicht auch zum Thema »Organtransplantation« und im Speziellen etwas über die Folgen der Organentnahme für den Spender aus geisteswissenschaftlicher Sicht sagen könne. Ich verwies dabei auf die Tatsache, daß hierzu erst dann eine kompetente Aussage getroffen werden kann, wenn man einer Organentnahme beigewohnt hat. Das sei bei mir jedoch nicht der Fall. Deshalb empfahl ich dem Vortragsveranstalter, einen sehr erfahrenen investigativen Journalisten, Herrn Peter Kraus, einzuladen, der zu diesem Thema schon jahrelang recherchiert. Den Veranstaltern ging es aber dabei nicht so sehr um die Frage äußerer Beschreibungen, sondern vielmehr um den geistigen Hintergrund. Dazu etwas zu sagen baten sie mich aus dem Grunde, weil ihnen meine Fähigkeit zur übersinnlichen Wahrnehmung bekannt war. Nachdem ich einige Tage nachgedacht und Rücksprache mit meiner Frau gehalten hatte, willigte ich ein.

Einer Organentnahme beizuwohnen, erwies sich jedoch als äußerst schwierig, weil externe Beobachter, auch wenn es sich um Ärzte handelt, nicht zugelassen werden.

Nach Anfragen bei verschiedenen Stellen ermutigte mich schließlich die Leiterin der Deutschen Stiftung Organtransplantation (DSO), am Fortbildungskurs »Transplantationsbeauftragter Arzt der Ärztekammer« teilzunehmen, zu dessen Abschluß die Teilnahme an einer Organentnahme vorgesehen ist.

Die Fortbildung besteht aus vier Abschnitten: Erstens einem E-Learning mit insgesamt 14 Lernmodulen, deren erfolgreicher Abschluß durch das Bestehen von zwölf Multiple Choice-Prüfungen bestätigt wird. Erst danach wird man zum dreitägigen Lehrgang zugelassen. Anschließend folgt ein Seminar zum Thema »psychologische Betreuung von Angehörigen« und zum Abschluß besteht die Möglichkeit zur Hospitation bei einer Organentnahme.

Von Montag bis Mittwoch der Schicksalswoche befand ich mich in besagter Fortbildung, in der es unter anderem darum ging, wie ein Mensch zum Organspender wird. Es handelt sich bei dieser Thematik mit Sicherheit um eines der ethisch und moralisch schwierigsten Gebiete der medizinischen Wissenschaft. Voraussetzung für eine Organentnahme ist der totale Hirnausfall, auch Hirntod genannt. Ursachen dafür sind Hirnverletzungen nach Unfällen ebenso wie Hirnschädigungen ohne äußere Ursache. Dazu gehören auch schwere Hirnblutungen infolge Aneurysmaruptur in solch massiver Ausprägung, wie jetzt aktuell bei Irmtraut. Ich habe mich also drei Tage lang intensiv mit einer Thematik befaßt, die jetzt, nur zwei Tage später, dramatischer Teil meiner eigenen Lebenserfahrung ist.

Das zweite Lebensereignis betrifft ein tragisches Geschehen in meiner Jugend. Ich war gerade 15, meine Schwester 16 Jahre alt. Es war in der Osterzeit an einem sonnig schönen Tag, der Frühling zeigte sich mit all der Freude des erblühenden Lebens in der Natur. Schulfreunde hatten zwei Mofas bei uns zu Hause in der Einfahrt stehen lassen. Ich schlug meiner Schwester vor, eine kleine Mofafahrt durch die Straßen der Nachbarschaft zu unternehmen. So fuhren wir »born to be wild« in Frühlingsgefühlen jugendlicher Unbeschwertheit. Wir befanden uns bereits auf dem Heimweg und waren nur wenige Meter von unserem Reihenhaus entfernt. Ich überkreuzte von der Seitenstraße kommend die Hauptstraße und wartete hier an der gegenüberliegenden Seite auf meine Schwester, die in geringer Entfernung folgte. Ich sah sie näherkommen, ich sah auch den Bus, der die Hauptstraße den Berg herunterfuhr. Sie kam der Kreuzung immer näher, der Bus ebenso. Der Busfahrer hatte keine Möglichkeit in die Seitenstraße einzublicken, aus der meine Schwester kommen würde. Warum sie nicht anhielt? Ich weiß es nicht. Aber es geschah, was geschehen mußte. Sie fuhr ungebremst auf die Kreuzung, wurde vom Bus erfaßt. Das Letzte, was ich hörte, war der enorme Aufprall auf die Busfront sowie ihren letzten Aufschrei.

Jetzt kam das Trauma meiner Jugend zur Deckung mit dem gegenwärtigen, schlimmen Ereignis: Ein letzter Hilfeschrei von Irmtraut ... ihr schwindender Blick, ... dann ist der geliebte Mensch plötzlich weg. Mit allen Konsequenzen.

Diese drei Situationen rollen in dieser Nacht wie Lawinen simultan auf mich herab und begraben mich unter sich. Es ist seelisch so belastend und entsetzlich, daß ich zu der Feststellung komme: Wenn ein Mensch mehrere solcher Nächte erlebt, kann er sich eigentlich nur noch vom Hochhaus stürzen.

Der Altar

Seelisch zertrümmert erhebe ich mich an diesem Samstagmorgen recht früh aus dem Bett. Noch ist mir nicht bewußt, daß ich wenige Stunden später den Entschluß fassen werde, die aussichtslos erscheinende Situation in ein Wunder mit unerwartetem guten Ausgang zu verwandeln.

In Lebenssituationen großer Not ist das Warten an sich etwas Unerträgliches und stellt die stärkste Herausforderung an jede menschliche Seele dar. Es entspricht dem Gefangensein in einem dunklen Raum angefüllt mit dem Nichts eines Vakuums. Hier wirkt die Zeit in ihrer Endlosigkeit auf bedrohliche Weise bedrückend und zerquetschend auf das menschliche Selbst ein. Jeder Tatendrang läuft ins Leere, jeder Gedanke ist ohne innere Kraft. Alles ist in beängstigender Weise in einer Auflösung begriffen, gegen die es keinen Halt gibt. Und dennoch, oder vielleicht sogar deswegen: Dieses ist der Raum, aus dem heraus die geistigen Mächte auf das gute Geschick einwirken können, denn: Je machtloser der Mensch, desto machtvoller Gott.

Ich entscheide mich, in diesem Zustand der Lethargie etwas zu tun. In Tätigkeit zu treten ist gut und sinnvoll, weil es der Selbstauflösung entgegenwirkt. So beginne ich in der Küche aufzuräumen, leere den Eßtisch und beginne, Irmtrauts Seite zu einem »Altar« umzugestalten.

Auf einem feinen Dekorationstuch gestalte ich einen »Kraftort« mit symbolischen Gegenständen. Hier steht nun eine antike Figur der Maria mit dem Jesuskind auf dem Arm, ein Bild des Christus sowie das des Erzengels Michael. Weiterhin lege ich einen Heilstein vom Mont Segur, der für Irmtraut eine wichtige Bedeutung hat, auf ein Seidentuch zu Füßen der Maria. Auf diesem platziere ich unsere Eheringe, als Symbol ewiger Verbundenheit. Ich erweitere den Altar um schöne, glückliche Fotos von ihr, die sie so zeigen wie ich sie mir zurückwünsche. Auch das Portemonnaie und den Terminkalender platziere ich mit den Worten: »Mizzi, Du kannst nicht gehen, Du hast hier noch etwas zu tun«. Aus Deinem blühenden Bauerngarten, der Menschenherzen erfreut und auch Insekten, Vögeln und Igel stets eine Heimat gibt, pflücke ich an diesem Morgen den ersten bunten Blumenstrauß und dekoriere diesen auf »Deinem« Tisch. Bis zur Heimkehr meiner Frau wird dieser Ort stets mit Blumen geschmückt sein.

Auch eine gedruckte Abbildung aus den 1920er Jahren in Größe einer Spielkarte bekommt ihren Platz. Sie erhält später ihre tiefe Bedeutung, da ihr dieses Buch zu verdanken ist. Sie zeigt als Abbildung einen Schiffbrüchigen bei einem Sturm im Meer und den Christus, der den in Not Geratenen errettet. Am unteren

Ende der Karte steht in Sütterlin-Schrift: »Rufe mich an in der Not, so will ich Dich erretten, so sollst Du mich preisen«.

Auf »ihrem« Stuhl platziere ich schöne, farbenfrohe Kleidungsstücke und ein Paar besonderer Schuhe. Das tue ich, weil diese auch einen Ankerpunkt meiner Wünsche darstellen: Sie in dieser Bekleidung, die Ausdruck ihrer Originalität und Lebensfreude ist, wiederzusehen.

Irmtraut war viele Jahre Lehrerin für Kunsterziehung in der Schule, bis sie 1996 begann, ein vierjähriges Studium der Kunsttherapie an der »Hochschule für Künste im Sozialen« in Ottersberg bei Bremen zu absolvieren. Kurz vorher hatte ich mit 35 Jahren gerade das Medizinstudium an der Uni Frankfurt begonnen. So haben wir uns beide in der Lebensmitte entschlossen, zu neuen Ufern aufzubrechen. Sie ist mit Leib und Seele eine Ästhetin, liebt das Schöne, hat den Blick für eine harmonische Gestaltung, ihr Sinn für originelle Arrangements ist auf alle Lebensbereiche bezogen: Es betrifft die Gestaltung des Gartens ebenso wie die Zusammenstellung eines Blumenstraußes, die Kombination von Kleidungsstücken, das Einrichten von Wohnräumen. Mein Lob ist nicht etwa darin begründet, weil ich immer noch in sie verliebt bin und alles durch die rosarote Brille sehe. Auch unsere Freunde und Bekannten erleben das so.

Auf dem Altar, der Irmtraut gewidmet ist, brennt fast immer eine Kerze. Sie ist ein Zeichen dafür, daß unser Geisteslicht in fortlaufender Beziehung miteinander steht. Der Begriff »Altar« ist ein zutreffendes Wort für das, was dieser vermittelt: Es ist das lateinische Wort »altus« darin enthalten, was soviel wie »erhöht« bedeutet. Ein Altar ist ein »erhöhter« Ort, sozusagen eine Metaebene, gelegen zwischen Himmel und Erde. Er ermöglicht durch seine besondere Lage die Kommunikation zwischen der geistigen und der irdischen Welt. Es ist ein vom Menschen geschaffener Raum des Austausches, auf den alle Kulturen zugegriffen haben. Denn hier ist der Mensch dem Gott näher, aber umgekehrt auch Gott dem Menschen.

So gestalte ich uns einen Ort, an dem ich als »irdischer Mensch« ihr als »geistigem Menschen« nahe sein kann.

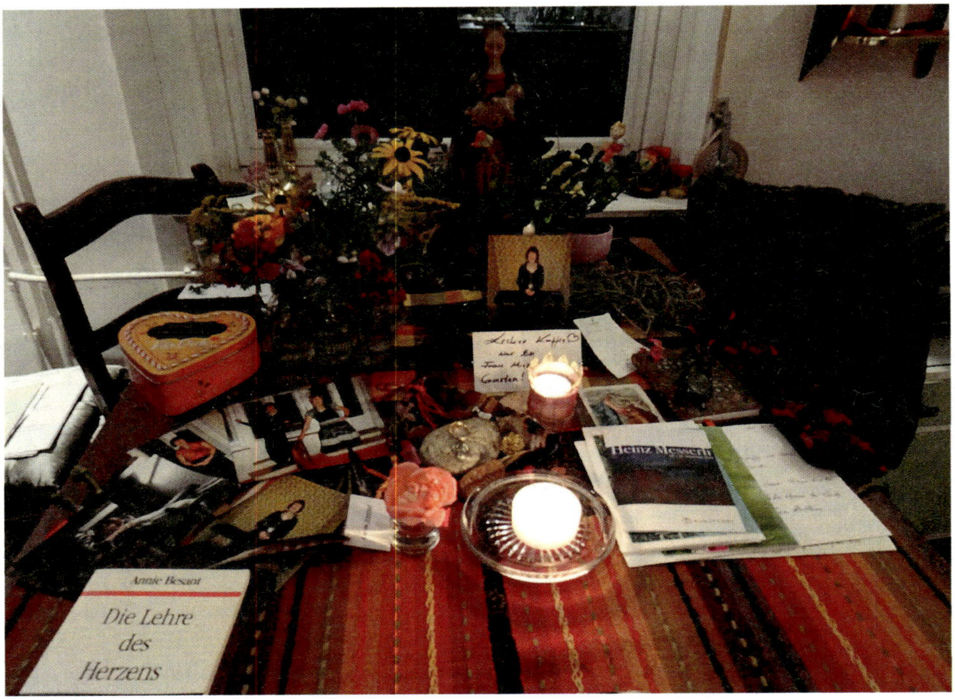

Der »Altar« auf Irmtrauts Seite des Eßtisches

Das ganze Ausmaß der Katastrophe

Am späten Mittag nehme ich schließlich, wie vereinbart, telefonischen Kontakt mit dem Arzt der Neurochirurgie auf. Da bisher kein Anruf von der Klinik kam weiß ich zumindest, daß Irmtraut diese Nacht überlebt hat. Es ist wieder Dr. K, der mich auch gestern abend über den Stand der Dinge aufgeklärt hatte. Da ich medizinischer Kollege bin, nimmt er sich viel Zeit, um mich sehr ausführlich über den momentanen Status in Kenntnis zu setzen. Der Krankheitszustand meiner Frau ist, wie befürchtet, sehr ernst und schwerwiegend, man kann ihn auch als katastrophal bezeichnen.

Als Ursache der massiven Hirnblutung zeigte sich ein einzelnes, bisher nicht diagnostiziertes Aneurysma am Hauptast der Arteria cerebri media, welches rupturiert war. Dabei handelt es sich eine nicht physiologische Erweiterung eines arteriellen Gefäßes, was prinzipiell überall im Körper auftreten kann. Das Problem der Aneurysmen ist, daß mit der »Ausdehnung« des Gefäßes die Gefäßwandstärke abnimmt. In den Arterien herrscht ein ständiger pulsierender Blutdruck, dem die muskulär-elastischen Wände entgegenwirken müssen. Ist jedoch infolge einer Gefäßerweiterung die Wand zu dünn geworden, ist es eine Frage der Zeit (oder des Schicksals), wann diese »platzt«. Weil die Arterien »Druckgefäße« sind, tritt bei Ruptur mit jedem Pulsschlag eine entsprechende Menge Blut aus, abhängig natürlich auch von der Größe des Gefäßes. Da es sich in Irmtrauts Fall um den größten, die rechte Hirnhälfte versorgenden arteriellen Gefäßast handelte, erfolgte die Einblutung immens schnell.

Schon im ersten diagnostischen CT bei Ankunft in der Klinik hatte sich gezeigt, daß bereits das gesamte Gehirn weitgehend eingeblutet war.

Unser zentrales Nervensystem darf man zurecht als edelstes der Organe bezeichnen, weil es uns das Bewußtsein schenkt. Ebenso edel ist das Herz, weil es der »Wohnsitz« von Moral und Liebe ist. Präpariert man das Gehirn auf einem Seziertisch, ist seine Konsistenz vergleichbar der von Pudding. Jeder Druck auf dieses Organ, bestehend aus Phospholipiden (das sind Fette) und Neuronen, wirkt sofort schädigend und zerstörend auf seine Funktionsfähigkeit. Und weil unser »Edelorgan« dem Druck und der direkten Schwerkraft nicht standhält, ist es schwimmend im Hirnwasser des Liquors, quasi schwerelos getragen. Damit alle von außen wirkenden Kräfte von der druckempfindlichen Hirnsubstanz ferngehalten werden, ist es zudem von einem abgeschlossenen Knochenschädel wie einem Schutzhelm umgeben. Hierin liegt aber auch ein wesentlicher Gefahrenmoment, denn wenn sich »Druck« vom Schädelinneren aufbaut, kann dieser nicht abgeleitet werden und zerquetscht die sensible Gehirnsubstanz von innen her. Das geschieht z. B. bei intracraniellen Volumenzunahmen durch Blutung oder Schwellungen infolge schwerer Prellungen.

Infolgedessen war es auch bei Irmtraut bereits zu einer Erhöhung des Hirninnendruckes gekommen. Von 23.00 Uhr nachts bis 3.00 Uhr morgens sei sie, so berichtet Dr. K., in der Neuroradiochirurgie behandelt worden. Ihr Zustand war bereits bei Einlieferung äußerst kritisch, in allen international anerkannten Klassifikationen zur Erfassung der Hirnschäden war sie gemäß medizinischer Tests und Untersuchungen in die schlechtesten Ränge eingeteilt worden.

Gemäss des GCS (Glasgow Coma Score) erreichte sie 3 von 15 Punkten, wobei ein Score von 15 Punkten den besten Befund beschreibt, ein Score von 3 Punkten dagegen den schlechtesten.

Auf der Einteilung nach Fischer erhielt sie 4 Punkte, das ist die schlechteste Kategorie.

Die Klassifikation von Hunt und Hess stufte sie auf 4–5 Punkte, wobei auch das die annähernd schlechteste Prognose bedeutet.

Die genannten Klassifikationen dienen der Einteilung des Schweregrades von Hirnblutungen sowie deren Einschätzung bezüglich einer Prognose. Die statistische Sterberate in der Einstufungsklasse meiner Frau liegt bei 70 % bis annähernd 100 %, d. h. nur maximal 30 % überleben diese Verletzung überhaupt und das nur mit schwersten Spätfolgen, wie dem genannten Wachkomazustand. Hierbei »unbeschadet« ins Leben zurückzukehren, ist ein sehr unwahrscheinliches Ereignis.

Wegen der Erhöhung des Hirndruckes hatte man sich zunächst entschlossen, eine externe Ventrikel-Drainage zu legen, um über das Ableiten des Hirnwassers den Druck zu senken. Dazu wurde ein kleines Loch oben in Scheitelnähe in den Schädelknochen gebohrt, um von hier aus unter CT-Kontrolle eine Nadel in einem der Hirnventrikel zu platzieren. An diese Hohlnadel wurde ein Schlauch angeschlossen, der den Überdruck der Hirnflüssigkeit in ein Gefäß ablaufen läßt. So kann die abgeleitete Flüssigkeitsmenge ebenso ermittelt werden wie deren Beschaffenheit, ob klar oder blutig (wie bei Irmtraut).

Anschließend erfolgte mittels CT und Kontrastmittel eine Panangiographie (pan = überall, angium = Gefäß, graphein = schreiben), d. h. eine Gehirngefäßdarstellung. Es bestätigte sich die Ruptur eines kompliziert gebluteten Mediabifurkationsaneurysmas rechts, d. h. einer Abzweigstelle an der Arteria cerebri media.

Irmtrauts Aneurysma wurde daraufhin mit einem Verfahren geschlossen, welches unter dem Begriff »Coilembolisation« bekannt ist und das eine medizintechnische sowie ärztliche Meisterleistung darstellt.

Hierbei wird ein Katheter, dessen »Eingangspforte« die Oberschenkelarterie ist (also identisch mit dem Herzkatheter), unter CT-Kontrolle bis zum Aneurysma vorgeschoben. Je nach Menschengröße wird, so schätze ich, der Katheter zwischen 70 und 100 cm durch das Gefäßsystem navigiert, um dann am Ort der Ruptur durch seinen Innenhohlraum kleine, dünne Titandrähte in die geplatzten Arterienwände zu schießen, die sich hier spiralisieren. Daher kommt der Begriff »Coiling« (von engl: coil = Spule) Es werden soviele kleine Coils in die rupturierte Aussackung des Gefäßes hineingeschossen, bis diese die Blutungsstelle mithilfe des körpereigenen Blutgerinnungssystems verschließen.

Während dieser Intervention kam es bei Irmtraut ungewollt zu einem Verschluß von zwei weiteren Arterienästen, die einen Teilhirninfarkt im rechten Stromgebiet der Arteria cerebri media auslösten. Das Ärzteteam vermutete, daß sich Thrombenmaterial gelöst hatte und in diese Gefäße eingeschwemmt wurde. Aufgrund der extrem labilen Lage der Patientin erachteten sie den Versuch, mithilfe eines erweiterten Katheterverfahrens die Gefäße zu rekanalisieren als zu gefährlich. Stattdessen entschied man sich für eine medikamentöse Thrombolyse, die allerdings abgebrochen wurde, weil darunter das Aneurysma wieder zu bluten begann.

Diese Situation zwang dazu, den Zustand so zu belassen, wie er war: Zwei verschlossene Gefäße, die auf jeden Fall einen Hirninfarkt mittleren Ausmaßes bedeuteten.

Was die Prognose angeht, kann Dr. K. keine Aussage treffen, die der gestrigen eine positivere Richtung gibt. Im Gegenteil: der rechtsseitige Infarkt von relevanter Größe würde zusätzlich zu linksseitigen Lähmungserscheinungen führen. Man müsse jetzt abwarten, insgesamt sei meine Frau zur Zeit stabil.

Wir beenden das ausführliche Telefonat. Sofort beginnt die Angst an mir zu nagen, die endlose Leere tut sich wieder auf und die Machtlosigkeit stößt mich in einen freien Fall, hinein in die Leere des »Nichts«.

An diesem Samstag herrscht in mir ein desolater Zustand. Den ganzen bisherigen Tag bin ich verzweifelt und stehe voller Angst einer Situation gegenüber, die hoffnungslos und fatal erscheint. Als Mediziner weiß man, was es bedeutet: Glasgow Coma Score 3 Punkte, Fischer 4 Punkte, Hunt und Hess 4–5. Zudem ein doppelter Hirninfarkt rechtsseitig.

Es kündigt sich somit die schlimmste der möglichen Prognosen an, nämlich ein sogenanntes apallisches Syndrom: Es wird ausgelöst durch schwere Gehirnschädigungen, wobei es zu einem Ausfall der Großhirnrindenfunktion kommt. Da die Funktionen von Zwischenhirn, Mittelhirn und Hirnstamm erhalten bleiben, lebt der Patient rein vegetativ ohne ein waches Bewußtsein weiter. Da die Betroffenen gelegentlich die Augen öffnen, wird dieser Zustand auch als Wachkoma bezeichnet.

Meine Frau wird also nach medizinisch-wissenschaftlicher Aussage wahrscheinlich ein Vollpflegefall, zusätzlich mit infarktbedingter linksseitiger Körperlähmung. Vorausgesetzt sie überlebt.

Der Entschluß

Es ist inzwischen früher Samstagnachmittag, als ich gerade die Post dem Briefkasten entnehme. Ich weiß nicht, wodurch es geschieht, aber unvermittelt und plötzlich kommt »Er« mir in den Sinn. »Er«, das ist Dr. med. Eben Alexander, einer der bekanntesten Neurochirurgen der USA. Vor mehreren Jahren las ich sein in den USA veröffentlichtes Buch »Proof of Heaven«, wenige Jahre später den auf deutsch übersetzten Text mit dem Titel »Blick in die Ewigkeit«. Dr. Alexander erlitt im Rahmen einer seltenen bakteriellen Infektion des Hirnwassers mit Echerichia coli eine so schwere Hirnschädigung, daß er nach medizinischer Lehrmeinung als hirntot eingestuft wurde. Weil das Gehirn nachweislich vollkommen geschädigt war, gab man ihm keine Überlebenschance mehr. Und im äußerst unwahrscheinlichen Falle, daß er doch nicht daran sterben würde, wäre ein lebenslanger, apathischer Wachkomazustand die Folge.

Sein Fall ist medizinisch gesehen lückenlos gut dokumentiert, weil er als renommierter Spezialist seines Faches Weltruhm erlangt hatte. Er revolutionierte hirnchirurgische OP-Verfahren, indem er spezielle CT-Techniken einsetzte, welche exaktere und damit komplikationsärmere Eingriffe ermöglichten. Sein Krankheitsverlauf wurde von Kollegen höchster medizinischer Reputation begleitet, die alle zutiefst erschüttert waren, ihren so sehr geschätzten Kollegen sterben zu sehen. Was keiner von ihnen je erwartet hätte, geschah: An Dr. Eben Alexander erlebten sie einen vollkommen unerwarteten Krankheitsausgang. Denn entgegen allen medizinisch-wissenschaftlich erwarteten Prognosen, erwachte er am neunten Tag und fand ohne Beeinträchtigungen seiner kognitiven und intellektuellen Fähigkeiten ins normale Leben zurück. Ein Verlauf, der zurecht das Prädikat »Wunder« verdient. Und mehr noch: Dr. Alexander erlebte in den acht Tagen seines Komas, in denen er gemäß der EEG-Aufzeichnungen überhaupt keine Wahrnehmung hätte haben können, eine Reise durch die geistige Welt. Dieses Phänomen wird als Nahtoderfahrung (NTE) beschrieben. Dr. Eben Alexander hatte eine Erfahrung gemacht, die ihn dazu veranlasste, sein medizinisch-wissenschaftliches Weltbild neu zu definieren. Denn er gelangte zu der Erkenntnis, daß es ein leibfreies Bewußtsein gibt, also ein solches, welches auch ohne Gebundensein an ein physisches Hirnorgan existent ist. Ein Faktum, welches in der gegenwärtigen medizinischen Wissenschaft strikt abgelehnt wird und welches auch er vorher für unmöglich hielt.

In diesem Moment erscheint vor meinem inneren Auge die Parallele der schicksalhaften, offensichtlich unausweichlichen fatalen Krankheitssituation von Irmtraut und Dr. Eben Alexander als etwas, das einen inneren Bezug zueinander hat. Und ich frage mich: Wenn bei Eben Alexander eine, aus medizinischer Sicht vollkommen unerwartete Heilung stattgefunden hat, etwas, das als »Wunder« benannt werden muß: Warum sollte so etwas nicht auch bei meiner Frau der Fall sein können?

In diesem Moment treffe ich aus innerster Überzeugung und mit gezielter innerer Willenskraft die Entscheidung: Auch bei uns wird ein solches Wunder stattfinden.

Der Zuversichtsraum

Nachdem ich die Entscheidung getroffen habe, daß ein Wunder geschehen wird, gibt es nach dem eisernen Entschluß keinen Weg zurück. Das bedeutet einschneidende Veränderungen in meinem Verhalten, was den Umgang mit dem gesamten Krankheitsgeschehen von Irmtraut betrifft. Die Entscheidung bedeutet in ihrer Konsequenz, daß ich mich von medizinischen Prognosen und beunruhigenden Geschehnissen emotional und intellektuell deutlich distanzieren werde und mich stattdessen dem weisheitsvoll geführten göttlichen Willen, d. h. dem Christus und der Hilfe der geistigen Welt anvertraue. Denn in der geistigen Welt bewirkt jeder Zweifel eine Unruhe in den Wirkungen der Kräfte und hat damit unmittelbar negative Folgen. Es ist vergleichbar einem Chirurgen, der den Kunstfertigkeiten seiner eigenen Hände nicht mehr traut und während der Operation zittert, weil er muskulär verspannt ist.

Ich bin dazu aufgefordert, mich in einer anderen Art und Weise mit den medizinischen Inhalten auseinanderzusetzen, als es üblicherweise für den Arzt oder Therapeuten der Fall ist. Der Umgang der modernen medizinischen Wissenschaft mit Krankheiten erfaßt ausschließlich den physisch-sichtbaren sowie meßbaren Aspekt eines Geschehens. Dieser ist bei Irmtraut, wie die medizinischen Befunde aufzeigen, optimistisch betrachtet nicht sehr positiv, realistisch gesehen eher aussichtslos.

Medizinische Fakten sind in ihrer logischen Konsequenz vergleichbar mit unausweichlichen Tatsachen. Sich in dramatischen Fällen damit auseinandersetzen zu können, bedeutet das konsequente Einhalten einer emotionalen Distanz. Das »funktioniert« bei einem »normalen« Therapeuten-Patientenverhältnis im Allgemeinen gut und ist auch notwendig, um als Arzt überhaupt das ganze Leid der Menschen ertragen zu können.

Je stärker eine emotionale Bindung ausgeprägt ist, desto schwerer ist eine entsprechende Distanzierung von Leid, Angst und Panik. Es werden die Kräfte in uns überwältigt, welche uns geistig-seelisch eine Hülle geben und die innere Aufrechte ermöglichen: Man kann sie auch mit dem Begriff »Ich-Kräfte« benennen. Werden diese »Ich-Kräfte« überfordert, bricht der Mensch angesicht des Schicksales in sich zusammen, er verliert den Boden unter seinen Füßen

Hier kommt dem vermittelnden Arzt die überaus wesentliche Aufgabe zu, einem Betroffenen die »Hiobsbotschaft« in einer Art und Weise zu übermitteln, daß dieser einen »Spielraum« in seiner Seele behalten kann, der einen eigenen positiven »Ausweg« offen läßt. Hier ist, ob ein Arzt das will oder nicht, der Priester in ihm gefragt.

Es ist eine merkwürdige Tatsache, daß man jahrelang Medizin studiert, sich mit allen erdenklichen Krankheiten und deren Behandlungsmethoden befaßt und nicht einen einzigen Kurs zu einem solch wichtigen Thema der Patientenkommunikation zu absolvieren verpflichtet ist. Ein noch so gut ausgebildeter Arzt hat im Rahmen seines Medizinstudiums nach meiner Erfahrung nie eine diesbezügliche Gesprächsführung gelernt, obwohl sich die Medizin doch um das Wohl des Menschen bemüht.

In meinem Falle ist eine emotionale Distanzierung zu Irmtraut unmöglich. Nachdem wir uns 1984 kennengelernt haben und seit 1987 zusammenleben, sind wir stets eine eingeschworene Gemeinschaft, the »fabulous two«. Wir treten meist im Doppelpack auf. Viele Mitmenschen erleben an uns über all die Jahre das Bild des sogenannten »perfekten Paares«. Das ist nicht übertrieben. In unserem Erleben sind wir stets ein Herz und eine Seele, fördern uns gegenseitig in der individuellen Entwicklung, schätzen das gemeinsame, durchaus auch kontroverse Gespräch und reisen gerne zusammen.

Die Vorstellung, daß Irmtraut nicht mehr wiederkommen könnte, ist für mich so unvorstellbar und entsetzlich, daß ich regelrecht spüre, wie meine Seele daran zu zerbrechen droht.

Nachdem ich mich dazu entschlossen habe, daß bei uns ein Wunder stattfinden wird und ich keinen anderen Gedanken zulassen werde, verbessern sich mein seelischer Zustand und mein Kräftehaushalt erheblich.

Was der atheistische Mensch als »Opium für das Volk« bezeichnet, ist in Wirklichkeit die einzige Heilkraft, die es gibt: Der Glaube entspringt einer Liebe zur göttlichen Welt und es ist diese Liebe, welche eine Heilung erst ermöglicht. Ich kann sagen, daß der entschlossene Zustand, in dem ich mich ab jetzt befinde, nicht aus blindem Glauben oder Hoffen besteht. Mein eiserner Entschluß hat eine Tatsache geschaffen, die eintreten wird. Es mag überheblich erscheinen, aber ich lasse einem anderen Ausgang keine Wahl. Es ist, als entscheide sich ein erfahrener Seemann dazu, mit einem Segelboot den Atlantik von Europa zum amerikanischen Kontinent zu überqueren, im Bewußtsein, daß es mit der Entscheidung und der Abreise keinen Rückweg mehr gibt. Ähnlich erleben es Kletterer, die auf mutige Weise Steilwände mehrere 100 Meter emporklettern mit der inneren Gewissheit: »Dort oben komme ich an«.

Was Menschen immer wieder beschreiben ist, daß plötzlich eintretender Zweifel bzw. mangelndes Vertrauen zu einem Kräfteverlust führen, welcher das ersehnte Ziel in die Unerreichbarkeit schwinden läßt. Das hängt damit zusammen, daß in dem Moment des Vertrauensverlustes (in uns selbst!) unser energetischer Körper »zerreißt« und wir dann nicht mehr über eine intakte »Hülle« und unsere »Ich-Kraft« verfügen, die uns schützen. Unser Kräftepotential bricht unvermittelt in sich zusammen, wir drohen zu scheitern.

Ich entscheide daher, mir innerlich einen persönlich-spirituellen Raum der Zuversicht zu schaffen, in dem meine enge Verbindung zu geistigen Wesen wie Engeln, im Besonderen dem Erzengel Michael, sowie dem Christus gehalten werden kann. In diesem Raum, der eine heilige Sicherheitszone bildet, lebt mein unerschütterliches Vertrauen auf die »bestmögliche Heilung«. Ein Vertrauen, welches ich außer einem Mal (Kapitel »Die Versuchung des Heiligen Antonius), nie in Frage gestellt habe.

Während der nächsten 14 Tage werde ich nur zweimal täglich bewußt diesen Raum öffnen, um mich mit den harten Fakten der Medizin auseinanderzusetzen. Einmal gegen Mittag wird ein Telefongespräch mit einem der Oberärzte der Intensivmedizin oder Neurochirurgie stattfinden, das mich über den gegenwärtigen klinischen Stand von Irmtraut aufklärt. Am Abend werde ich bei der zuständigen Pflegerin bzw. dem zuständigen Pfleger Erkundigungen nach Irmtrauts Befinden einholen.

Weil ich für diese Telefonate jedesmal meinen Sicherheitsraum verlassen muß, empfinde ich vor jedem dieser Kontakte eine sehr starke Unruhe und Nervosität. Nach den Gesprächen gilt es dann, wieder die innere Mitte zu finden. Dazu müssen die »harten Fakten« in einem seelischen »Entgiftungsprozeß« abgeschüttelt werden, um wieder in meinen Zuversichtsraum zurückzufinden. Harte Fakten in Bezug auf Irmtraut bedeuten beispielsweise alle möglichen Komplikationen, die innerhalb der nächsten zwei Wochen medizinisch zu erwarten sind. Diese sind im Kapitel »Das drohende Schwert des Damokles« beschrieben. Es schließt aber auch die im Rahmen der Corona-Pandemie extrem eingeschränkten Besuchsmöglichkeiten mit ein. Die gelegentlichen Klinikbesuche bei Irmtraut im Koma bedeuten ein starkes Heraustreten aus meinem Zuversichtsraum. Denn der Mensch, der da auf dem Bett der Intensivstation liegt, ist nicht mehr derselbe, mit dem ich noch bis vor kurzem so innig und vertraut zusammenlebte.

Um mit den Verunsicherungen, die mit jedem Verlassen meines Schutzraumes verbunden sind, umgehen zu können, bediene ich mich bewußt der Kraft des Verdrängens: Die Informationen, welche einen guten Aspekt beinhalten, sammele ich in meiner »Wunderbestätigungsliste«. Alle anderen Aspekte versuche ich wieder zu vergessen, weil sie mich in meiner inneren Ruhe stören. Denn wenn man innerlich Unruhe empfindet, ist weder eine Meditation, noch ein kraftvolles Gebet, geschweige denn eine Tätigkeit im geistig höheren Sinne möglich.

Unterstützung durch Helfer

Der Weg, den ich mit meiner felsenfesten Entscheidung einschlagen habe, erfordert es, spirituelle Kräfte verstärkt einzubinden, um Irmtraut in der »bestmöglichen Heilung« zu unterstützen. Das bedeutet, neben der eigenen therapeutischen Tätigkeit (siehe Kapitel: Der Behandlungsprozeß) auch die Hilfe anderer Menschen gezielt in Anspruch zu nehmen. Deshalb setze ich von dem schicksalhaften Geschehen nicht nur die unmittelbaren Familienangehörigen und ganz enge Freunde in Kenntnis, sondern informiere auch all die Bekannten, von denen ich weiß, daß sie mit der Wirksamkeit geistiger Kräfte, z. B. in Form von Meditation oder Gebeten, vertraut sind.

Irmtraut und ich dürfen uns glücklich schätzen, in einem guten Freundes- und Bekanntenkreis eingebettet zu sein. Die meisten dieser Menschen sind spirituell orientiert, d. h. sind davon überzeugt, daß neben den materiellen Erscheinungen des sinnlich Erfahrbaren auch unsichtbare Kräfte »hinter dem Vorhang« des Sichtbaren wirken, die unser Leben beeinflussen. Alle diese guten Bekannten kontaktiere ich.

Am Ende sind es mindestens 80 Menschen, die ich nacheinander anrufe. Jeder einzelnen Person erörtere ich ausführlich, was passiert ist und berichte vom medizinischen Stand. Ich bitte ausdrücklich darum, in den Gebeten und Meditationen alle »persönlichen« Gedanken und Gefühle der Betroffenheit und des Entsetzens wegzuschieben und ausschließlich »überpersönliche« Bilder und Gedanken zur positiven Heilung an Irmtraut und die geistige Welt zu senden.

Um diese Synergie zu ermöglichen, werde ich etwa sechs Wochen lang jeden Tag bis zu zwei Stunden am Telefon verbringen, um diese Menschen in entsprechenden Zeitabständen über den gegenwärtigen Wissensstand in Kenntnis zu setzen. Nur so können mentale Kräfte entsprechend gezielt eingesetzt werden. Das bedeutet für meine Frau eine große Hilfe, für mich allerdings auch eine seelische Belastung. Denn jeder »Helfer« verdient es, ausführlich und mit Geduld die zum Teil sehr belastenden medizinischen Tatsachen mitgeteilt zu bekommen.

Weil Irmtraut über Jahre hinweg diverse Meditationskurse leitete und ich auch einige ihrer »Meditanten« anrufe, wird die Kunde innerhalb dieser Kreise schnell verbreitet, was auch die guten Kräfte potenziert. Vorweggenommen sei gesagt, daß meine Frau bereits Anfang Oktober, also 2½ Monate nach der Blutung, wieder vollkommen hergestellt sein wird. Wir beide haben gemeinsam zu ermitteln versucht, wieviele Menschen in Gebeten und Meditationen sie durch diese kritische Zeit getragen und ihr zur Seite gestanden haben. Es sind weit mehr als 350 Individualitäten! So stehen uns Freunde aus Deutschland, Österreich, Ungarn, den USA und anderen Orten der Welt zur Seite, um die Krankheitsentwicklung bei ihr positiv zu beeinflussen. Es kann kein Zweifel daran bestehen, daß solch eine geballte Kraft an meditativen Verbindungen, Gebeten und guten Wünschen eine Wirkung haben muß, da sie alle zusammen einen starken geistigen Heilraum (und auch heiligen Raum) erstehen lassen, durch den andere Gesundungsverläufe möglich werden. Denn Gedanken sind Energien und Energie hat stets eine Wirkung. Es sei denn, die Quantenphysik irrt.

Es bieten sich zusätzlich viele liebe Menschen aus der Nachbarschaft oder der Entfernung an, mich im praktischen Leben zu unterstützen:

Anna, eine Freundin von Irmtraut, ist bereit, sich um meine Praxiswäsche zu kümmern.

Elke, weitere Freundin, versorgt Irmtrauts 500 Quadratmeter großen Bauerngarten.

Susann fegt unseren Hof und sammelt 80 kg der heruntergefallenen Nüsse des Walnußbaumes, der dort seit fast 100 Jahren steht.

Ellen gießt und bewässert über Wochen hinweg an den heißen Sommertagen zuverlässig die vielen Blumenkübel, Töpfe und Beete um Haus und Hof.

Von verschiedenen Menschen bekomme ich Essen bereitgestellt.

Eine große Hilfe ist es mir zudem, daß ich stets von Freunden zur Offenbacher Klinik chauffiert werde. Weil der Autobahnverkehr mich sehr unter Streß setzt, ist das eine große Entlastung, denn ich bin in dieser Zeit recht »dünnhäutig«.

Immer wieder erfahre ich Mitgefühl und Trost. Auch in mancher Umarmung kann meine Seele kurzfristig Ruhe finden und gelegentlich Tränen fließen lassen.

Unfaßbar ist es, als Nadja und Jan aus Lörrach mir/uns einen Kredit anbieten, falls wir in finanzielle Nöte kommen sollten. Die beiden haben wir zwar erst wenige Monate vorher kennengelernt, aber es war »Liebe auf den ersten Blick«.

In der großen Not dieses Ausnahmezustandes erlebe ich, wie viele Menschen uns zur Seite stehen. Für die kleinen und großen Hilfen sowie die von Mitmenschen geschenkte Liebe werde ich immer Dankbarkeit in mir tragen.

Materialismus und Spiritualität

Unsere »moderne« Wissenschaft vertritt die Meinung, daß es keinen Geist gibt. Diese Auffassung ist darin begründet, daß sich der Materialismus für die einzig existente und damit richtige Weltanschauung hält. Dagegen steht die Tatsache, daß in der Wissenschaft der Philosophie insgesamt 12 unterschiedliche Weltanschauungen beschrieben werden, von denen der Materialismus nur eine darstellt. Nicht ohne Grund gibt es auch 12 Monate, 12 Sternzeichen, 12 Apostel, 12 Meridiane in der chinesischen Akupunktur sowie zweimal 12 Stunden des Tages.

Die Weltanschauungen heißen: Sensualismus, Phänomenalismus, Realismus, Dynamismus, Monismus, Spiritualismus, Pneumatismus, Psychismus, Idealismus, Rationalismus, Mathematismus und Materialismus.

Arrangiert man diese Weltanschauungen auf einer Scheibe mit 12 gleichen Segmenten, dann sieht man, daß jeder Weltanschauung eine ihr polare gegenübersteht. So ist der Spiritualismus der polare Partner zum Materialismus und der Idealismus steht beispielsweise dem Realismus gegenüber.

Man darf nicht vergessen: Der Materialismus stellt lediglich einen der vielen möglichen Standpunkte dar, von dem aus die Welt betrachtet und verstanden werden kann.

Das Wissen um die göttlich-geistige Quelle des Lebens hat tausende von Jahren unsere Menschheitsentwicklung begleitet: Davon zeugen die Höhlenmalereien in Frankreich, die indischen Veden, die Rituale der Indianer, die reichhaltig mit Gold ausgeschmückten Tempel der Azteken. Allen Religionen, welche die Menschheit seit Urbeginn geleiteten, ist eines gemeinsam: Der Mensch als irdisches Wesen ist eingebettet in eine ihm übergeordnete göttlich-geistige Welt, die der Ursprung aller Genesis und Entwicklung auf Erden ist.

Die gesamte Menschheitsentwicklung ist also eingebunden in das Bewußtsein um einen göttlichen Schöpfergeist, dessen Existenz viele in der westlichen Welt seit Beginn der technischen Revolution vor 150 Jahren aus unserem Wissenschaftsverständnis heraus zunehmend ablehnten.

Betrachtet man den Konflikt rein sachlich, dann besteht zwischen einem materialistisch orientierten Menschen und einem mit spiritueller Weltanschauung zunächst kein so großer Unterschied, wie es scheint.

Beide gehen von denselben Grundannahmen aus, nämlich, daß es sowohl eine materiell sichtbare Erscheinung als auch einen zu ihr gehörigen »Bauplan« als Ideenträger gibt. Das ergibt durchaus Sinn, denn es entspricht unserer realen Lebenserfahrung: Nichts, was der Mensch erschafft, entsteht ohne den Impuls einer Idee. Dieser lebt bereits in dem »zündenden« Einfall, das Feuer zu »domestizieren«, um es für den gezielten Gebrauch nutzbar zu machen. Später in der Erfindung der ersten Werkzeuge beim Steinzeitmenschen. Schließlich gipfelt er im gegenwärtigen Zeitalter des sogenannten »Anthropozaen« in der Hochtechnisierung aller Lebensbereiche. Alle Beispiele haben eines gemeinsam: Jedem Entwicklungsschritt liegt ein Gedanke, eine Suche, ein Erforschen und ein Verstehen zugrunde. Nur so entstehen Erfindungen.

Der Unterschied in der Betrachtungsweise beider Gruppen ist folgender:

Die Vertreter der materialistischen Glaubensrichtung negieren im Betrachten der Evolution mit all ihren Lebenserscheinungen den »Baumeister«. Sie sind der Auffassung, daß Idee und Stoff eins sind, d. h. der Stoff ist zugleich auch Träger der Idee und erschafft sich quasi aus seinen eigenen, ihm innewohnenden physisch gebundenen Kräften heraus. In dieser Anschauung geschah jegliche evolutionäre Entwicklung durch reinen Zufall im Sinne von »trial and error« bzw. »survival of the fittest«. Hierbei wird eine »höhere Gestaltungsidee«, d. h. das Vorhandensein eines Geistes, ausgeschlossen.

Die Vertreter der spirituellen Glaubensrichtung hingegen sind der Ansicht, daß Stoff und Idee nicht ein und dasselbe sind. Sie verlegen die »Schaffenskraft« in einen geistig-wesenhaften Raum, der außerhalb der Stofflichkeit liegt und ihr übergeordnet ist. Diese prägt von hier aus dem Stoff erst seine Erscheinungsform ein.

Dieser Unterschied in den Auffassungen führt zu Konflikten. Das ist verständlich, denn die Wirkungen der jeweiligen Betrachtungsweise auf die menschliche Seele sind enorm groß.

Innerhalb des ausschließlichen Materialismus erfährt die menschliche Seele eine zunehmende Verengung ihres »inneren Blickes«, weil die mechanisch-physikalisch orientierten Gedankenkräfte in das »Verstehen« immer kleiner werdender Ursache-Wirkungszusammenhänge der Materie gezwängt werden. Vergleichbar einer Kurzsichtigkeit im Seelischen. Infolge der Geistleugnung herrscht die feste Überzeugung, aus dem Erforschen der kleinsten Teile die Bedeutung für das Große und Ganze, d. h. Übergeordnete, ableiten zu können. Dabei wird gerne vergessen, daß die Wissenschaftler, welche als »Ingenieure« in Biolaboratorien an lebendigen Zellen forschen, diese klonen oder deren Gene manipulieren eigentlich die externe Gestaltungsidee repräsentieren. Denn ohne ihr bewußtes Einwirken würde sich der Stoff nicht ändern. Es gibt zu denken, daß noch nie ein

Mensch eine lebendige Zelle aus toten Stoffen unter Laborbedingungen hervorgebracht hat.

Dieses einseitige Verständnis führt aber in der Lebenswirklichkeit zu einer Wissenschaft, die sich immer mehr vom Leben selbst und den Bedürfnissen der Menschen entfernt.

Es entspricht zudem in keiner Weise unserer Lebenserfahrung! Noch nie hat sich aus dem Kleinen das Übergeordnete erklärt. Im Gegenteil: Aus dem Großen versteht man erst die Bedeutung des Kleinen. Daran wird sich auch in der Zukunft nichts ändern. Das habe ich als Kind beim Zusammenbauen der zerlegten Uhrenwecker in Hinblick auf die Funktionszusammenhänge der Einzelteile bereits verstanden.

Demgegenüber erweitert sich bei einer spirituellen Sichtweise der innere Blick. Hier wird versucht, die Gedankenkräfte zu einem Verstehen der übergeordnet wirkenden geistigen Idee hinzulenken, denn diese verleiht dem materiell wahrnehmbaren Phänomen erst Sinn und Bedeutung. In diesem Falle erklärt sich das Detail aus dem Wirken des Großen und Ganzen. Diese Sichtweise fördert eher einen weltumspannenden Weitblick, der Mitgefühl und Liebe, Demut und Dankbarkeit sowie Achtung vor der Schöpfung in der Seele erzeugt. Weil in allem Sichtbaren ein übergeordnetes geistiges Wesen wirkt, sind Erde, Pflanze, Tier und Mensch unsere Mitgeschöpfe, mit denen wir auf irgendeine Weise in einem großen lebendigen Geflecht verbunden sind. Die Wirkung dieser Betrachtungsweise auf den Menschen kann man mit einer seelischen Weitsichtigkeit vergleichen.

Aus der Augenheilkunde wissen wir, daß weder Kurz- noch Weitsichtigkeit gesunde Prozesse sind. Erst beide Sichtweisen zusammen erhalten uns gesund und sind wesentlich, unsere komplexe Welt zu verstehen. Mit der materiell-technischen Sichtweise verstehen wir die Gesetze der unbelebten Materie und Technik, bauen Maschinen, konstruieren Geräte.

Durch eine Weltanschauung, die uns die Spiritualität schenkt, erleben wir, daß wir Eins sind mit einer Welt, einem Kosmos. Unser ganzes Sein schafft reale Wirksamkeiten, bis in eine geistige Welt hinein. Nichts von dem, was wir denken, fühlen oder handeln, bleibt ohne Folgen für uns selbst und unser Umfeld. Was immer wir geben und nehmen, steht im Austausch mit dem ganzen Kosmos. Das wissenschaftliche Erforschen dieser Zusammenhänge erzieht uns zu einem verantwortungsvollen Handeln, läßt uns aber auch die Wirkzusammenhänge in allen lebendig-biologischen Systemen erkennen und verstehen.

Der Materialismus an sich ist nicht schlecht, ebensowenig wie jede andere der Weltanschauungen. In seinem Wesenskern ist er die »Lehranstalt« der westlichen Menschheit. Die besondere Aufgabe, die ihm zukommt, ist das »Schärfen« unserer Verstandeskräfte an der sinnlich wahrnehmbaren Welt. Dadurch können wir bewußte, aus eigener Kraft freie, denkende Menschen werden. Die bisher vom Materialismus nicht erfüllte Aufgabe besteht darin, das freie Denken durch eine methodisch-wissenschaftliche Erkenntnisfähigkeit so zu fördern, daß dieses wie ein Brennglas die Grenze der sinnlich-sichtbaren Wahrnehmungen durchbricht um wieder zum Geistigen vorzudringen.

Diese Fähigkeit kann jeder moderne, wissenschaftlich denkende Mensch erwerben. Er muß dafür lediglich seine gesteigerte Sinnestätigkeit auf einen anderen Fokus richten, durch den die Grenzen des Bewußtseinsraumes erweitert werden. Denn mit dem gewohnten Umgang unserer Sinne sind die Aspekte der geistigen Welt zunächst nicht erfahrbar. Durch gezieltes Einsetzen der eigenen Willenskräfte kann jedoch die Gedankenkonzentration so gesteigert werden, daß unsere Wahrnehmung nicht an der sinnlich sichtbaren Ebene erstarrt. Wir erleben diese Erstarrung normalerweise an der Art unseres »Schubladendenkens« in Form von voreingenommenen Beurteilungen, einseitigen Beschreibungen und voreiligen Rückschlüssen, die uns sofort gefangennehmen.

Lassen wir stattdessen die konzentrierten Denkkräfte von der vorschnellen Meinungsbildung befreit, dann können sie als freie Bewußtseinskräfte in einen neuen geistigen Raum eindringen und diesen beobachten. Eine solche Erforschung von Phänomenen »anderer Art« verdient auch die Bezeichnung »wissenschaftlich«, weil die so gewonnenen Erkenntnisse auf einer theoretisch und praktisch nachvollziehbaren Methodik beruhen. Diese stützt sich auf eine neuartige vorurteilsfreie Beobachtung mithilfe gesteigerter Bewußtseins- und Verstandeskräfte. Durchdringt man die physisch-sinnlich wahrnehmbare Welt auf diese Weise, muß die Existenz des Geistigen weder abgelehnt noch hypothetisch angenommen werden. Sie ist auch keine Glaubensfrage mehr, sondern sie zeigt sich als eine gleichberechtigte Realität.

Ihre Postulierung entspricht demselben Erkenntnisweg, den die klassische Physik vollzog, als sie aus sich heraus die Quantenphysik geboren hat, die sich schließlich als autonomer Wissenschaftsbereich etablierte.

Zu behaupten, die Erforschung eines geistigen Raumes sei unwissenschaftlich, nur weil dieser unsichtbar erscheint, entspringt einem gedanklichen Kurzschluß. Bei unserem modernen Verständnis von Wissenschaft handelt es sich stets und ausschließlich um eine Erkenntnismethode, die auf Grundlage der Beobachtung, des Denkens und der rationalen Vernunft versucht, phänomenologische Zusammenhänge zu erforschen, zu beschreiben und schließlich als Hypothese zu formulieren. Diese kann durch weitere Forschung bestätigt oder auch verworfen werden. Diese Erkenntnismethodik ausschließlich auf physisch sichtbare Phänomene zu beziehen, entspricht reiner Willkür. Ich bin der Auffassung, daß es die Logik des Menschen fordert, den Kräften der Physik die einer geistigen Welt gegenüberzustellen.

Meine persönliche Kritik und mein Vorwurf, den ich gegenüber der gegenwärtigen materialistischen Wissenschaft erhebe, liegt darin begründet, daß sie die ihr entwicklungskulturell zugedachte Aufgabe der Geisterkenntnis nicht erfüllt. Stattdessen betrachtet sie vollkommen unkritisch und selbstverliebt-narzißtisch ihr Selbstbildnis im Spiegel der Erfolge.

Als selbsternannte Herrscherin eines bis hin zur Totalität einseitigen Wissenschaftsverständnisses ist ihr zudem jede Form der »Würde« fremd. Denn dieser Begriff, der Worte wie »Liebe«, »Barmherzigkeit« etc. mit einschließt, ist in seiner Qualität nicht irdischen Ursprunges, sondern gründet im Geistigen. Eine Weltanschauung, welche die Existenz des Geistigen diktatorisch leugnet, kann »Würde« nur vernichten. Das ist der Grund, warum der moderne Materialismus alles zu einem »Ding« macht, denn jedes Wesen, dem wir den Geist absprechen, verdinglichen wir und geben es dem Konsum preis. Ein Materialismus als alleinige Macht kann letztenendes nur unmenschliche Zwangssysteme schaffen. Diese funktionieren technisch perfekt, vergleichbar einer Maschine, lassen aber dem Menschen als Individuum in seiner Freiheit am Ende keinen Raum mehr. Der ungezügelte Materialismus wirkt als eine antidemokratische Macht.

Meine Vision stellt sich eine Zukunft vor, in der die technisch-materielle Wissenschaft und die Geisteswissenschaft in einem Dialog stehen. Das wäre eine Bereicherung, weil die Verstandeskräfte mit den ethischen Motiven von Moral in Beziehung treten könnten. Es würde den Materialismus aus seiner eigenen Gefangenschaft erlösen und entspräche einem kulturellen Neubeginn, weil beide Wissenschaften in gegenseitigem Licht erstrahlen könnten.

Was sind Wunder

Alle Prozesse auf der Erde unterliegen offensichtlich physikalischen Gesetzen. Das limitiert unsere Möglichkeiten und begrenzt unseren Spielraum, gleichgültig in welchen Lebensbereichen. Im Maschinenbau haben wir es mit Reibungskräften zu tun, beim Bau von Gebäuden müssen wir die Statik beachten, in der Landwirtschaft wachsen die Erträge nicht bis in den Himmel und wenn wir arbeiten bzw. uns bewegen, ermüdet unser Körper, weil er sich gegen den Widerstand der Schwere erheben muß. Die unser Leben auf der Erde limitierenden Einflüsse sind durch die Wirkungen von Gravitation, d. h. Schwerkraft und Druck, bedingt.

Das Hineingestelltsein in unsere physikalische Welt hat die Besonderheit, daß vieles berechenbar und abzumessen ist, weil die verursachenden Kräfte konstante Größen sind. Diese ermöglichen eine mathematische Erfassung, z. B. in Form von Formeln und Statistiken. Daraus wiederum lassen sich Prognosen formulieren, die den Verlauf eines Geschehens mit einiger Wahrscheinlichkeit voraussagen. Das betrifft alle Bereiche, die der Technik, Biologie, Geologie.

Betrachtet man das auf die Medizin bezogen, so werden auch hier alle Erfahrungen aus ihren Teilbereichen erfaßt, gesammelt, berechnet, ausgewertet, und schließlich in Statistiken verarbeitet. Diese Statistiken wiederum ermöglichen uns Prognosen darüber zu treffen, welcher Ausgang einer Krankheit bzw. welche Heilungswahrscheinlichkeit als Ergebnis zu erwarten ist. Mithilfe solcher Erhebungen können innerhalb der Medizin auch Aussagen dazu getroffen werden, ob ein neues Behandlungsverfahren erfolgreicher ist als das bisherige.

Alle Statistik ist also nur möglich, weil wir uns als lebendige Wesen in einem Raum mit physisch-planbar definierten Gesetzmäßigkeiten bewegen, mit denen wir in einem gewissen stabilen Verhältnis stehen. Nur durch diese Berechenbarkeit der Verhältnisse sind statistische Aussagen möglich.

Bei sogenannten »Wundern« ist das jedoch anders! Hier treffen die »Berechenbarkeiten« nicht mehr zu, sie sind außerhalb jeder Planbarkeit. In Statistiken können sie nicht erfasst werden, weil sie als sogenannte »mathematische Ausreißer« aus der Datengesamtheit eliminiert werden und damit verschwinden. Das ist der einzige Grund, warum es in der Medizinwissenschaft keine Wunder gibt. Die Medizin selbst ist es, die alle Wunder auslöscht.

Um Wunder verstehen zu können, müssen wir die Wirkung von Kräften anerkennen, deren Ursprung nicht in den physikalischen Gesetzen zu finden sind und die sich aus diesen auch nicht ableiten lassen.

Menschen, die an die Existenz von Wundern glauben oder unmittelbar Zeuge eines solchen waren, haben daher im Allgemeinen einen spirituell-religiösen Lebenshintergrund.

Alles was hier über »geistige Welt« und »Wunder« ausgesagt wird, läßt sich durch die Quantenphysik bestätigen und erklären. Dieser Wissenschaftszweig, auf dessen Erkenntnissen unsere gegenwärtige Computer- und Kommunikationstechnologie beruht, ist ja gerade Ausdruck dafür, daß wir es mit einer Parallelwelt zu tun haben. Eine, die mit den rein physikalischen Gesetzen nichts mehr gemeinsam hat. Die Quantenphysik beschäftigt sich mit Forschungsinhalten, die wir mit normalen Sinnen weder sehen noch anfassen können. Ihre Wirkungen liegen außerhalb einer klassisch physikalischen Erklärbarkeit.

Vom Vater der Quantenphysik, Werner Heisenberg, ist der Satz überliefert: »Der erste Trunk aus dem Becher der Naturwissenschaft macht atheistisch. Aber auf dem Grund des Bechers wartet Gott.«

Überträgt man die Erkenntnisse der Quantenphysik auf die Materie-Geist-Frage, dann läßt sich sagen: Allem materiell Sichtbaren liegen energetische Kräfte zugrunde oder umgekehrt formuliert: Energie kann sich zu Materie verdichten.

Energiequanten hängen im allgemeinen Sinne immer mit Licht (=Photonen) zusammen. Neurowissenschaftler sprechen von elektrischen »Gewittern« im Nervensystem unseres Gehirns. Der Volksmund spricht von einem »hellen Kopf«, wenn jemand über einen wachen Verstand verfügt. Wenn Lichtprozesse also auch ein Ausdruck von Bewußtsein sind, kann man zu dem Gedankenschluß kommen: Energie ist Licht – Licht ist Bewußtsein – Bewußtsein ist Geist – und Geist wirkt in die Materie.

Wenn gedanklich eine solche Flexibilität -und sei sie nur hypothetisch- zugelassen wird, kann man folgende Aussage formulieren:

Etwas, was wir »Wunder« nennen, kann dann stattfinden, wenn geistige Kräfte, also Bewußtsein, also Licht, also Energie, in der Weise auf die Materie verstärkt einwirken, daß die Gesetzmäßigkeiten der physischen Gegebenheiten (und damit der Statistik) bis zu einem gewissen Grad überwunden werden: Die Gesetze der Energie (der geistigen Kräfte) erheben sich über die der Materie.

Um Wunder wahrzunehmen bzw. sie zu ermöglichen, müssen wir uns demnach der spirituellen Welt gegenüber öffnen. Lehnen wir ihre Existenz ab, werden wir im normalen Leben keine Wunder erleben können, weil wir diese aus Seelenblindheit entweder nicht erkennen oder sie bewußt negieren, weil sie unser starres Weltbild stören.

Manche Menschen ereilt unerwartet das Schicksal, daß ihnen das »geistige Auge« geöffnet wird, wie es im Fall von Dr. Eben Alexander geschah. Als Schlüsselpersönlichkeit der Neurowissenschaften sah er sich dazu aufgerufen, der Lehre der Materie auch die des Geistes hinzuzufügen. Auch sein zweites Buch »Vermessung der Ewigkeit«, in dem er sieben fundamentale Erkenntnisse über das Leben nach dem Tod beschreibt, ist lesenswert.

Um in uns die Türen zur Welt des Geistes zu öffnen, bedarf es einer Erweiterung der Seelenstimmung. Diese kann sich jeder Mensch durch innere Tätigkeit erarbeiten. Dazu gehört das Üben in klarem Denken, in Meditation und Kontemplation sowie im Beten. Das hat auch eine Auswirkung auf die Weiterentwicklung unserer moralischen Kräfte hin zu Wahrheit, Liebe und Güte.

Weite Teile der Menschheit sind noch auf dem Entwicklungsweg, sich von dem im Materialismus begründeten Egoismus zu lösen. Somit sind sie noch nicht in der Lage, Wunder aus eigener Kraft heraus zu vollbringen. Das ist darin begründet, daß die Menschheit als Ganzes sich noch nicht auf einer entsprechenden geistigen Entwicklungsstufe befindet, die es ihr erlaubt, direkt aus der Quelle des Geistes heraus in die Prozesse der irdischen Welt eingreifen zu können.

Der gegenwärtige materialistisch denkende Mensch kann sich aber durchaus auf einer Bewußtseinsstufe befinden, die es ermöglicht, durch Bitte an die geistige Welt alle die Kräfte wirksam werden zu lassen, welche Wunder bewirken. In diesem Sinne kann er dann ein Vermittler, ein Mediator sein.

Im Koma 1

Bedingt durch die sehr strengen Corona-Pandemiebestimmungen werden Besuche auf der Intensivstation nur mit Ausnahme und einer besonderen Genehmigung seitens der Ärzte erlaubt. Ich habe bei meinem ersten Telefonat mit Herrn Dr. K am gestrigen Samstag um eine Besuchsmöglichkeit gebeten, weil es für uns ein besonderes Datum sei. Er ist sehr verständnisvoll und sagt mir zu, den Berechtigungsschein am Kontrollpunkt der Pforte zu hinterlegen.

Am Tage Deiner Einlieferung vor 36 Stunden war, wie bereits berichtet, unser 28. standesamtlicher Hochzeitstag. Heute am Sonntag vor 28 Jahren gaben wir uns das »Ja«-Wort in der Kirche. Den kultischen Spruch, den der Priester bei der Übergabe der Ringe sprach, werde ich nie vergessen, er lebt seitdem in mir lebendig weiter. Er lautet:

»Der Ring rundet die Ecken des Lebens, der Ring führt zusammen was getrennt.

Nimm hin den Ring des Kräfteschließens, des Herzenbindens«.

Unser lieber Freund und Nachbar Michael fährt mich wieder in die neurochirurgische Klinik, sein Sohn David begleitet uns im Kindersitz. Wir vereinbaren miteinander, daß er mit seinem Filius in einem nahegelegenen Park am Mainufer spazieren geht, während ich Irmtraut auf der Intensivstation besuche.

Es ist Mittagszeit, als wir in die Einfahrt des Klinikgeländes einbiegen. Vor uns steht ein moderner kubischer Betonbau, der durch seine Einteilung der Glasfronten sowie die Farbgestaltung in Ziegelrot und Grau eher sachlich-einladend als abstoßend wirkt.

Daneben steht auf der rechten Seite noch der alte, inzwischen zerfallende graue Betonklotz aus den frühen 70ern, in dem bis vor mehreren Jahren die Klinik war.

Linksseitig befinden sich schöne, gut erhaltene Backsteingebäude aus der Bauzeit der Jahrhundertwende. Es erscheint mir, als seien diese das ursprüngliche Krankenhaus gewesen.

Ich bin bereits maximal angespannt, als ich wieder den Kontrollpunkt passiere. Es sind freundliche Wachleute dort tätig, denen die emotional anstrengende Aufgabe zukommt, vielen verzweifelten Menschen den Zugang zur Klinik zu verwehren. In der Empfangshalle erkundige ich mich nach der entsprechenden Station, die ich aufzusuchen habe, sie liegt im 2. Stock. Statt Aufzug nehme ich den Treppenaufgang, das ist anstrengender und baut etwas von meinem überschüssigen Adrenalin ab.

Vor der automatischen Milchglastüre angekommen betätige ich die Klingel zur geschlossenen Intensivstation. Eine weibliche Stimme meldet sich an der Sprechanlage. Ich stelle mich vor und werde gebeten, einen Moment zu warten. Auf- und ablaufend wie ein Tiger im Käfig übe ich mich in Geduld und platze jetzt fast vor Aufregung.

Nach kurzer Zeit öffnet der für meine Frau zuständige Oberarzt Dr. W. die automatischen Milchglastüren von innen und nimmt mich freundlich in Empfang.

Wir gehen zusammen die Stationsgänge entlang, überall ist ein kurzer Blick in die Krankenzimmer möglich. Ich weiß nicht, wie viele Intensivpatienten auf dieser Station liegen, kann aber sagen: Es sind viele. Irmtraut ist eine davon. Die meisten dieser Schwerkranken stehen an der »Schwelle«, werden von Maschinen, Ärzten und Pflegern in einem Grenzbereich des Lebens gehalten. Das erfordert einen hohen medizintechnischen Standard, ebensoviel Wissen und Können sowie intensivste Betreuung und Pflege. Die allerwenigsten dieser Patienten werden bei dem Schweregrad ihrer Erkrankung wieder in einen normalen Lebenszustand zurückkehren können.

Wir bleiben zunächst vor dem Zimmer meiner Frau stehen, es befindet sich genau gegenüber dem Pflegestützpunkt. Zunächst erklärt mir der Oberarzt den durch die Gehirntraumatisierung bedingten, kritischen Zustand. Er wiederholt viele der Sachverhalte, die mir durch das gestrige Telefonat mit Dr. K. bereits bekannt sind. Er ergänzt diese aber auch um neue Fakten. So stelle es von medizinischer Seite ein Problem dar, daß Irmtraut noch nicht abgeführt habe. So etwas sei in der Anfangsphase bei Hirnschädigungen durchaus normal, weil im Körper eigentlich nichts mehr so richtig funktionieren würde. Da es beim Stau von Stuhl im Darm zu einer Intoxikation, d. h. einer Vergiftung kommen kann, habe man schon versucht, medikamentös eine Stuhlausscheidung zu forcieren. Der Erfolg sei jedoch bisher nicht so eingetreten, wie es wünschenswert wäre. Auch berichtet er mir von einem heute morgen erfolgten Kontroll-CT. Dieses zeige eindeutig die zum Stillstand gekommene Blutung, bilde aber auch ein relativ großes Infarktgeschehen im rechten Temporallappen des Gehirns ab. Es wurde durch den Verschluß zweier Gefäßäste verursacht, als sich bei dem Coiling-Verfahren mittels Katheter wahrscheinlich Thromben aus dem Aneurysma lösten. Insgesamt müsse man sehen, wie sich alles weiterentwickelt.

Nun führt er mich an das Bett, Irmtraut liegt am Fenster, der Intensivplatz neben ihr ist unbelegt. »Ich lasse Sie jetzt hier alleine mit Ihrer Frau, nehmen Sie sich Zeit. Wenn etwas ist, betätigen Sie die Klingel. Sollten später noch Fragen bestehen: Ich bin für Sie da.« Dann verläßt Dr. W. den Raum.

Da liegst Du nun ... So habe ich Dich noch nie gesehen ... Im klassischen Krankenhauskleid das hinten offen ist. Alles voll von Schläuchen ... Ein Tubus führt aus dem Rachen, über den Du mit der Atemmaschine verbunden bist. Ein weiterer Schlauch tritt aus der Schädeldecke heraus, deren Areal rasiert wurde. Er mündet in ein Gefäß, das an einem Stativ in einer definierten Höhe befestigt ist. In dieses wird der Überdruck von Gehirnflüssigkeit abgeleitet, der Inhalt erscheint rosarot, weil Blut mit dabei ist.

An Deiner rechten Schlüsselbeingrube tritt der zentrale Venenkatheter heraus, er ist über Mehrwegeverteiler in vielleicht 15 kurze Einzelschläuche aufgeteilt. An ihren Enden befindet sich jeweils eine Steckverbindung, die mit langen Schläuchen an einem der vielen Perfusionsgeräte angeschlossen wird. In jeden einzelnen Perfusor ist eine große Spritze eingelegt, die mit eingestelltem Vorlauf kontinuierlich eine entsprechende Menge des definierten Medikamentes dem Körper intravenös zuführt.

Alles sieht sehr aufgeräumt aus. Es erinnert mich an meine Jugend und junge Erwachsenenzeit, in der ich als Elektriker mit Jobs zunächst mein Taschengeld, später meinen Lebensunterhalt zum Studium verdiente. Hier habe ich gelegentlich Verteilerkästen installiert, bei denen sich die Hauptleitung ebenso ordentlich in die vielen Nebenleitungen aufteilte, an denen dann über- und nebeneinander gestapelt die Sicherungen angeschlossen waren.

Aus Deiner Nase ragt ein Schlauch, der die hochkalorische, ballaststoffreiche, mit Mineralien und Vitaminen angereicherte Sondennahrung in den Magen transportiert.

Seitlich am Bett hängt der Urinbeutel, dessen Inhalt normal gelb und ohne Trübung erscheint, verbunden mit dem Schlauch des Blasenkatheters.

Auf der einen Seite des Kopfendes befinden sich die Atemmaschine sowie alle Monitore, die Deine Vital- und Atemfunktionen erfassen. Auf der anderen Seite sind die Perfusoren auf Stativen wie Schubladen übereinander gestapelt.

Was mir sofort auffällt ist, wie schön gepflegt, gut gebettet und gelagert Du bist. Ich setze mich auf einen Stuhl neben Dich, löse das Seitengitter des Bettes. Nun sind wir einander näher.

Ich weiß zunächst nicht, an welcher Stelle ich Dich überhaupt anfassen und berühren soll, weil auch an den Unterarmen und Händen Dauerkanülen oder Schläuche angeschlossen sind. Der Moment erscheint unwirklich und bizarr: Gegenüber unserer gewohnten seelischen Vertrautheit zueinander tut sich bei diesem beängstigend-fremden Anblick ein Graben auf, den ich nicht zu überbrücken vermag.

Ich streichele Dir über Wangen und Stirn, Du bist sichtlich überhitzt, hast anscheinend Fieber.

Es braucht etwas Mut, um schließlich vorsichtig Deine Hand zu nehmen und in meine zu legen. Alles wirkt so fragil, so zerbrechlich, als ob ich etwas kaputtmachen könnte. Kaum zu glauben, daß ich während des Studiums als Arzt mit Patienten in ähnlicher Situation recht normal und sachlich umgehen konnte. Ich beginne zu sprechen, flüstere Dir liebe Worte ins Ohr.

Als ich den ersten Schreck überwunden habe und ich mich wieder etwas mehr in meiner Mitte und inneren Stabilität befinde, bin ich in der Lage, meinen »hellsichtigen Blick« einzustellen.

Was ich dann sehe, berührt und beglückt mich zutiefst: Denn übersinnlich betrachtet sieht man keine Maschinen, keine Monitore, keine Stative, all das rückt in den Hintergrund. Stattdessen sind zwei große gabrielische Engel zu sehen, deren Energieleiber eine Höhe von etwa 3,50 m haben.

Einer von ihnen steht links an Deinem Kopfende, der andere rechts davon. Sie bilden eine aprikosenfarbene, rosa-gelbe Energiehülle, in der Du schwebend getragen wirst und die Dich geistig pflegt und nährt. Sie sind Dir von der geistigen Welt auf dem Wege der Heilung zur Seite gestellt worden. Alles, was sich in der Umgebung des Bettes befindet, wird von diesem Kraftfeld berührt und durchdrungen. Es ist zu sehen, daß die störenden Wirkungen, die normalerweise elektronische Geräte auf den Menschen ausüben, harmonisiert werden. Mit Maschinen sind immer auch geistige Wesenheiten verbunden, die sich in einem Zwangszustand befinden. Hier sei angemerkt: In der Welt der Technik herrscht ausschließlich Zwang und keine Freiheit! Nur dadurch ist eine 100 %ige Funktion garantiert. Diese an die Maschinenfunktionen gefesselten geistigen Wesen erleben die »himmlische Energiehülle« als erlösend. Alles, was in diese eintritt, wird unweigerlich auf eine höhere Erlebnisstufe gehoben. Ich bin mir sicher, daß jeder Mensch, der sich Deinem Bett nähert und an Dir tätig ist, unbewusst etwas von dieser besonderen Atmosphäre wahrnehmen kann.

Während meines Besuches tritt auch ein Pfleger ans Bett. Er stellt sich mir vor und bestätigt, daß er Dich während der Zeit in der neurochirurgischen Intensivstation mitbetreuen wird. Herr T. hat einen italienischen Namen, ist aber in Südamerika geboren und arbeitet schon mehrere Jahrzehnte in der Intensivpflege. Was mir sofort auffällt ist, wie freundlich und warmherzig er Dich anspricht, während er die Geräteeinstellungen kontrolliert und die Monitorwerte dokumentiert. Er spricht mit seiner Komapatientin ebenso real wie mit mir, während er Deine Lagerung überprüft sowie Katheter- und andere Schläuche ordnet. Es wird sich fünf Wochen später zeigen, daß Du Dich speziell an ihn sowie seine liebevolle Stimme und Zuwendung deutlich erinnerst.

Im weiteren Verlaufe meines Besuches kommt neben dem mir bekannten Oberarzt der Intensivmedizin jetzt auch ein weiterer Arzt zur Visite ans Krankenbett. Er stellt sich als Oberarzt der Neurochirurgie vor, und auch er berichtet ausführlich vom Status quo. Bezüglich der erhöhten Körpertemperatur wird mir mitgeteilt, daß diese am ehesten mit dem Hirntrauma in Verbindung stehe, weil infolge dessen die komplette hormonelle Autoregulation des Körpers gestört sei.

Ich nehme diesen Moment zum Anlaß darum zu bitten, neben den laufenden Medikamenten zusätzlich auch homöopathische Therapeutika einzusetzen. Ich überreiche meinen Therapievorschlag auf einem Papierbogen:

Ampullenpräparate von Arnica D4, Cerebrum D10, Lobus temporalis D10, Hypothalamus D10

Davon wäre jeweils eine Ampulle in eine große Spritze aufzuziehen und über den Tag verteilt in den Mund zu träufeln.

Der Oberarzt der Neurochirurgie wehrt zunächst vehement ab. Er erklärt, der Zustand meiner Frau sei so labil, er wolle nicht, daß hier andere Medikamente noch zusätzlich angewendet werden.

Ich erläutere ihm, es handele sich dabei um homöopathische Medikamente, die bei der akuten Traumatisierung des Hirnorgans möglicherweise den Heilungsverlauf erfolgreich unterstützen könnten. Der Neurochirurg wiederholt seine ablehnende Haltung. Daraufhin äußere ich ihm gegenüber mein großes Unverständnis bezüglich seiner Argumentation: Die Schulmedizin wertet die Homöopathie als eine reine Plazebotherapie ab, »weil da ja nichts drin ist«. Nun verweigere er meinen Wunsch, so als ob diese in seinen Augen »unwirksame« Therapie das Leben meiner Frau gefährden würde. Eine konkrete Antwort darauf gibt er nicht sondern verabschiedet sich und verläßt das Zimmer. In versöhnlicher Weise spricht dann Oberarzt Dr. W. zu mir: Auf dieser Station würden Intensivmediziner die Hauptverantwortung für die medikamentöse Versorgung tragen, nicht die

Neurochirurgen. Er hätte nichts gegen meinen Vorschlag, ich möge die Medikamente besorgen und abgeben lassen, er würde für die Durchführung Sorge tragen. Mit den Worten »es ist dabei ja nichts zu verlieren, warum sollte man es nicht probieren« verabschiedet auch er sich und verläßt das Zimmer.

Es ist wieder Stille eingetreten und ich nehme nochmal die heilige Stimmung mit den Engelwesen wahr. Ich weiß, Du bist geborgen in guten Händen. Schließlich spreche ich für uns zwei Gebete, zuerst das »Vater unser« und anschließend »All unser Menschensein« von Rudolf Steiner.

Nachdem ich Dir meine ewige Liebe versichert habe, verlasse ich Dich wieder. Es fällt mir sehr schwer zu gehen und dennoch hätte ich nicht länger bleiben wollen. Der Besuch ist anstrengend, es wird innerlich einiges zu verarbeiten geben. Selbst wenn die Möglichkeit eines täglichen Besuches bestanden hätte, so wäre ich nicht oft gekommen, weil mich die Situation seelisch zu sehr überfordert. Mein Gefühl ist, daß ich Dir von zu Hause aus in den Meditationen und der Heilbehandlung näher sein kann als hier im Krankenhaus. Zudem ist es von großer Wichtigkeit, meine Kräfte so einzuteilen, um alle Anstrengungen durchtragen zu können.

Nach dem Besuch werde ich wieder heimgefahren. An unserem 28. kirchlichen Hochzeitstag. Der erste Hochzeitstag, den wir nicht feiern. Der erste ohne Dich.

Am nächsten Tag fährt mich unsere Freundin Elizabeth in die Offenbacher Klinik, um die homöopathischen Ampullenpräparate zur sublingualen Anwendung für die Station abzugeben. Die Präparate werden meiner Frau auf Anordnung von Oberarzt Dr. W. regelmäßig für die nächsten drei Wochen verabreicht, häufig geschieht dieses durch den »Lieblingspfleger« Herrn T.

Das drohende Schwert des Damokles

Eine Betreuung von Patienten mit schwerem Hirnschaden stellt die gesamte Medizin mit Ärzten und Pflegern, Maschinen und Medikamenteneinstellungen vor große Herausforderungen. Denn das hohe Ziel ist es, den Menschen nicht nur am Leben zu erhalten, sondern auch das bestmögliche Heilungsergebnis zu erzielen. Darin ist auch begründet, warum ein Patient mit Hirnschädigung zunächst in ein künstliches Koma gelegt wird. Man beabsichtigt damit, die Nervenzellen durch den erzwungenen Ruhezustand so weit wie möglich zu schonen, weil in der deutlich reduzierten Aktivität die Heilungschance am ehesten gegeben ist.

Eine häufige und schwere Komplikation nach Hirntraumen stellen die Vasospasmen dar. Dabei handelt es sich um systemische Gefäßkrämpfe der Gehirnarterien, die so schwer sein können, daß sie zur Mangeldurchblutung und infolgedessen zu massiven Infarktgeschehen mit ausgedehnten Hirnödemen führen können. Das kann bedeuten, daß im Rahmen solcher Krämpfe mit nachfolgenden Infarkten mehr Gehirn geschädigt wird, als durch die ursprüngliche Verletzung selbst. Die Neigung zur Krampfbereitschaft ist in der Heilungsphase, beginnend vom vierten Tag bis zum 16. Tag, besonders hoch. Danach sinkt die Wahrscheinlichkeit. Prophylaktisch erhält daher jeder Patient gefäßerweiternde Medikamente, was auch die Durchblutung und damit die Heilung verbessert. Treten Krämpfe auf, welche über die verabreichten Medikamente nicht zu beherrschen sind, versucht man durch Bohrungen in der Schädeldecke die Medikamente direkt mit Injektionsnadeln in Krampfgebiete zu injizieren. Die Entwicklung der Vasospasmen ist ein wesentlicher Parameter, der grundlegend für den Ausgang eines Gehirntraumas ist. Ob eine Krampfneigung vorhanden ist, wird auf der Intensivstation bei Irmtraut zweimal täglich mit dem Ultraschall-Gefäßdoppler kontrolliert. Dieser kann darstellen, ob infolge eines Gefäßkrampfes im Gehirn ein arterieller Rückstau an den Halsschlagadern zu messen ist oder sich der Durchfluß ungehindert vollzieht. Glücklicherweise hat meine Frau zu keinem Zeitpunkt eine Krampfneigung. Dennoch, von Tag 4 bis Tag 16 hängt das Damoklesschwert schwer lastend über uns allen. Dreimal täglich telefoniere ich in dieser kritischen Zeit mit der Intensivstation: Morgens und abends jeweils mit der Pflege, mittags mit den Ärzten. Jeder Tag, an dem diese Gefahr überstanden ist, läßt mich aufatmen, bringt aber trotzdem die Sorge um den nächsten.

Auch gilt es, regelmäßig den Hirndruck zu kontrollieren. Denn durch Einblutung in die Hirnwasserräume kann es bedingt durch Blutgerinsel zu chronischen Verstopfungen kleiner Verbindungskanäle kommen, die einen physiologischen Fluß des Hirnwassers durch das Kammersystem, auch Hirnventrikel genannt, blockieren. Die Folge davon ist eine stauungsbedingten Vergrößerung, die wiederum Gehirn-Nervenzellen durch Druckzunahme schädigen kann. In einem solchen Fall muß dann durch die Neurochirurgen ein »shunt«, d. h. ein Ventil in die Schädeldecke implantiert werden, welches den Überdruck mittels eines Schlauchs ableitet.

Weitere ernste Komplikationen stellen Funktionsstörungen im Körper dar, welche auf die Schädigung des Gehirns zurückzuführen sind. Denn dieses ist nicht nur das Zentralorgan unserer Gedanken-, Gefühls-, und Willenswahrnehmungen, sondern mit der Hypo- und Epiphyse auch Mittelpunkt für übergeordnete hormonelle Steuerungen. Dazu gehören u. a. die Regelung des Elektrolythaushaltes, der Wasserausscheidung über die Nieren sowie des Wärmehaushaltes. Werden die physiologischen Entgleisungen, die hier auftreten, nicht entsprechend behandelt, hat ein Patient keine Überlebenschance.

Über mehrere Tage hat Irmtraut deutlich erhöhte Temperatur, deren Ursache nicht ein Infekt, sondern die zentralnervöse Fehlsteuerung ist. Weiterhin zeigen sich bei ihr die typischen Fehlregulationen des Antidiuretischen Hormons (ADH), welches in der Hypophyse, der Hirnanhangdrüse, gebildet wird. Bei schweren Hirntraumata kommt es zu einer mangelnden oder fehlenden Produktion, was theoretisch dazu führt, daß ein Mensch bis zu 20 Liter Harn über die Nieren ausscheidet, weil die Rückresorption der Flüssigkeit aus dem Primärharn zu einem wesentlichen Teil durch ADH gesteuert wird. Irmtraut erhielt für mehrere Tage eine Hormonsubstitution.

Das Auftreten von epileptischen Krampfanfällen ist bei Patienten mit Schädel-Hirntraumata fast die Regel und Ausdruck der Schädigung von Nervenzellen. Da solche Krämpfe auch bei meiner Frau auftraten, wurden antiepileptische Medikamente verabreicht.

Die Fähigkeit, einen Menschen mit einer schweren Hirnverletzung am Leben zu erhalten, ist ausschließlich durch eine Medizin möglich, die es versteht, alle hochsensiblen physiologischen Prozesse mit Medikamenten auszugleichen und zu unterstützen. Diese Leistung der modernen Intensivmedizin ist vergleichbar einer Autofahrt bei 200 km/h entlang einer beidseitigen Leitplanke, die nur wenige Zentimeter Abstand zum Fahrzeug läßt: Jede unkontrollierte oder unsachgemäße Bewegung am Lenkrad führt unweigerlich zum Totalschaden.

Eine weitere Komplikation in diesem sehr labilen Lebenszustand sind krankenhausbedingte Infekte. Auch Irmtraut hat in dieser Zeit einen Blaseninfekt und eine Lungenentzündung, die antibiotisch behandelt werden müssen. Es ist offensichtlich, welche enorme körperliche Belastung ein Hirnschaden für einen Patienten mit sich bringt.

Wesentlich für einen guten Ausgang sind eine kräftige Herztätigkeit, eine vitale Lungenfunktion, gesunde Nieren sowie eine leistungsstarke Leber, da diese alle Medikamente zu entgiften hat.

Der Körper meiner Frau erweist sich in der aktuellen Zeit der intensivmedizinischen Betreuung und auch im späteren Verlauf als ausgesprochen robust und widerstandsfähig. Das kommt in den Gesprächen mit den Ärzten auch immer wieder zum Ausdruck. Sie konstatieren stets ihre »Stabilität«, was aber nichts zum Ausgang des Hirnschadens aussagt, sondern nur, daß sie, auch ohne funktionierendes Gehirn, körperlich sehr »gesund« ist. So überwindet sie die Lungen- und Blasenentzündung auch problemlos.

Grundlagen zum Verständnis geistiger Realitäten

Es ist einleuchtend und verständlich, die uns umgebenden Lebensbereiche in Einzelwissenschaften zu gliedern. Dabei zeigt sich ein Aufbau von »unten« nach »oben«, d.h. es gibt eine Chemie, auf dieser gründet die Biologie, wiederum darauf die Zoologie und schließlich haben wir die Psychologie/Philosophie.

Diese vernünftige Struktur ergibt sich aus der zu beobachtenden Tatsache, daß die Evolution nacheinander diese »Lebensbereiche« erschlossen hat. Es entstand zuerst die Erde, dann die Pflanzenvegetation, daraufhin das Tierreich und erst als letzte Entwicklung das Menschsein. Auffallend dabei ist, daß der evolutionäre »Aufstieg« der Lebensbereiche von einer Zunahme der Organdifferenzierung und damit verbunden der Bewußtseinsentwicklung begleitet ist. An einem toten chemischen Stoff nehmen wir kein Eigenbewußtsein wahr, an der Pflanzenwelt erleben wir vegetatives Wachstum ohne direkte seelische Äußerung, ein Tier zeichnet sich durch aktive Bewegungen und ein Seelenleben aus, denn es äußert Schmerz und Freude, Sympathie und Antipathie. Der Mensch schließlich ist zudem mit der Fähigkeit ausgestattet, über ein reflektives, selbstbeobachtendes Bewußtsein zu verfügen, das es ihm ermöglicht, frei zu denken. Man kann sagen, daß die Entwicklung von einem Zentrum mit »verdichteten«, also rein physikalischen Eigenschaften zu einer Peripherie hinstrebt, deren materielle Qualität immer »dünner«, d.h. immer geistiger wird. Vorausgesetzt, man sieht in der Zunahme von seelisch-intellektuellen Eigenschaften etwas Geistiges.

Auch in der Geisteswissenschaft wird der übersinnliche Raum in einer vergleichbaren Weise gegliedert. Hier schließt sich an die unbelebte Welt der Materie mit ihren konstanten Gesetzmäßigkeiten, welche durch die klassische Physik beschrieben werden, die erste übersinnliche Stufe an. Sie wird in der esotherischen Schule als Ätherwelt oder Lebenskräftewelt beschrieben, weil in ihr die Ursachen für die »vitalen Wachstumskräfte« zu finden sind, vergleichbar der Pflanzenwelt. Als übersinnliche Kräfte bleiben sie den »normalen« Sinnestätigkeiten verborgen, aber ihre Wirkungen sind zu erleben: Sie sind der Antrieb aller physiologisch-biologischen Prozesse bei Mensch, Tier und Pflanze. Ziehen sich die Bildekräfte aus einem belebten Körper zurück, so stirbt er. In den praktizierten Übungen zum Beispiel von Tai Chi und Eurythmie wird diese Kräfteebene im Menschen angesprochen, um sie dem Bewußtsein zugänglich zu machen und zu stärken.

Die darauffolgende höhere Ebene im übersinnlichen Raum wird mit dem Begriff »Seelenwelt« oder »Astralwelt« bezeichnet. Die Kräfte, die von hier aus wirken, begaben ein Lebewesen mit seelischen Kräften. Ausdruck davon sind auf körperlicher Ebene das Blut, das Muskelgewebe, verschiedene Organbildungen und das Nervensystem, weil durch dieses die Selbstwahrnehmung erst möglich ist. Zu den seelischen Äußerungen gehören die Fähigkeit zu aktiver Bewegung, Empfinden von Sympathie und Antipathie sowie Lust und Schmerz.

In der daran nach »oben« anschließenden, noch feineren geistigen Ebene, ist das ICH-Bewußtsein des Menschen beheimatet. Von hier aus fließen die Kräfte ein, die ihn zu einem individuellen, mit freiem Denken begabten und potentiell aus Vernunft handelnden Wesen machen.

Die Wirksamkeit dieser Kräfteebenen ist nur dann in ihrem vollen Ausdruck erlebbar, wenn der Mensch bei wachem Verstand ist. Befindet er sich im Schlaf oder ist er sogar im Koma, dann erleben wir nur das Vorhandensein der vegetativen Lebenskräfte an ihm. Bei Irmtraut ist von der Anwesenheit eines wachen Verstandes ebensowenig zu erleben wie von aktiven Seelenregungen.

Während also auf rein physischer Ebene meine Frau in der Sana-Klinik Offenbach auf der Intensivstation 2A im Bett liegt und dort für jeden Menschen sichtbar anwesend ist, befinden sich, besonders in der Zeit des Komas, Anteile ihrer übersinnlichen Existenz in anderen, geistigen Räumen.

In zwei dieser Räume, den ätherischen sowie den astralischen, konnte ich mich hineinbegeben und hatte »Zutritt«. Es ist im Kapitel »Der Behandlungsprozeß« beschrieben.

Der Begriff »Zutritt« meint dabei, daß der menschliche Geist von den Wesen der übersinnlichen Welt die »Zustimmung« erhält, über diese Schwellen treten zu dürfen. Wird eine solche Zustimmung verwehrt, bleiben die Räume verschlossen.

Die Beobachtungen, Erfahrungen und Erlebnisse, die in den Kapiteln »Der blaue Raum 1« sowie »Der blaue Raum 2« beschrieben werden, entstammen den übersinnlichen Wahrnehmungen innerhalb der ätherischen und astralischen Sphäre.

Der Behandlungsprozeß

Bei meiner Frau sehe ich mich dazu veranlaßt, eine Behandlungsweise anzuwenden, derer ich mich vorher noch nie bedient hatte. Es handelt sich um eine Therapietechnik, die ich als »mentale Osteopathie« bezeichnen möchte und die meines Wissens als Methodik so noch nicht beschrieben ist. Der Impuls zu einer derartigen Behandlung ist aus Not und Hilflosigkeit geboren.

Weil es bedingt durch die strikten Corona-Beschränkungen keine Möglichkeit gibt, in einer direkten Anwesenheit therapeutisch auf Irmtrauts Krankheitsgeschehen einwirken zu können, entschließe ich mich zu dem Versuch, dieses auf rein mentaler Grundlage anzustreben.

Es ist der bisherige Gipfelpunkt meines inzwischen vierunddreißig Jahre währenden therapeutischen Wirkens in eigener Praxis. Meine Kollegin Jasna, wir haben unsere Praxen nebeneinander, formuliert es folgendermaßen: »Jens, ich habe den Eindruck, als ob alle Deine Fähigkeiten, die Du in den Jahren erworben hast, in diesem Moment zusammenfließen.«

Jede Behandlung, die ich an meiner geliebten Frau unternehme, jeweils eine morgens gegen 7.00 Uhr und eine abends gegen 20.00 Uhr, insgesamt achtzig zusammen, dauert etwa eine Stunde. Sie gliedert sich in drei Schritte, wobei die ersten beiden der Vorbereitung dienen, der letzte Schritt stellt die eigentliche Behandlung dar.

Solch ein schrittweises Vorgehen ist Grundlage jeder gewissenhaften Arbeit, sei es bei einer chirurgischen Aufgabe im OP, sei es beim Kochen eines Menüs in der Gastronomie oder bei der Zerlegung eines Motors in einer Mechanikerwerkstatt: Man sammelt seinen Verstand, räumt den »Arbeitsplatz« auf, bereitet sich gedanklich vor und beruft die nötigen Assistenten ein. Erst dann geht es los. Wer sich nicht daran hält, produziert Pfusch.

Im Folgenden gehe ich kurz auf die ersten zwei Schritte ein und erläutere diese, bevor ich ausführlicher den eigentlichen Behandlungsvorgang beschreibe.

Schritt 1: Die Meditation

Die Meditation dient dazu, mich von den Situationen des Alltages zu lösen, mehr emotionale Distanz zu belastenden Erlebnissen herzustellen und Ruhe in mir selbst zu finden. Mithilfe von Affirmationen erarbeite ich eine geistige Verfassung, deren Seelenqualitäten für das Bestehen im Alltag ebenso benötigt werden wie für die bevorstehende Behandlungsarbeit selbst. Der Meditationsablauf gestaltet sich immer gleich, er wird im Folgenden beschrieben und kann gerne in seiner wirksamen Kraft durch Anwendung vom Leser persönlich mitvollzogen und geprüft werden.

Ich trage Ruhe in mir, ich trage in mir selbst die Kräfte, die mich stärken.
Ruhe und Kraft durchströmen meinen Leib.
Ruhe und Kraft in allen meinen Körperzellen.
Ruhe und Kraft in meinen Füßen, in meinen Beinen, in meinem Bauch.
Ruhe und Kraft in Brust und Herz, Armen und Händen.
Ruhe und Kraft in allen meinen Gedanken.
Zuversicht durchströmt meinen Leib.
Zuversicht in allen meinen Zellen.
Zuversicht in meinen Füßen, meinen Beinen, meinem Bauch.
Zuversicht in Brust und Herz, Armen und Händen.
Zuversicht in allen meinen Gedanken.
Vertrauen durchströmt meinen Leib.
Vertrauen in allen meinen Zellen.
Vertrauen in meinen Füßen, meinen Beinen, meinem Bauch.
Vertrauen in Brust und Herz, Armen und Händen.
Vertrauen in allen meinen Gedanken.

In derselben Art und Weise verinnerliche ich die Worte »Gelassenheit«, »Freude«, »Demut«, wobei ich mich stets mit der »Liebe« zum Abschluß verbinde, weil »Liebe« die geistig höchste Kraft darstellt.

Durch diese zentrierende Meditation befinde ich mich schließlich in einem Raum der seelischen Ruhe und Stille, der rein und klar ist. Im Anschluß gehe ich zum zweiten Schritt über.

Schritt 2: Das Gebet

In meinem Gebet wende ich mich an den Christus sowie an die Kraft des Erzengels Michael. Auf den Inhalt meiner Worte und die stattgefundenen Begegnungen möchte ich in diesem Zusammenhang nicht näher eingehen. Denn das Gebet stellt die tiefste und persönlichste Berührung des Menschen mit der göttlichen Welt dar und findet im Herzen statt.

Ich kann aber soweit mitteilen, daß ich mich in tiefster Herzenstiefe an den Christus gewandt habe, mit der innigsten Bitte, mir meine Königin des Herzens nicht zu entreißen, weil sonst der König selbst in den Abgrund stürzen würde und ihm dann die Kraft seiner therapeutischen Behandlungen zum Wohle der Menschen genommen würde. Ich bitte die geistige Welt um die bestmögliche

Heilung bei meiner Frau. Meine seelische Haltung bei dem Gebet ist einerseits erfüllt von der tiefen Liebe, die ich zu ihr empfinde sowie andererseits erfüllt von Ehrgefühl, Achtung und Demut gegenüber der Güte, der Weisheit und der Größe unserer geistigen Welt. Zum Abschluß des Gebetes bitte ich den Christus und den Erzengel Michael darum, meinen Behandlungen beizuwohnen und diesen ihren Segen zukommen zu lassen.

Nach dem Gebet mit der Bitte um geistige Begleitung beginne ich mit der übersinnlichen Heilbehandlung.

Schritt 3: Geistige Behandlung mittels mentaler Osteopathie

Der Begriff Osteopathie ist etwas irreführend, denn er suggeriert, daß man unmittelbar an den Knochen tätig ist. (Osteon = Knochen, Pathos = Krankheit, Leid) Das ist aber nicht der Fall. Bei der Osteopathie handelt es sich vielmehr um eine Methode, bei welcher Muskelfaszien, Sehnen, Bänder, Kapseln und Bindegewebe auf sehr feine Weise getastet, berührt, gedehnt oder durch Druck so behandelt werden, daß Einfluß auf Schmerzen und gestörte Funktionsmuster des Körpers genommen werden kann. Diese sehr behutsame Behandlungstechnik macht sich die Tatsache zunutze, daß über unser Bindegewebe quasi alle Körperbereiche miteinander verbunden und vernetzt sind. Es ist vergleichbar einem uns umspannenden großen Kommunikationssystem, auf welchem der Körper feinste Reize von einem Organ auf andere übertragen kann. Daher ist es möglich, bei Störungen von Organen über das Behandeln des Bindegewebes harmonisierenden Einfluss zu nehmen.

Ein Osteopath kann mit einem guten Violinisten verglichen werden, der die Saiten und das Wesen des Violinenkorpus in seiner Schwingungsfähigkeit intuitiv exakt wahrnimmt. Der Spürsinn geht dabei weit über die »normale« Wahrnehmungsfähigkeit hinaus. Auf diese Weise ist es ihm möglich, sehr feinsinnig mit seinem Instrument zu interagieren und ihm Töne zu entlocken, welche exakt und präzise an die äußerste Grenze der Hörbarkeit reichen. Das alles, ohne den Bogen zu überspannen. Stellen wir uns den menschlichen Leib als eine solche Violine vor und den Osteopathen als dessen Spieler, bekommen wir eine Ahnung, wie tief und effizient eine osteopathische Behandlung sein kann.

Meine osteopathische Methodik hat sich im Laufe von 14 Jahren fortwährend weiterentwickelt. Um beispielsweise bei Patienten exaktere Diagnosen bezüglich deren Organe stellen zu können, befaßte ich mich intensiv mit den anatomischen Gegebenheiten in Lehrbüchern. So wie ein Chirurg Schnittführungen anhand der Anatomie studiert und anschließend ausprobiert, suche ich nach »Bindegewebestraßen«, auf denen ich mit Hilfe der Osteopathie zu den anvisierten Organstellen gelangen kann, um hier eine entsprechende diagnostische Aussage treffen zu können.

Nun arbeite ich bei dieser Tätigkeit nicht nur mit meiner »physischen Hand«, die sozusagen irgendwo auf der Körperoberfläche aufliegt, sondern ich lasse aus dieser meine »übersinnliche Hand«, d. h. den ätherischen und astralischen Anteil, herausfließen. Da diese »übersinnliche Hand« keine physische Begrenzung hat, kann sie ohne Widerstand durch physische Organe oder physisch anatomische Gegebenheiten gleiten und aufgrund einer übersinnlichen Methodik »Tastbefunde« liefern.

Die Ergebnisse, die ich auf diese Weise bisher an Patienten erhob, ließen sich stets durch medizinisch-wissenschaftliche Untersuchungen, wie zum Beispiel Ultraschall, Röntgen oder MRT verifizieren. Das gab mir mit der Zeit die Sicherheit, mich mit innerer Gewißheit auf die Korrektheit meiner Wahrnehmungen zu verlassen.

Im Krankheitsfalle von Irmtraut versuche ich jetzt einen weiteren Durchbruch meiner osteopathischen Methode zu wagen. Weil sie nicht direkt anwesend sein kann, muß ich ohne ihre Präsenz eine Möglichkeit finden, an ihre Körperprozesse heranzutreten. Das erste Mal in meinem Leben versuche ich Osteopathie auf rein geistigem Wege, das heißt im Sinne einer »mentalen Osteopathie« anzuwenden.

Ein altbekannter Therapeutenspruch lautet: »Wer heilt, hat recht«. Ich darf davon ausgehen, daß die achtzig Therapiesitzungen, die ich an vierzig Tagen jeweils morgens und abends an meiner Frau vollziehe, nicht ohne Wirkung geblieben sein können.

Durch die Meditation und durch das Gebet bin ich bereits in einem mental erhöhten Zustand, den ich, um behandeln zu können, weiterhin steigern muß. Dieses geschieht durch eine willentlich herbeigeführte und ins Extreme gesteigerte Konzentration, die mir erlaubt, mich über mein physisches Nervensystem oberhalb des Kopf »herauszuheben«. Anschließend kann ich ohne meinen physischen Körper mit meinem Energie- bzw. Astralleib in einen Schwebezustand übergehen und somit im geistigen Raum frei beweglich sein. Mithilfe dieser Beweglichkeit ist es nun möglich, zu Irmtrauts Äther- und Astralleib im geistigen Raum zu gelangen, deren körperlicher Anteil in Offenbach liegt.

Diesen Raum darf man sich nicht irgendwo an einer definierten geografischen Stelle wie im Offenbacher Sana-Klinikum vorstellen. Der geistige Raum ist überall unmittelbar anwesend. Sobald ich Irmtrauts Energiekörper aufgefunden habe, kann ich mit meinem Astralleib zu ihr hinschweben. Am Anfang erweist sich das als recht schwierig, weil ich in der »Navigation« bezüglich der »Feinmotorik« meines eigenen Astralleibes in der übersinnlichen Welt noch etwas ungeschickt bin. Nach wenigen Tagen gelingt das aber immer besser. So kann ich meinen Astralleib mit ihrem schließlich voll zur Deckung bringen: Zwei Herzen verbinden sich zu einem Herzen, zwei Willen verschmelzen zu einem Willen, aus zwei Schicksalswegen wird einer. Indem ich energetisch meinen Astralkörper in Irmtrauts eintauchen lasse, können alle ihre Zellen die Kräfte auftanken, die sie brauchen, um zur bestmöglichen Gesundheit zu finden. Die dazu notwendigen Energien werden nicht meinem Körper entzogen, sondern mein Energiekörper dient dazu, diese Kräfte aus dem Kosmos zu sammeln und auf ihren Körper zu übertragen.

Weiterhin kann ich mein Gehirn so mit ihrem zur Deckung bringen, daß die gesunde und unbeschadete Information von meinem Nervensystem auf ihre Nervenzellen übertragen werden kann. Bei einer der Behandlungen erlebe ich unerwartet die Bewußtlosigkeit, in der sich Irmtraut befindet. Anscheinend bin ich zu nahe in ihr Nervensystem geraten, jedenfalls erlebe ich eine absolute Schwärze. Es ist, als sei ich in einem lichtlosen Raum, dessen Wände durch Ruß schwärzer als schwarz sind. Hier ist das »Nichts«, es gibt vor Dunkelheit kein Bewußtsein. Eine erschreckende Erfahrung für mich, die auch beängstigt. Das ist der Zustand in ihrem Koma ...

Der nächste Schritt wendet die mentale Osteopathie als Technik an, um Einfluß auf die Blutungsfolgen im Gehirn zu nehmen.

Zunächst werden die Flüssigkeitsströmungen des »Craniosacralen Systems« überprüft. Das umfasst die Wahrnehmung des Rhythmus in den Liquorräumen von Gehirn und Rückenmark: Zuerst untersuche ich die vier Ventrikel und den Subarachnoidalraum vom Gehirn, danach die Flüssigkeitsrhythmen im Rückenmarkskanal bis zum Os sacrum (= Kreuzbein).

Das Kriterium ist, ob überall ein freies, rhythmisches Strömen mit einem gesunden physiologischen Bewegungsmuster festzustellen ist. Meistens ist dem so. Wenn nicht, dann dynamisiere ich mit meinen energetischen Händen die Flüssigkeitsengpässe so lange, bis die Störung aufgehoben ist.

Im Anschluß untersuche ich die Durchlässigkeit der Gefäße und kontrolliere die Gefäßwandspannungen, beginnend mit den Halsschlagadern von Arteria carotis interna und externa, (jeweils rechts und links) sowie der beiden Vertebralarterien. Anschließend den Circulus arteriosus willisii, der innerhalb des Schädels an der Schädelbasis liegt. Danach folgen die davon abzweigenden gehirnversorgenden Gefäße arteria cerebri anterior, arteria cerebri media und arteria cerebri posterior, jeweils rechts und links. Ich kontrolliere die Durchblutungsdynamiken, harmonisiere die Strömungen und dynamisiere die Blutkräfte an dem Ort des Infarktes so, daß es zu stärkerer Heilungskraft kommt.

Als Nächstes widme ich mich der Reinigung der Hirnhäute von den Folgen der starken Einblutung. Mithilfe der übersinnlich wirksamen Hände werden die Blutreste aus dem gesamten Subarachnoidalraum, den Liquorinnenräumen sowie der Schädelbasis herausgestrichen und aus dem Gehirnraum entfernt.

Natürlich kann das die physischen Blutreste nicht direkt beseitigen. Aber jedes physische Geschehen hat im Geistigen sein Korrelat und hinterlässt dort seine Abdrücke und Spuren.

Folgendes Beispiel möge das verständlich machen: Verbrenne ich in einem Ofen große Mengen an Holz, so bleibt am Ende eigentlich nichts mehr übrig außer der Asche. Diese ist annähernd gewichtslos, sie ist wie Staub und steht in kaum einem Verhältnis mehr zum Gewicht und zum Volumen der Holzmenge, die ursprünglich verbrannt wurde. Dennoch muß diese Asche aus einem Ofen entfernt werden, wenn der Ofen den Verbrennungsprozeß des Holzes ordentlich betreiben soll. Wird die Asche nicht entfernt, kommt es zu einer schlechten Verbrennung, es gibt einen Verbrennungsstau, der Ofen verrußt, er verschlackt. Das restliche Holz kann schließlich nicht mehr ordentlich unter Sauerstoffzufuhr verbrannt werden.

Bei der massiven Einblutung in das Gehirnorgan, wie es im Falle meiner Frau stattgefunden hat, haben wir es mit Geschehnissen und Phänomenen auf verschiedenen Ebenen zu tun: Eine betrifft die uns bekannte medizinisch-physikalische Reaktion, bei der das Blut von Körperzellen abgebaut wird, infolge dessen verschiedene biochemische Stoffwechselprodukte entstehen, die das Gehirnorgan nachhaltig massiv schädigen.

Auf der anderen Ebene ist dieser Vorgang von einem geistigen Prozess begleitet, bei dem durch den physischen Abbau des Blutes »geistige Schlacken« entstehen. Diese behindern, wenn sie nicht entsprechend schnell beseitigt werden, den zügigen und gesunden Abbau des Blutes. Diese Schlacken habe ich in jeder Sitzung »herausgefegt«, sammele sie in meinen Händen und übergebe den Inhalt anschließend einem mir zur Seite stehenden Engelwesen, das dafür eine Schale zur Verfügung stellt. In diese entleere ich den Inhalt meiner Hände, der Engel kippt dann die Schale um, und ihr Inhalt fällt wie in einen Schornstein hinab. Im »Herabregnen« der Schlacke leuchten dabei Funken auf, anfangs sind sie rötlich, später grünlich und zuletzt bläulich. In den ersten Tagen sind die Hände jedes Mal voll mit »Blutschlacken«. Nach etwa einer Woche wird es deutlich weniger, gegen Ende der zweiten Woche scheint alles im Kopf wie »ausgefegt« zu sein. Das korreliert auch mit den CT-Befunden der neurochirurgischen Radiologie in dieser Zeit, die zum Erstaunen der Ärzte keine wesentlichen Blutungsreste mehr nachweisen können. Normalerweise benötigt der Abbau einer solchen Blutmasse im Gehirn laut der Radiologen zweieinhalb bis drei Monate!

Es gibt Menschen, die verständlicherweise der Auffassung sind, eine Behandlungsweise dieser Art könne unmöglich Wirkung zeigen, da der Therapeut nicht unmittelbar anwesend ist. Es sei Hokuspokus.

Nun, als Entgegnung darauf können als Beispiele folgende Vergleiche genannt werden. In der medizinischen Chirurgie gibt es inzwischen computerassistierte Operationsverfahren, bei denen der Operateur räumlich entfernt nur noch am Bildschirm arbeitet. Den Steuerimpuls zur Betätigung des Operationsroboters gibt er mit elektrisch-digitalen Steuersignalen an die Maschine weiter, die diese Bewegungsinformationen dann in maximaler Präzision am Patienten ausführt.

Der Irak-Krieg war die erste militärische Auseinandersetzung, in der von den USA Bombenangriffe durch »Drohnen«, also unbemannte Flugzeuge, geflogen wurden. Die »Piloten« saßen mehrere tausend Kilometer entfernt in einem Büroraum in der US-Basis Ramstein und steuerten den Kampfflugkörper per Funkverbindung.

Im normalen Alltag ist man inzwischen in der Lage, im Rahmen eines »Smart Home«, ferngesteuert die Heizung seiner Wohnung zu regulieren, Beleuchtungen an- und auszuschalten etc.

Diesen sehr unterschiedlichen Beispielen unserer modernen Welt ist eines gemeinsam: Der »Verursacher« einer Handlung muß sich nicht zwangsläufig am selben Ort befinden. In allen Fällen liegt ein unsichtbares, »geistiges Medium« zwischen »Verursachung« und »Wirkung«, wobei die körperlichen Bewegungsimpulse in elektrische Signale umgewandelt werden. Diese liegen somit jetzt nicht mehr im sinnlich-sichtbaren Bereich, sondern werden »übersinnlich« in einen energetischen Impuls transformiert. Dieser wird anschließend wieder zurückverwandelt in einen Wirkungseffekt, den wir sinnlich-sichtbar beobachten können.

Noch vor einhundert Jahren wären uns solche »Visionen« als reine Phantasterei erschienen, heute sind sie allgemein anerkannte Realität.

Auch meine Behandlung mit der »mentalen Osteopathie« entspringt einer »realen« Tätigkeit, welche mit Hilfe eines »übersinnlichen« Mediums an einen Ort vermittelt wird, an welchem ich physisch nicht anwesend bin, an dem dann aber die Wirkung zu beobachten ist.

Sollte jemand mit diesem Erklärungsversuch immer noch Probleme bezüglich der Anerkennung solcher Kräftewirkungen haben, möchte ich dieser Person sehr empfehlen, sich mit der Quantenphysik zu befassen. Sie ist eine Wissenschaftsrichtung, die alle materialistisch begründeten Vorstellungen auf den Kopf stellen kann und sehr geeignet ist, unser Denken aus der Vorstellungsstarre zu befreien, an der unsere einseitig materialistisch geprägte Kultur leidet.

Die wissenschaftlichen Hypothesen der Quantenphysik unterstützen meine Ausführungen. Der Kernpunkt ihrer Erkenntnis ist: Alles besteht aus Energie und ist als solche mit allem übrigen verbunden und in stetiger Interaktion.

Sollte jemand auch den Gedankeninhalt der Quantenphysik für »total verrückt und ausgeschlossen« halten, dann wäre der folgende Schritt die einzige und richtige Konsequenz: Das Abschaffen von Smartphone und Computer, weg von modernen Fernsehbildschirmen und zurück in die 1950er Jahre, in eine Welt von Elektrokabeln und Schaltrelais. Denn die Entwicklung unserer modernen elektronischen Geräte basiert ausnahmslos auf ihren Gedanken und Erkenntnissen.

Der blaue Raum 1

Dieses Kapitel sowie »Der blaue Raum 2« sind ausschließlich den Begegnungen und Erfahrungen gewidmet, die ich mit meiner geliebten Frau gemeinsam in einer übersinnlichen Dimension erlebt habe. Die Grundlagen zum Verständnis der Existenz dieser Dimension wurde versucht, im vorigen Kapitel darzustellen.

Etwa 14 Tage lang ist es möglich, Irmtrauts Geist-Seelen-Leib entweder bei der Reise durch die geistige Welt zu beobachten oder aber diesem direkt in einer unvorstellbaren Nähe zu begegnen. Es handelt sich dabei um den Zeitraum auf der Intensivstation der Neurochirurgie, wo sie im künstlichen Koma liegt sowie wenige Tage danach, in denen sie noch medikamentös sediert wird und sich in einem halb schlafenden, halb wachenden Zustand befindet. Um die Begegnung zu ermöglichen, muß ich ihren Raum aufsuchen, sie kann umgekehrt nicht zu mir.

In diesem »blauen Raum« lebt das geistig-seelische Selbst von Irmtraut, während ihr Leib von Ärzten und Pflegern, Maschinen und Medikamenten am Leben erhalten wird.

Der Begriff »blauer Raum« beschreibt korrekt die rein geistige Wahrnehmung, die ich dort habe.

Man stelle sich vor, in einem unendlich großen Meer zu schwimmen, sich unter Wasser zu bewegen und um einen herum erscheint alles in einem von Licht durchfluteten Blau. So wie der Ozean dieses unergründliche, unendliche Blau in seinen unterschiedlichsten Farbtönungen hat, so erlebe ich diesen geistigen Raum, in welchem sich die »Frau meines Herzens« befindet und in dem ich ihr begegnen kann. In diesem »geistigen Meer« mit seiner intensiven Färbung existieren nicht Anfang noch Ende, er ist ohne Begrenzung: Es ist der Inbegriff von Unendlichkeit. Dennoch erlebe ich niemals das Gefühl von Verlorensein, von Desorientierung oder gar von Angst um Verlust meines »ICH-Bewußtseins« und damit meiner Integrität. Ich befinde mich hier vielmehr in einem deutlich präsenteren Wachheitszustand als im gewöhnlichen Alltag.

In den »blauen Raum« gelange ich über einen dünnen Faden, der am Hinterkopf von Irmtraut, -dort, wo sich anatomisch die Epiphyse (Zirbeldrüse) befindet- seinen Anfang nimmt und der in das unendliche blaue Meer in Form eines Trichters einmündet.

Die »Eintrittspforte« an der Epiphyse ist wie ein verdichteter »Energieknoten«, vergleichbar der Verengung einer Sanduhr.

Diese Verbindung von Irmtrauts Kopf bis zur Einmündung in den blauen Raum kann man mit einem feinen Strahl, einem dünnen Faden, einem Lichtbogen vergleichen. Der Durchmesser ist extrem klein, aber die Entfernung, die er überbrückt, ist unglaublich groß. Für die Entfernung vom Kopf bis zu diesem blauen Meer kann ich keine Maßeinheit nennen, weil unser irdisches Erfassen von physikalischen Gesetzen im geistigen Raum nicht mehr zutrifft.

Durch diesen Strahl kann ich mich mit meinem Bewußtsein zu ihr in den geistigen Raum tragen lassen, in welchem sich nun ihr leibfreies Selbst, getrennt und losgelöst vom Körper, befindet.

Voraussetzung dazu ist, daß sich der Astral- bzw. Energiekörper meines Gehirns mit dem energetischen Gehirn von Irmtraut (welches den geistigen Teil ihres physischen Gehirns darstellt) so verbindet, daß beide miteinander zur Deckung gebracht werden. Das geschieht dadurch, daß ich mental bei ihr eintauche. So etwas ist möglich, weil es im Bereich des Geistigen keine physische Begrenzung gibt. Hier auf der Erde sind gewisse Überschneidungen nicht möglich, weil jeder physische Körper eine Barriere darstellt: Dort wo ich bin, kann kein anderer stehen, weil ich bereits diesen Platz einnehme. Wenn ich mich aber keines Körpers mehr bediene, weil ich auf der Ebene des Geistes agiere, kann ich in einen anderen Energiekörper »einsteigen«. Es können sich zwei Körper überlappen, weil es quasi kein Hindernis gibt. Diesen Sachverhalt akzeptieren wir schließlich auch bei elektromagnetischen Wellen oder Mikrowellen, welche physische Körper durchdringen.

Innerhalb des Verbindungsstrahls sind zwei verschiedene Dynamiken wirksam: Es existieren sowohl Wellen- als auch Spiralbewegungen. Jede dieser Bewegungen hat sowohl einen »Vertreter« für die Richtung vom Kopf zum blauen Raum hin und zurück vom blauen Raum zurück zum Kopf. Die Dynamik ist unglaublich schnell, man kann in kürzester Zeit scheinbar unendlich große Entfernung zurücklegen. Das Gleiten und Reisen in diesem Strahl, der einen wie ein ultraschneller Fahrstuhl nach »oben« bzw. nach »unten« katapultieren kann, ist begleitet von dem Gefühl sehr starker Elektrizität in meinem Kopf. Sich in diesem Lichtbogen zu befinden, hinterläßt den Eindruck von extremer Helligkeit, hoher Geschwindigkeit, geschüttelt und gewirbelt zu werden.

Bevor ich den Einlaß zum blauen Meer erreiche, erweitert sich der Strahl zunächst zu einem Trichter, in dem die Bewegungsdynamik allmählich zum Ausklang kommt. Im blauen Meer selbst herrscht der Eindruck von Ruhe, Stille und Frieden. Alles ist erfüllt von Klängen, wobei ich nicht sagen würde, daß es sich um

Musik handelt. Es erscheint, als würden viele Klangröhren angeschlagen, die das blaue Meer in einen Klangraum unendlicher Weite verwandeln. Weiterhin ist ein deutliches »Raunen« zu vernehmen, so als befänden wir uns in einer großen Halle, in der viele Menschenwesen leise in Gespräche vertieft sind und miteinander kommunizieren, ohne daß wir den Inhalt verstehen. Vergleichbar einem leise eingestellten Radio, in dem alle möglichen Sender auf einem Kanal verdichtet hörbar sind und wo man weiß: Hier werden Informationen ausgetauscht, die ich aber nicht verstehen kann, weil es mir nicht möglich ist, die Inhalte zu filtern.

Weiterhin gibt es in diesem blauen Raum verschiedene Arten von Bewegungsdynamiken: Zum einen zeigen sich zarte rhythmische Wellen, zum anderen weiche Strudelbewegungen, so wie sie von Quallen im Meer hervorgerufen werden, wenn sich deren gallertiger Körper kontrahiert.

Farbige Elemente erlebe ich hier nicht, außer diesem intensiven Blau in all seinen Nuancen und Schattierungen von hell bis dunkel.

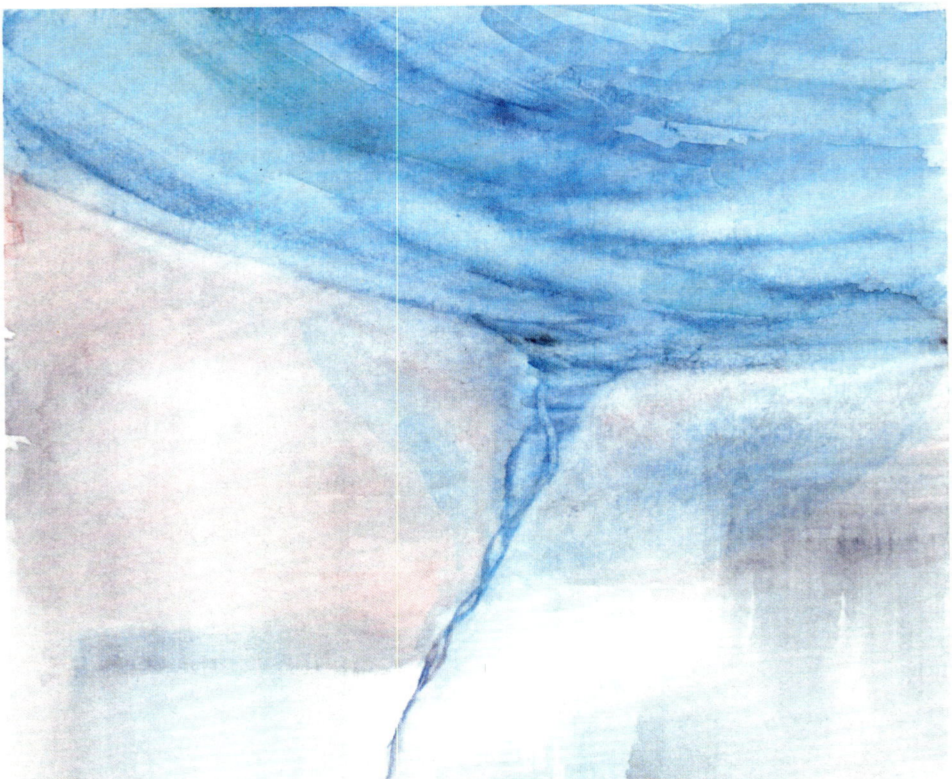

Aquarell 1

Der 1. Tag

Die erste Besuchssituation mit Irmtraut findet an der Grenze zwischen dem Trichter, also der Stelle, an dem der energetische »Faden« eine Erweiterung und Beruhigung erfährt und dem blauen Raum statt. Aus Gründen die ich nicht erklären kann, komme ich bei meinem ersten Besuch noch nicht bis in das blaue Meer hinein. Es ist eine trennende dünne Schicht, vergleichbar einer Zellophanhülle, zwischen Trichter und dem blauen Raum gespannt. Während ich mich auf der Trichterseite befinde, kommt Irmtraut aus der Unendlichkeit des blauen Meeres »herangeschwommen«, auch sie kann diese Membrane nicht durchdringen. Für mich bedeutet es ein Moment großen Glücks und Freude, sie auf der anderen Seite zu sehen. Ich weiß nicht, was sie herbeigerufen hat, aber es scheint, als wurde ich von ihr erwartet. Meine Vermutung ist, es liegt daran, weil in der geistigen Welt alles simultan verläuft. Ein Gedanke ist bereits die Realität, alles ist mit allem verbunden, durchdringt einander. Wir erkennen uns sofort, blicken uns intensiv an. Unsere Handflächen berühren einander an dieser trennenden Membran, so als ob zwei Menschen sich an einer Glasscheibe begegnen und ihre Hände an dieser zueinander zur Deckung kommen. In dem einander Erblicken tauschen wir eine ganz intensive Vertrautheit aus und durch unsere Hände fließt viel Frieden und Liebe zueinander. Nach der beglückenden Erstbegegnung verlassen wir den Begegnungsraum, der »Energiestrahl« katapultiert mich wieder zurück in ihren energetischen Leib, dessen physischer Teil sich in der Offenbacher Klinik befindet.

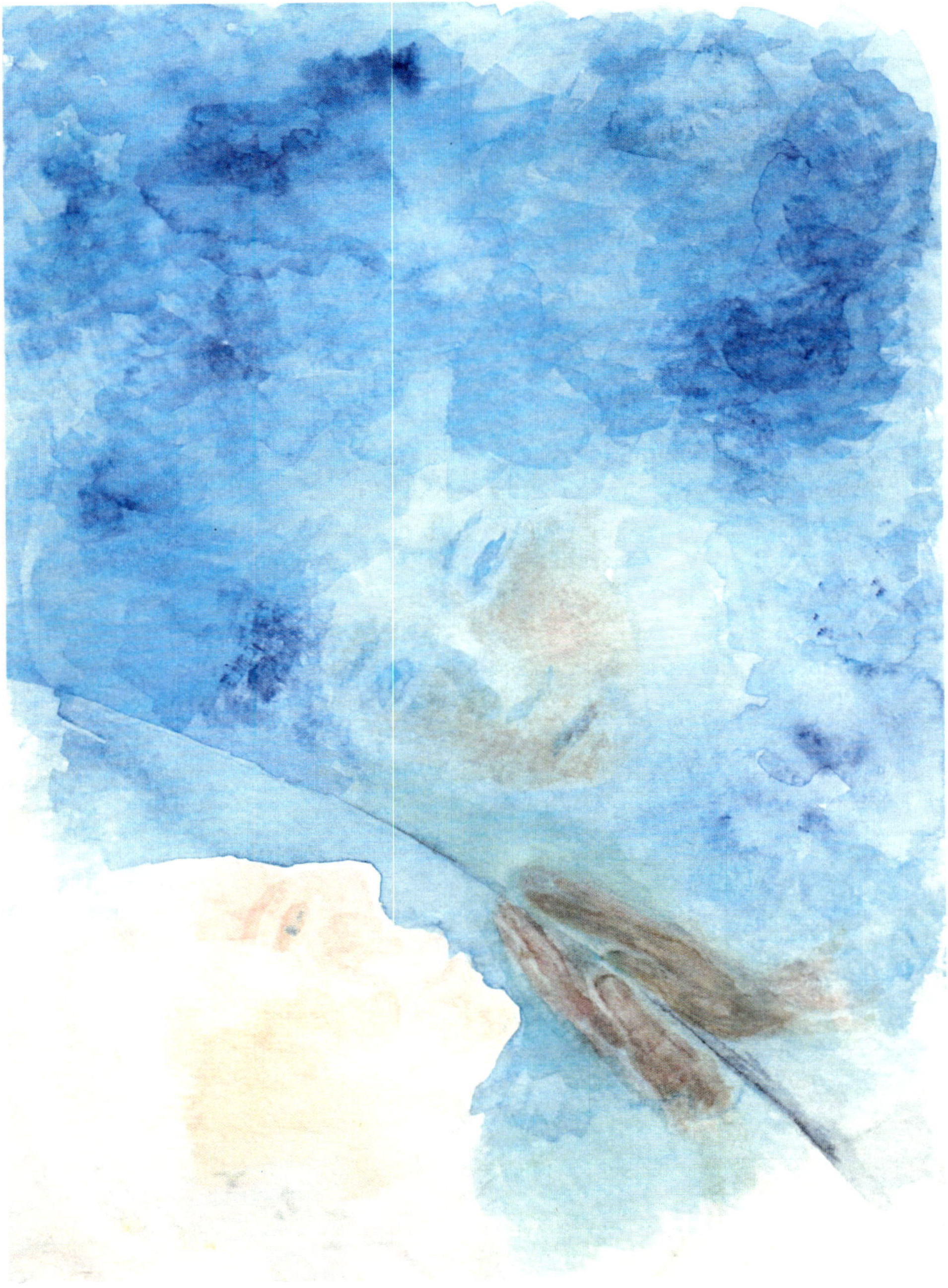

Aquarell 2

Der 2. Tag

Wieder trete ich die Reise zu ihr durch den langen Strahl an und befinde mich am »Trichter«, der Pforte zum blauen Meer. Hier erwarte ich zunächst die trennende Membran, stelle allerdings fest, daß diese Barriere nun nicht mehr vorhanden ist. Wohin und warum sie sich aufgelöst hat, vermag ich nicht zu sagen. Ich kann nun selbst in den Raum des großen blauen Meeres eintreten, besser gesagt: schwimmen. Hier befindet sich alles in einem schwimmenden Zustand, überall schwebt man in einer leibfreien Schwerelosigkeit, vergleichbar einem Astronauten, der in seinem Raumschiff gleitet und mit kleinen Impulsen seine Bewegung schlagartig ändern kann.

Als ich da bin, kommst auch Du ganz schnell herbeigeschwommen. Es wundert und erfreut mich, mit welcher Bewegungsgeschwindigkeit Du auf mich zukommst. In Deinem Schwimmen machst Du wahre Kunststücke: Pirouetten, Loopings, Spiralbewegungen, die Bewegungen Deines »Körpers« sind schnell, präzise und elegant. Es ist pure Freude an der Freiheit der Bewegung und es erinnert mich daran, wie gerne und schön Du im weltlichen Leben zur Musik tanzt und wie bei Dir Bewegungsästhetik und die Originalität des Bekleidungsstils zusammen harmonieren.

Es freut uns so sehr, einander zu sehen. Wir umarmen uns ganz innig, unsere Körper sind in die Länge gestreckt und miteinander zu Einem verwoben. Du nimmst mich mit auf Deine Bewegungsreise, ich folge Dir oder besser gesagt: Der ganze Bewegungsimpuls geht von Dir aus, ich bin lediglich harmonisch mit Dir verbunden. So schwimmen wir durch diesen blauen Raum, beinahe als wären wir Fische. Du erlebst eine so unermessliche Freude in diesem starken Bewegungsdrang, den ich allerdings nicht sehr lange aushalten kann, weil mir unter der Geschwindigkeit die Sinne schwinden. Auch küssen wir uns ganz intensiv und es ist, als berührten sich dabei unsere Herzen ganz unmittelbar. Wir sind untrennbar Eines, ein Energieleib. Es ist eine Intensität, wie man sie auf der Erde vielleicht ganz selten einmal erlebt.

Unser Zusammensein wirkt auf mich zeitlos. Nach der irdischen Zeitrechnung sind es vielleicht zwei Minuten. Für mich ist es nicht möglich, länger in diesem Raum zu verweilen, weil es mental viel Kraft kostet, diesen Konzentrationszustand aufrechtzuerhalten, um in diesem energetischen Raum zu sein.

Unsere irdisch definierte Zeitspanne spielt allerdings auch keine wesentliche Rolle, weil der Moment in der Seele unendlich lange nachklingt. Mir ist auch klar, daß Du zur Zeit in diesem Raum lebst und ich auf die »andere Seite« gehöre.

Deswegen löst sich unsere Verbindung nach einiger Zeit, jeder geht seiner Wege. Anhand des Strahles bewege ich mich wieder herunter in Deinen physisch gebundenen Energiekörper, um mich von dort wieder zurück in meinen Körper zu bewegen.

Der 3. Tag

Ungefähr am dritten Tag verändert sich das Erscheinungsbild: Du lebst immer noch in den Phasen von dynamischer, schneller Bewegung, gleich einem Fisch im Wasser. Dann aber entstehen Zeiträume, in denen Du Dich in einem tiefem Schlaf befindest. Gleich dem Blatt einer Seerose auf einer Wasseroberfläche bist Du in Rückenlage, schlafend, ganz entspannt in dem Wasser des »blauen Raumes« schwebend. Es stellt sich ein Rhythmus von Schlafen und Wachen, von Aktivität und Passivität ein. Im aktiven Zustand erkennst Du mich stets sofort und nimmst mich voll Freude in all Deine Bewegungsaktivitäten mit. Wir können uns vollständig durchdringen, miteinander schwimmen und uns küssen.

Wenn ich Dich bei einem späteren »Besuch« im Schlafzustand erlebe, störe ich allerdings nicht. Das tiefe Schlafen hat etwas Heiliges, und für mich ist spürbar, daß hier nicht eingegriffen werden darf.

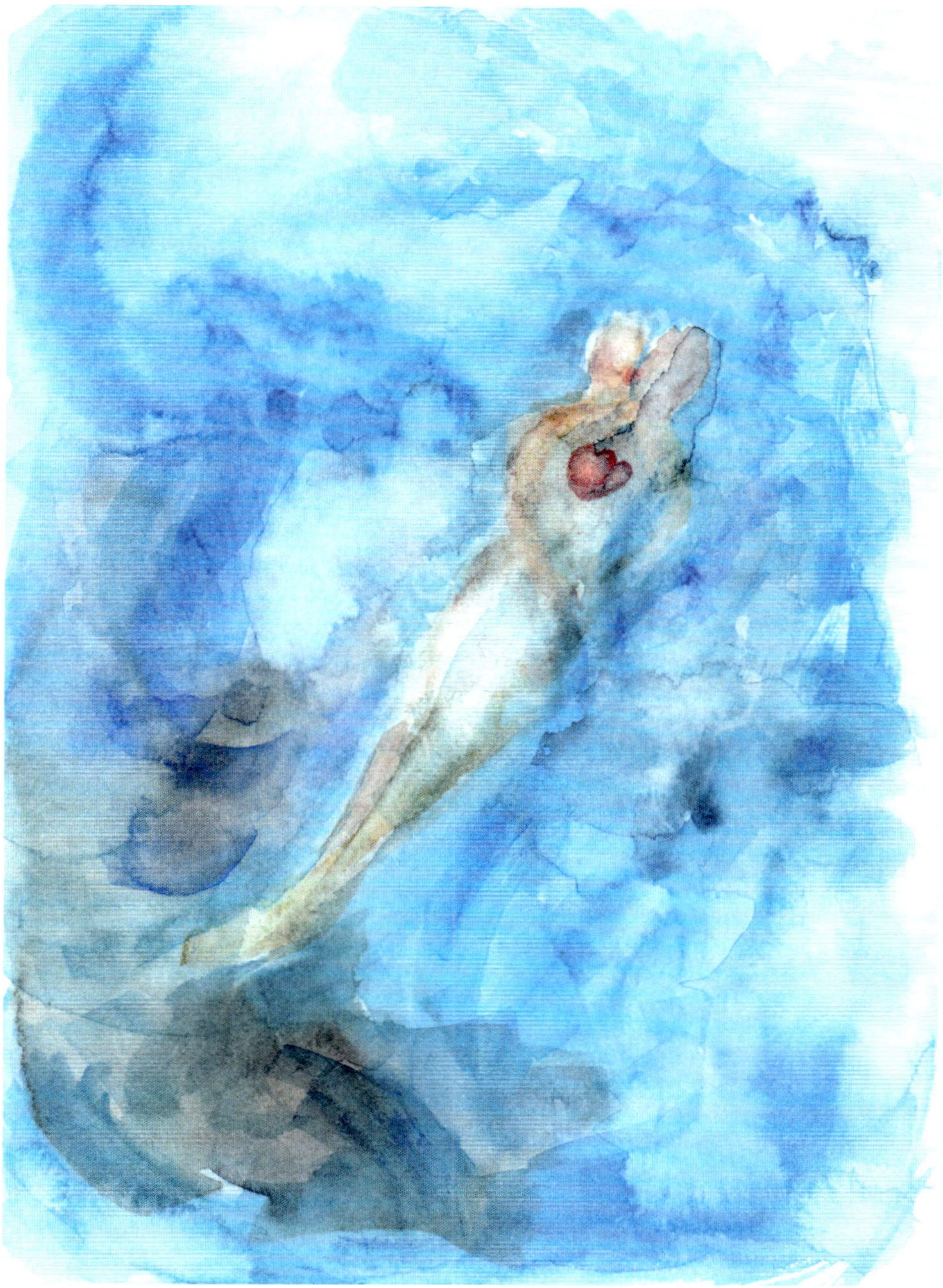

Aquarell 3

Der 4. Tag

Am vierten Tag Deines Komas finde ich einen veränderten geistigen Umraum vor: Es ist nun nicht mehr ausschließlich das »blaue Meer«, in welchem Dein geistiges Selbst lebt, sondern Du schwimmst in Rückenlage auf der »Wasseroberfläche«. Darüber spannt sich ein neuer Raum, eine neue »Atmosphäre«, die den Blick zu einer Sternenwelt freigibt. Diese Sternenwelt ist für mich erlebbar als eine, von der Gestaltungs- und Formkräfte höchster geistiger Qualität ausgehen. Sie betreffen unsere Leibgestaltung, sie wirken auf unsere Seelenentwicklung und sie beeinflussen unser Schicksal. In dem, was wir als Sternenbild physisch sehen und erleben, sind die Wirkungsstätten hoher geistiger Wesenheiten.

Du befindest Dich in einem tiefen Dauerschlaf auf der Wasseroberfläche liegend. Es scheint, als würdest Du in einer Art »geistigem Schlaf« die Sterne betrachten und ihre Kräfte auf Dich einwirken lassen

Dieser Anblick ist wie eine Offenbarung für mich: Die Gestaltung des menschlichen Leibes hängt mit den Bildekräften der Sternenwelt zusammen. (Zum ersten Mal kann ich aus eigener Anschauung verstehen, was Rudolf Steiner, der Begründer der Anthroposophie, mit der Aussage meint: »Der menschliche Leib wird durch Sternenkräfte gebildet«)

Was ich weiter sehr deutlich in Deinem Umraum wahrnehmen kann, sind ganz viele Klänge, Gemurmel, Geprächе. Diese Klänge, dieses Gemurmel, diese Gespräche sind jetzt nicht allgemeiner Natur, sondern betreffen Dich ganz persönlich. Sie haben mit Deiner Beziehung zu den Sternenwesen zu tun, deren »Blick« auf Dich gerichtet ist und deren Fürsorge nur mit Dir zu tun hat. Es ist deutlich wahrnehmbar, wie sehr Du diesen Kräften hingegeben bist und ihre Wirkungen in Dich aufnimmst.

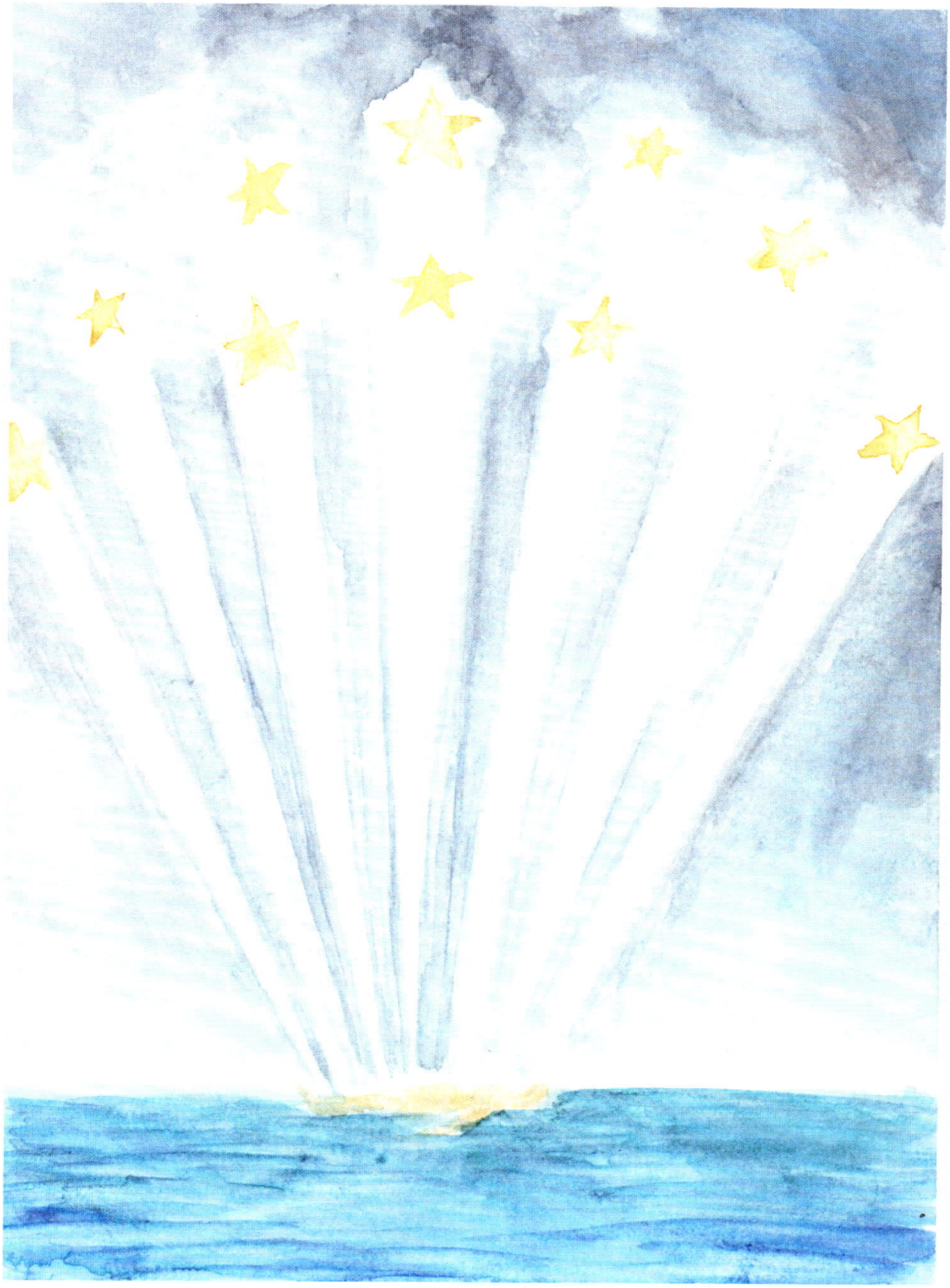

Aquarell 4

Der 5. Tag

Am fünften Tage Deines Komas leitet mich wieder der dünne Energiefaden auf die Reise zu Dir und wieder ist ein neuer Eindruck zu erleben: Der blaue Raum zieht sich zurück, das blaue Meer ist nicht mehr so tief. Seine Unendlichkeit ist begrenzt, so als befinde ich mich an einem Ort geringerer Tiefe, an dem der »Meeresboden« durchscheint und die Brillianz des Blautones durch ein Grau getrübt wird.

Ich bin hier, aber Du bist nicht mehr da. Was ich von Dir erkenne, ist lediglich ein Schatten Deines noch gestern hier befindlichen Energiekörpers. Dieser Schatten befindet sich noch schwebend über dem Wasser. Als ich hoch in den Sternenraum blicke, wird mir bewusst, daß Du nach oben zu den Sternen gegangen bist. Dein Geistwesen hat sich in einen noch viel weiteren Raum entfernt, in den es mir nicht gestattet ist vorzudringen, weil mir dafür die entsprechende Entwicklungsreife meiner Bewußtseinskraft fehlt.

Ich sehe Dich dort oben in Form eines gelb-goldenen »Lichtteppichs« ganz ausgebreitet und weiß, daß Du mit Deinem geistigen Wesen eine Einweihung, eine Belehrung, eine Erfrischung durch hohe geistige Wesen erfährst, die damit zu tun hat, daß Du wieder auf die Erde zurückkommen sollst.

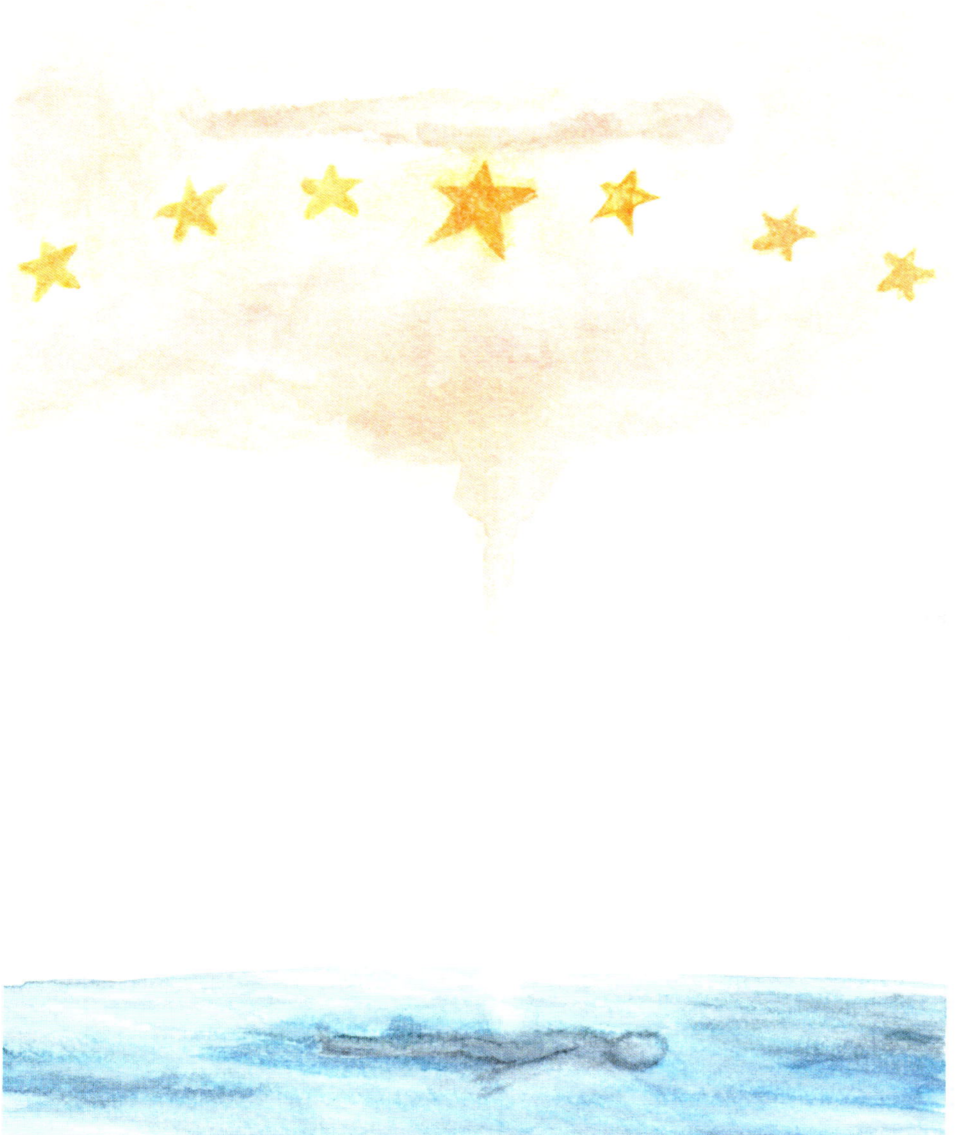

Aquarell 5

Der 6. Tag

Als ich Dich am sechsten Tage Deines Komas besuchen will, trägt mich der Energiefaden wieder in jene Sphäre, die ich anfangs den »Blauen Raum« genannt habe. Diesmal ist jedoch nichts mehr von diesem blauen Raum, angefüllt mit geistigem Wasser, erlebbar. Zu meinem Erstaunen ist hier nun alles trocken und leer, vergleichbar einer steinigen Wüste. Es ist, als sei alles Wasser abgeflossen und hinterlasse nun vertrockneten Meeresboden. Mir ist zunächst unklar, was das zu bedeuten hat, auch ist es mir unheimlich, daß dieses schöne blaue Meer sich vollständig aufgelöst haben soll. Die Anwesenheit dieses Raumes gab mir eine innere Sicherheit, das Gefühl einer geistigen Heimat. Wahrscheinlich auch, weil Du für mich sichtbar warst. Jetzt ist plötzlich alles so anders, weil Dein geistiges Selbst ganz nach oben zu den Sternen gegangen ist. Auch der Schatten Deines Energieleibes ist verschwunden. So wie Du Dich auf einer großen, neuen und unbekannten Reise befindest, so befinde auch ich mich auf einer Reise, deren weiterer Verlauf ungewiß ist. Ich werde warten müssen und Ausschau halten, wie der Weg weitergeht.

Der 7. Tag

Am siebten Tag Deines Komas reise ich wieder in den sogenannten »Blauen Raum«, der, wie gesagt, gestern kein blauer Raum mehr war, sondern einer Wüste glich. Ich beginne, mich in diesem Raum mit seiner unendlichen Weite umzuschauen und versuche zu beobachten, was geschieht. So wie man seine Augen neu anpassen muß, wenn man von einem dunklen Ort an einen hellen bzw. umgekehrt wechselt, so habe ich eine Weile zu warten, bis sich meine geistigen Augen an die neue Gegebenheit anpassen. Schließlich nehme ich, zuerst nur schattenhaft, dann aber immer deutlicher wahr, daß der Raum belebt ist. Es sind mehrere geistige Wesen zu schauen, die etwas erbauen, was einem Schutzwall gleicht. Was dort durch die Tätigkeit dieser Wesen im geistigen Raum errichtet wird, erinnert mich an die Gestaltung von Stonehenge in England. Während diese Wesen dort mit der Errichtung eines Walls oder einer Mauer befaßt sind, wird mir intuitiv klar, daß hier ein abgeschiedener Schutzraum für Deine Neuankunft entsteht.

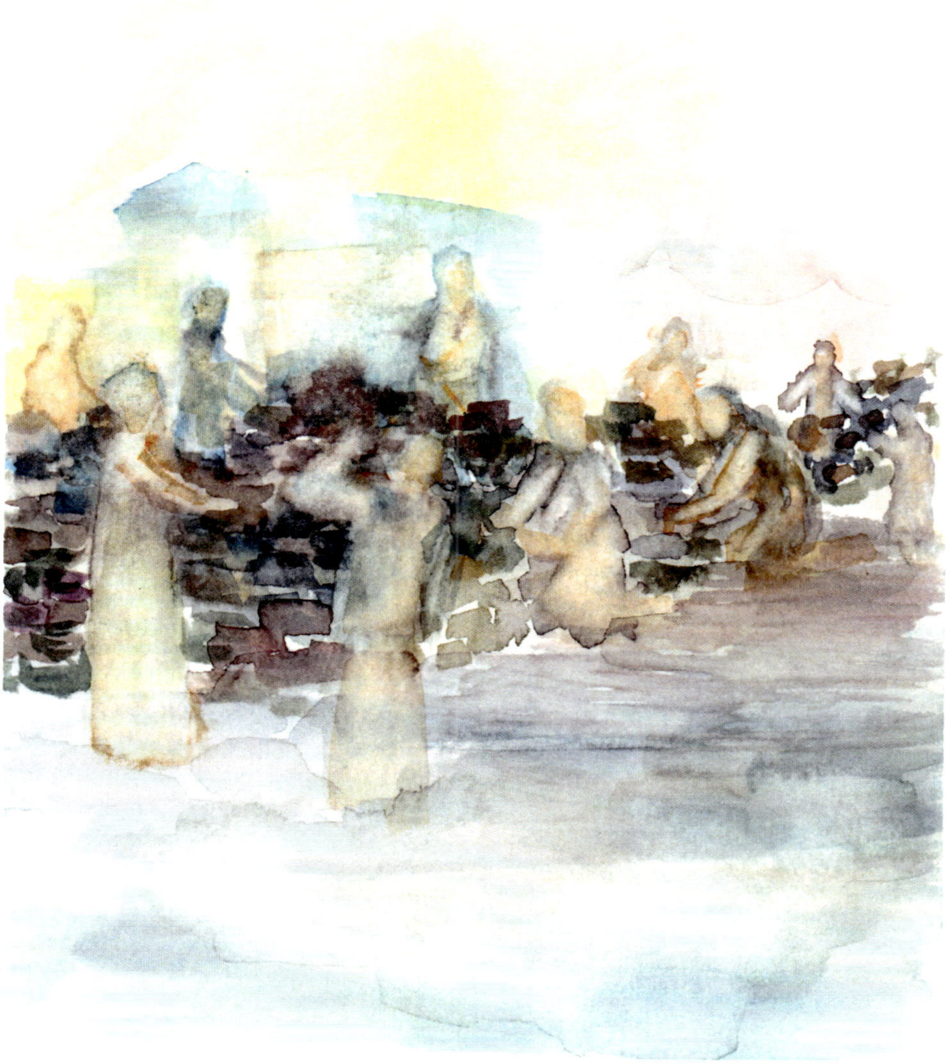

Aquarell 6

Der 8. Tag

Als ich Dich am achten Tage des Komas in diesem geistigen Raum wieder besuche, erlebe ich eine heilige Stimmung. Der von geistigen Wesen »erbaute« Wall umschließt einen Innenraum, innerhalb dessen im Mittelpunkt etwas »steht«, was einem Tisch, einem Altar gleicht. Um die Außenmauern herum reihen sich geistige Wesen. Sie halten Fackeln in de Händen, und es gelingt mir -aus der Entfernung- zwischen den Wesen etwas hindurchzuschauen. Ich erkenne, daß Dein Energieleib in der Mitte auf dem Altartisch aufgebahrt liegt und Du, von der oberen geistigen Welt herunter gekommen, neu empfangen wirst. Deine Ankunft wird gefeiert in stiller Andacht, es ist eine Zeremonie. Der Vorgang, dem ich hier als »Zaungast« beiwohne, ist zutiefst ehrfurchtgebietend.

Im nachherein erinnert es mich an Situationen in Märchen, wie sie z. B. bei Schneewittchen und bei Dornröschen geschildert sind. Hierbei fallen die Protagonisten in einen todesähnlichen Schlaf. Während der Leib scheinbar verstorben ist, wird die Seele in der Sphäre des Geistes neu inspiriert, um mit diesen neuen Fähigkeiten in dem dafür vorbereiteten Leib wieder zum Bewußtsein zu erwachen.

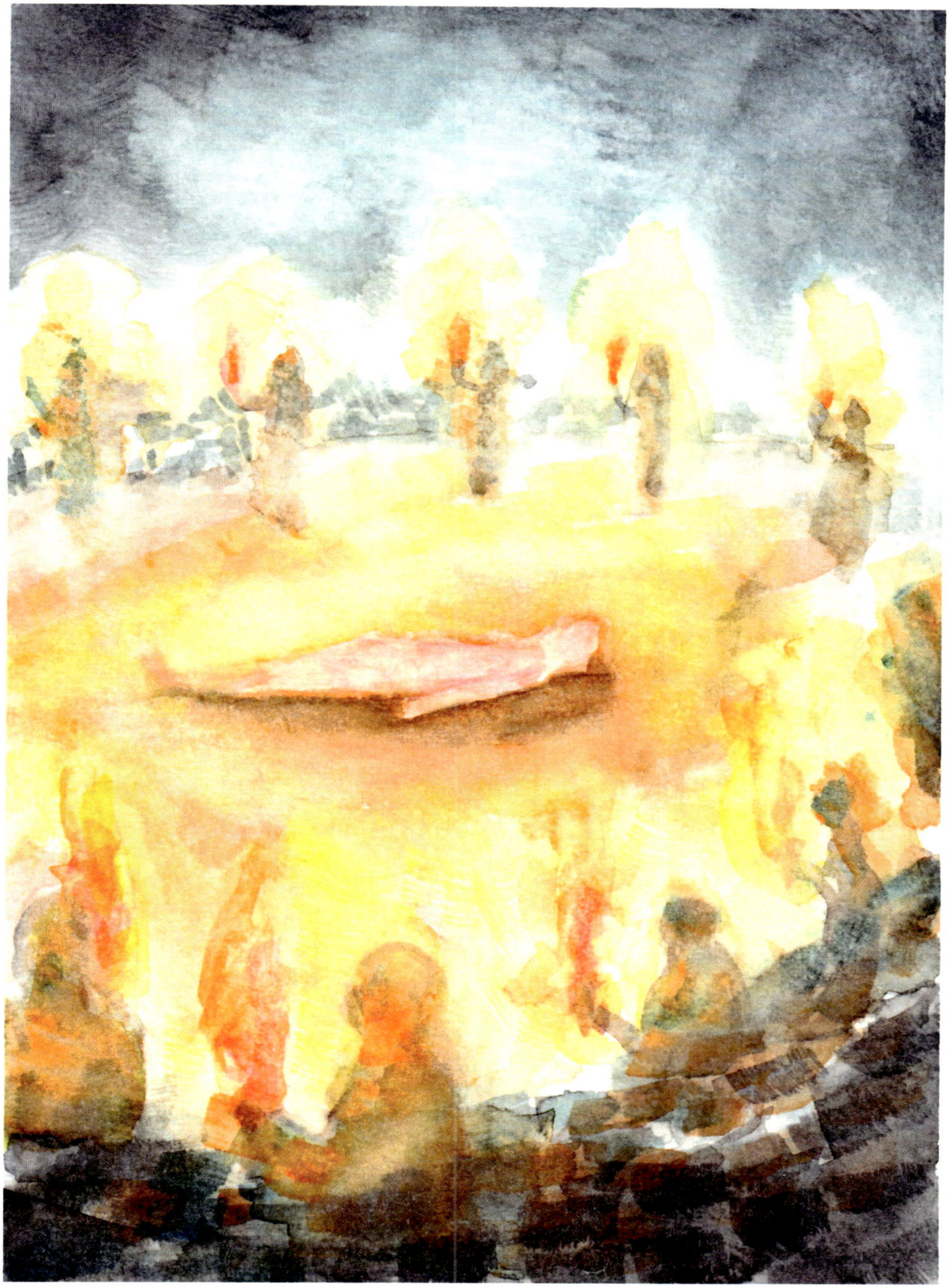

Aquarell 7

Im Koma 2

Am zweiten Sonntag, es ist der zehnte Tag nach der schweren Hirnblutung, besuche ich Dich erneut auf der Intensivstation. Ich habe die Ärzte darum gebeten, nach dem Gottesdienst bei Dir vorbeikommen zu dürfen. Meinem Wunsch wird entgegenkommender Weise wieder stattgegeben.

Die Chauffeurin des Tages ist Monika. Sie wohnt zusammen mit ihrem Mann Rüdiger und den vier Kindern bei uns um die Ecke in einem schönen Backsteinhaus aus der Zeit der Jahrhundertwende. Als die beiden das Haus vor vielen Jahren erwarben, haben sie es, statt abzureißen, liebevoll und mit viel Geschmack restauriert. So belebten die neuen Besitzer die »alte Dame« und schenkten ihr die volle Schönheit zurück. Unser gemeinsamer Sinn für Ästhetik brachte die ersten Berührungspunkte. Im weiteren entwickelte sich, besonders in der Zeit meiner Not, eine Herzensfreundschaft.

Monika fährt einen Landrover, ein Auto ohne »Schnick-Schnack«. Der Dieselmotor erzeugt noch die gesund klingenden, »nagelnden« Geräusche, wie ich es aus der Kindheit her kenne. Ein solides Fahrzeug, das für die Ewigkeit gebaut ist und zudem in allem reparabel. Nachhaltig also.

Während der Fahrt zur Klinik sagt sie plötzlich: »Jens, ich sehe Irmtraut gut zurückkommen! Ich weiß nicht, woher ich die Gewißheit nehme. Ich sage das auch nicht um Dich zu beruhigen, sondern weil ich davon überzeugt bin. Und auf meine Intuition konnte ich mich bisher immer verlassen.«

Es ist ein kraftvoller Aufwind, den ich durch diese Mitteilung bekomme. Sie bestärkt mich, meinem unerschütterlichen Vertrauen in einen guten Krankheitsausgang treu zu bleiben. Als wir das Klinikum erreichen, stellt sie das Fahrzeug an einem Seitenstreifen ab. Ich solle mir alle Zeit lassen, die ich für den Besuch benötige, sie würde hier solange in Ruhe ein Buch weiterlesen.

So betrete ich erneut nach vorheriger Personenkontrolle das Krankenhaus und laufe die Treppen hoch in den zweiten Stock.

In der vergangenen Woche wurde ich fortwährend durch täglich stattfindende ausführliche Beratungsgespräche mit den Oberärzten der Station auf dem aktuellen medizinischen Stand gehalten.

Weiterhin besprach ich mich zwischendurch mit unserer Freundin Judith, die Irmtraut in dieser Woche zweimal vor Ort besucht hat, um sich einen eigenen Eindruck zu verschaffen. Ich erwähnte sie bereits als einen Menschen, der mich in dieser Zeit sehr unterstützt hat.

Judith wohnte früher über mehrere Jahre mit uns im selben Haus, sie ist Anästhesistin, Intensivmedizinerin und arbeitete längere Zeit in der Neurochirurgie der Universität Frankfurt. Judith und ihr Mann Wolfgang, ein begnadeter Kieferchirurg, haben für ihre OP's Belegbetten im Sana-Klinikum Offenbach. So kann sie als Kollegin im Haus Irmtraut besuchen.

Als Erstes lobt sie die ausgesprochen gute und gewissenhafte Pflege, wie sie es bisher selten erlebt habe. Zudem würde Irmtraut bestens gelagert sein, die Medikamenteneinstellung sei optimal und der Beatmungsdruck der Maschine befinde sich auf der niedrigsten Stufe, was für einen entspannten Zustand bei guter Lungenfunktion sprechen würde.

Sie hat den Eindruck, daß Du an den gegenwärtigen Lebenszustand voll und ganz hingegeben bist und keinen Widerstand leistest. Sie sagt zu mir: »Du kennst doch die Irmi, die steht immer unter Druck. Jetzt nimmt sie sich eine Auszeit und entspannt mal so richtig«.

Auf meine Frage, ob sie sich Deine Schädel-CT's angeschaut habe, antwortet sie, es sei dafür keine Zeit gewesen. Als es Irmtraut später wieder gutgeht gesteht sie mir, sie habe diese gar nicht sehen wollen. Als ehemalige Anästhesieärztin in der Neurochirurgie wisse sie zu gut, was es bedeutet, eine maximale Hirnblutung zu erleiden. Weil sie solche Bilder als belastend empfindet, entscheidet auch sie sich, diesen Aspekt einfach auszublenden und ihre nur positive Einstellung zum Geschehen zu behalten.

Alle Gespräche, die ich mit Judith während Irmtrauts Zeit im Krankenhaus und später während des Reha-Aufenthalts führe, sind seelisch sehr aufbauend und kräftigend. Mehrmals sagt sie: »Jens, wir beide sind davon überzeugt, daß Schicksal immer einer höheren Aufgabe folgt und daß nichts im Leben ohne Grund geschieht. Wohin die Wege auch führen, es hat einen Sinn. Was auch immer passiert, es ist gut!« Ich kann ihren Worten mit offenem Herzen zustimmen, und es ist wohltuend, diese Lebensweisheit zu hören. Judith gibt den Patienten mit apallischem Syndrom den Namen »Sternengucker«- welch ein liebevoller Ausdruck! Ein so anders klingendes Wort kann den Schrecken mildern.

Kurz bevor ich meine Frau zu einem weiteren Besuch an diesem zweiten Sonntag aufsuche, führen Judith und ich ein Telefongespräch, in dem sie wieder den entspannten und stabilen Zustand bestätigt. Allerdings hätten die Ödeme zugenommen, weil ein Körper, der lange ausschließlich passiv im Bett liegt, dazu neige, Wasser einzulagern. Das sei aber durchaus normal.

Das Prozedere zum Eintritt in die Intensivstation 2A ist immer dasselbe: Betätigen der Klingel vor der automatischen Milchglastüre, dann die Stimme aus dem Lautsprecher, die um einen Moment Geduld bittet. Wieder rumort in mir diese starke innere Unruhe. Eine, die ich aus unserer Verbundenheit im gemeinsamen »Schutzraum« nicht kenne. Aber das hier ist wieder die weltliche Realität, der ich mich stellen muß.

Der mir bereits bekannte Oberarzt Dr. W. öffnet die Türe, begüßt mich freundlich und sagt: »Wir haben gerade einen akuten Fall um den wir uns kümmern müssen. Sie kennen ja den Weg zum Zimmer ihrer Frau. Gehen sie schon mal zu ihr, ich komme etwas später zu Ihnen«.

Durch das Gepräch mit Judith bin ich zumindest darauf vorbereitet, Irmtraut in einem etwas anderen Erscheinungsbild vorzufinden, als letztes Mal. Was ich dann aber sehen muß, übersteigt doch meine Vorstellungen bei weitem.

Deine ganze Haut ist teigig-ödematös, die schlanken Finger sind aufgequollen. Arme und Beine sowie der ganze Körper haben massiv Wasser eingelagert. Was mich jedoch besonders erschreckt: Deine Zunge ist so angeschwollen, daß sie gar nicht mehr in den Mundraum paßt. Sie ragt weit heraus, und damit sie von den Zähnen nicht gequetscht wird, hat man zwei dicke Mulltupfer zwischen die Backenzähne gelegt, um den Kiefer offen zu halten. Das sieht, zumindest für mich, schon erschreckend aus. Diesen äußeren Eindruck muß ich seelisch erst einmal verarbeiten.

Nur kurze Zeit darauf erscheint Oberarzt Dr. W. am Krankenbett, er muß meinen erschrockenen Zustand wahrgenommen haben, denn er geht sofort auf Dein Äußeres ein: »An dem Erscheinungsbild ihrer Frau ist aus intensivmedizinischer Sicht nichts Ungewöhnliches, das sieht man häufiger bei Komapatienten. Der Mensch ist halt nicht für langes Liegen konstruiert. Wir haben bereits mit einer forcierten Diurese begonnen, um die Wassereinlagerungen etwas auszuschwemmen«. Auf die Frage nach Ursache der übergroßen Zunge lautet seine Antwort: »Das kann ich Ihnen auch nicht erklären, vielleicht irritiert die am Zungengrund entlangführende Magensonde die dortige Schleimhaut. Aber machen Sie sich keine Sorgen, auch das bildet sich wieder zurück. Außerdem haben wir beschlossen, Anfang der kommenden Woche mit dem Absetzen der Komamedikamente zu beginnen, um zu sehen, ob Nervenfunktionen wieder anspringen. Die gefürchteten Vasospasmen der Gehirnarterien sind bisher nicht eingetreten und auch der Druck des Hirnwassers ist nicht angestiegen. Wir haben auch, wie sie sehen, den Beatmungstubus vom Mund mit einem Tracheostoma jetzt direkt in die Luftröhre verlegt. Insgesamt beurteilen wir von ärztlicher Seite den Zustand ihrer Frau als sehr stabil.« Nach dem Gespräch widmet sich Dr. W. wieder den Bedürfnissen anderer Patienten.

Es ist immer wieder erstaunlich, wie beruhigend ein Arzt-Angehörigen-Gespräch wirken kann. Als mitbetroffener Ehemann reagiere ich vollkommen hilflos in dieser Situation, obwohl ich doch selber Arzt bin. Das vertrauensvoll gesprochene Wort eines Kollegen, der Kompetenz ausstrahlt, kann Wunder wirken.

Obwohl Du jetzt nicht besser aussiehst, verliert das äußere Erscheinungsbild etwas von seinem Schrecken, und ich kann mich Dir auch innerlich zuwenden.

Da liegst Du, mein Engel! Das, was ich hier sehe, paßt gar nicht mit dem zusammen, was wir gemeinsam in der übersinnlichen Welt erleben. Ich bin froh darüber, daß ich an dem Wohlbefinden Deines geistigen Wesens keinen Zweifel habe. Auch kann ich erkennen, daß die Engel an dem Kopfende des Bettes nach wie vor »Wache« stehen und eine schützende Hülle bilden.

Wie auch bei dem letzten Besuch nehme ich Deine Hand, streichele Deinen Kopf, spreche zu Dir. Ich versuche, die andächtige Stimmung des Kirchenbesuches von heute morgen in unsere Begegnung einfließen zu lassen, aber es fühlt sich verkrampft an. Die Situation erscheint so irreal, als befinde ich mich in einer anderen Wirklichkeit mit vernebelter und gedämpfter Wahrnehmung. Wie viel realer und vertrauter erscheinen dagegen die gemeinsamen Treffen im geistigen Raum: Begegnungen, die das Herz erfüllen, die Mut und Zuversicht hinterlassen. Das hier ist anders, es ist belastend und beklemmend neben Deinem bewußtlosen, vegetierenden Leib zu verweilen. Wieder bete ich für uns das Gebet, das alle Christen zum Herren des Menschenschicksales sprechen.

Dann verlasse ich Dich wieder, Frau meines Herzens. In trauriger Stimmung und mit belasteter Seele übergebe ich mich dem Strom des Lebens in der Welt »draußen«.

Als ich Monika nach meinem Anruf mit ihrem Landrover und dessen freundlichen Scheinwerferaugen anrollen sehe, freue ich mich sehr. An den Inhalt unseres Gespräch auf dem Rückweg kann ich mich nicht mehr erinnern. Mit Sicherheit habe ich ihr von Irmtrauts Erscheinungsbild berichtet. In meinem Tagebuch finden sich keine weiteren Eintragungen zu diesem Tag. Daher ist anzunehmen, daß ich die Erschöpfung durch mein heutiges Trauma erst einmal habe ausschlafen müssen.

Die Stimme der Gewißheit

Es ist der zwölfte Tag des Komas. Die ganze Zeit über erlebt Mitteldeutschland das herrlichste Sommerwetter. Meine regelmäßige Behandlungsarbeit jeweils morgens und abends mittels der mentalen Osteopathie ist in vollem Gange. So habe ich, neben den »alltäglichen« Gedanken und Gesprächen mit Dir, auch unvergesslich intensive Begegnungen im Raum der ätherischen Welt. Alles scheint innerhalb meiner Therapieansätze eine gute Entwicklung zu nehmen. Weiterhin bin ich in regelmäßigem, täglichen Kontakt mit einem der zuständigen Oberärzte. Bisher verläuft auch hier soweit alles komplikationsfrei, und die Zeit des über Dir schwebenden Damoklesschwertes mit den möglichen Komplikationen ist schon zur Hälfte überstanden.

In dieser Woche habe ich bereits diverse persönliche Vorsorgetermine bei Ärzten hinter mir. Mein internistischer Arzt des Vertrauens, der mich auch in Fragen meine Frau betreffend zu späterer Zeit sehr unterstützt hat, stellt in der körperlichen Untersuchung, im EKG, der Ultraschalldiagnose von Gefäßen und Organen sowie einer ausführlichen Blutkontrolle fest, daß ich mich für mein Alter einer überdurchschnittlich guten Gesundheit erfreuen kann.

Jetzt komme ich gerade von der Augenärztin zurück. Sie bestätigt mir, daß sich die Werte meiner mittelschweren Kurzsichtigkeit nicht negativ verändert haben und zur Zeit keine Veränderungen am Augenhintergrund feststellbar seien.

In innerlich zufriedener Stimmung laufe ich durch den Kurpark von Bad Homburg zurück zum Parkplatz unseres Autos. Es ist ein origineller alter Renault 4 in roter Grundlackierung mit lustigem schwarz-weißen Schachbrettdach. Als Du ihn vor mehreren Jahren im Internet gesehen hast, löste das große Begeisterung aus: »Den müssen wir haben!« Gesagt, getan, wir haben ihn erworben. Es ist ein kleines Schmuckstück auf vier Rädern. Auf diesem Rückweg bin ich, wie immer in meinen »freien Minuten«, gedanklich mit Dir verbunden. Wenn Du zurückkommst erwartet Dich auf jeden Fall ein körperlich vitaler und gesunder Ehemann. Während ich in ruhiger, meditativ-verinnerlichter Stimmung durch den schönen Park schreite, höre ich unerwartet von schräg rechts hinter mir eine Stimme sprechen. Ich erkenne diese sofort wieder, obwohl ich sie seit über 30 Jahren nicht mehr vernommen habe.

Erstmalig sprach diese Stimme zu mir, als ich 27 Jahre alt war. Irmtraut und ich befanden uns damals auf einer sechsmonatigen Reise durch die USA. Dazu kauften wir bei einem Gebrauchtwagenhändler in Miami einen 1970er VW-Bus in Westfalia-Ausstattung, d. h. man konnte darin schlafen, kochen und sich waschen.

Es war eine gemeinsame Reise nicht nur durch den nordamerikanischen Kontinent, sondern im Besonderen auch zu uns selbst. Irmtraut hatte gerade die Trennung von ihrem ersten Ehemann hinter sich, während ich bereits die zwei Jahre zurückliegende Trennung von meiner damaligen langjährigen Lebensgefährtin schon besser verarbeitet hatte.

Wir starteten zu dieser Reise mit sehr unterschiedlichen inneren Bedürfnissen. Irmtraut brauchte Abstand und Ruhe und war eigentlich für eine neue, enge Bindung noch gar nicht bereit, während ich mir das Gegenteil sehr wünschte. Es ist klar, daß so etwas nicht gutgehen konnte. Diese Reise, welche größtenteils auf einen Lebensraum von drei Quadratmetern beschränkt war, stellte uns vor eine echte Herausforderung. Neben einer massiven Beziehungskrise, die eine große Kluft entstehen ließ, erlebten wir durch die schönen gemeinsamen Erfahrungen in atemberaubenden Landschaften auch immer wieder heilende Momente, die dort Verbindung schafften, wo Trennung drohte.

Die Hauptkrise, die damals bestand, lag aber in mir selbst. Im Grunde genommen war ich immer ein ängstliches, eingeschüchtertes Kind gewesen. Die Ursache dafür war der cholerische, gelegentlich jähzornig unbeherrschte Vater, der gegen mich und meine Schwester oft gewalttätig wurde. Er verstand es zudem gut, uns Kinder, aber auch die Mutter seelisch moralisch zu demontieren. Das führte zu massiven Minderwertigkeitsgefühlen, auf die sich im Laufe meines Lebens ein aufgeblähtes Ego pflanzte, welches die verletzte Kinderseele zu schützen versuchte. In der Vergangenheit funktionierte dieser Rettungsschirm auch verhältnismäßig gut, nur selten tropfte etwas von den Alltagskränkungen hindurch. Aber unter der starken Belastungsprobe unserer Beziehung zerbrach dieser Schutzschirm mit massiven Auswirkungen auf meine Persönlichkeit. Ich klappte regelrecht in mir zusammen, es erfolgte ein Zusammenbruch, den ich folgendermaßen beschreiben würde: Man stelle sich einen Menschen vor, dem die Haut vom Leib gezogen wird und der plötzlich als rohes Stück Fleisch dasteht. In einem solchen Zustand ist ein Individuum ungeschützt angreifbar, sensibel und verletzlich. Vor meiner Frau stand somit nicht mehr der starke, verwegene junge Mann, der sich ihr vor drei Jahren vorgestellt hatte, sondern ein jämmerliches Stück Elend. Sie war vollkommen wütend und ablehnend mir gegenüber, weil sie das als einen Betrug empfand. Diese Seite von mir kannte sie nicht und konnte damit nicht umgehen. Noch schlimmer war, daß sie sich für jemanden wie mich »entschieden«, und dafür die »sichere Ehe« mit ihrem Ehemann beendet hatte. Es erfolgte mein Erstickungstod in Schuldgefühlen, deren Geisel ich selbst war, weil ich ganz offensichtlich die Erwartungen meiner Traumfrau nicht erfüllen konnte.

Ebenso schlimm war es, daß ich mich selbst wegen meiner Schwäche nicht ertragen konnte und ich verspürte mir gegenüber nur Verachtung und Haß für so viel Jämmerlichkeit.

Die unerwartete Hilfe erreichte mich auf dem Campingplatz eines State-Park, gelegen am Natchez Trace Parkway, einer alten Handelsstraße, die von Memphis/Tennessee nach New Orleans führt. Hier übernachteten wir in unserem kleinen »Mobile-Home«. Im Waschraum hatte ich gerade eine heiße Dusche genommen und blickte in den Spiegel, der über dem Waschbecken hing. Ich schaute dem Menschen, der in diesem Spiegel sich abbildete, ins Gesicht und in die Augen, und mußte feststellen, daß er mir ein Fremder war. Ich fragte: »Wer bist Du?«

Da sich mein Ego im Zustand der Auflösung befand, dachte ich natürlich nicht daran, wirklich eine Antwort zu bekommen. Aber in diesem Moment erklang eine männliche Stimme, die mich bei meinem Namen rief. Sie sprach aus dem geistigen Raum heraus, gut vernehmbar von rechts oben hinter mir. Es begann ein innerer Gesprächsaustausch, wobei ich zuerst fragte, wer er sei. Die Antwort war, er sei das geistige Wesen eines tibetanischen Mönches und er würde mir zu Hilfe kommen. Seine Aufgabe sei es, mich in meiner Krise zu begleiten, damit ich mein Selbst wiederfinden könne, um erneut Anschluß an den verlorenen Lebensstrom zu erhalten. Die Stimme dieses Wesens machte einen beruhigenden Eindruck, übte überhaupt keinen Zwang aus, sondern unterstützte mich dabei, einen klaren Blick für den zu bekommen, der ich wirklich bin. Der geistige Berater half mir durch seine Weisheit, meine Schwäche und mein Versagen ohne Selbstverachtung hinnehmen zu können.

Im Rückblick kann ich sagen, daß er ein ausgezeichneter Psychotherapeut war. Die gemeinsamen Sitzungen und Gespräche mit ihm habe ich in diversen Tagebüchern der damaligen Zeit niedergeschrieben. Es dauerte ungefähr zwei Jahre, bis sich eine »neue Haut« gebildet hatte und ich als stabiler Mensch ins Leben treten konnte. So wie sich eine Schlange häutet, um wachsen zu können, so habe auch ich damals einen »Häutungsprozess« vollzogen, um auf meinem Lebensweg weiter voranschreiten zu können.

Nachdem ich wieder mental stabil im Leben stand, verabschiedete sich diese Wesenheit eines Tages genauso unerwartet, wie sie gekommen war. Ich erinnere mich noch genau an diesen Moment, es war ein Spaziergang, bei dem dies geschah. Ich ging in einem Tal einen kleinen Bach entlang, als mein geistiger Führer aus der bekannten Richtung ein letztes Mal zu mir sprach. Er teilte mir mit, daß ich alles gelernt hätte, um auch jetzt ohne ihn für das Leben gerüstet zu sein. Da er nicht mehr gebraucht werde, gäbe es keinen Grund mehr für ihn, bei mir zu bleiben. Ich sei ein guter Schüler gewesen. Auf meine Nachfrage, ob wir uns denn wieder begegnen würden, antwortete er eindeutig: Möglicherweise käme er irgendwann zurück, wenn ich mich in einer tiefen Not befände. Ich kann mich noch gut an mein Gefühl erinnern, das sich einstellte, als er ging: Es glich einem Schüler, der mit Stolz die Grundschule abgeschlossen hat und mit Schulranzen auf dem Rücken jetzt in die höhere Schule eintritt.

Danach hatten wir nie wieder Kontakt. Und jetzt, nach über 30 Jahren, ist er plötzlich wieder da und spricht zu mir. Es ist eindeutig dieselbe Stimme, und sie teilt mir ohne irgendeinen Zweifel mit:

»Deine Frau wird wiederkommen, sie wird ganz normal und gesund wieder im Leben stehen, Seite an Seite mit Dir«. Diese Nachricht wird mit einer unumstößlichen Sicherheit mitgeteilt und bestätigt mich darin, an meinem Glauben und meiner Zuversicht weiterhin festzuhalten. Auch übermittelt er das zukünftige Bild von uns beiden: Wir werden tatsächlich weiterhin miteinander durch das Leben gehen!

Nach dieser Begebenheit setze ich mich erst einmal auf eine der Parkbänke, betrachte einen der schönen Sandsteintempel, der eine der Heilquellen einfaßt und weine bitterlich.

Nach dieser Begegnung tritt die Wesenheit in den nächsten Wochen gelegentlich an mich heran, wenn ich von Momenten des Zweifels übermannt werde. Jedesmal wiederholt sie ihre Prophezeiung und zeigt mir das Zukunftsbild.

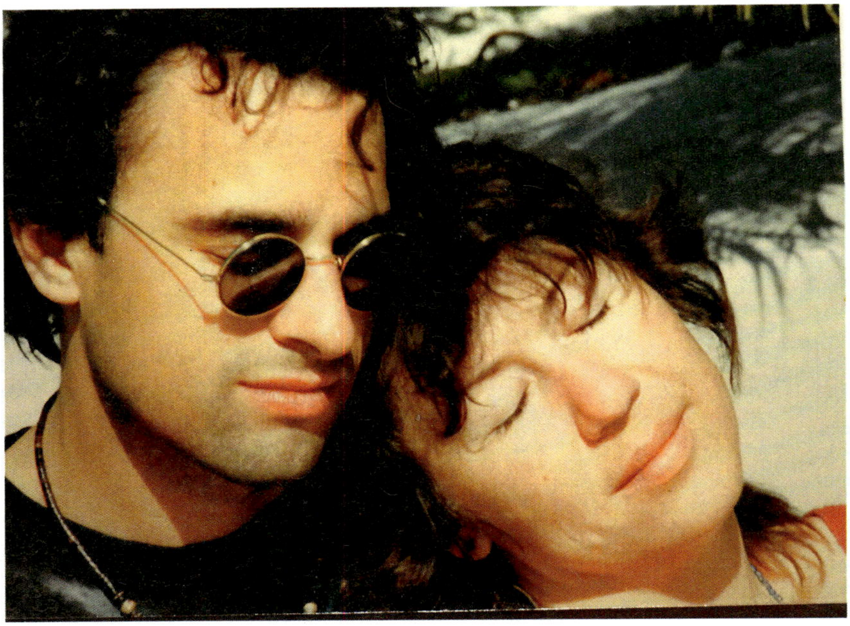

Irmtraut und Jens, Key West/Florida 1986

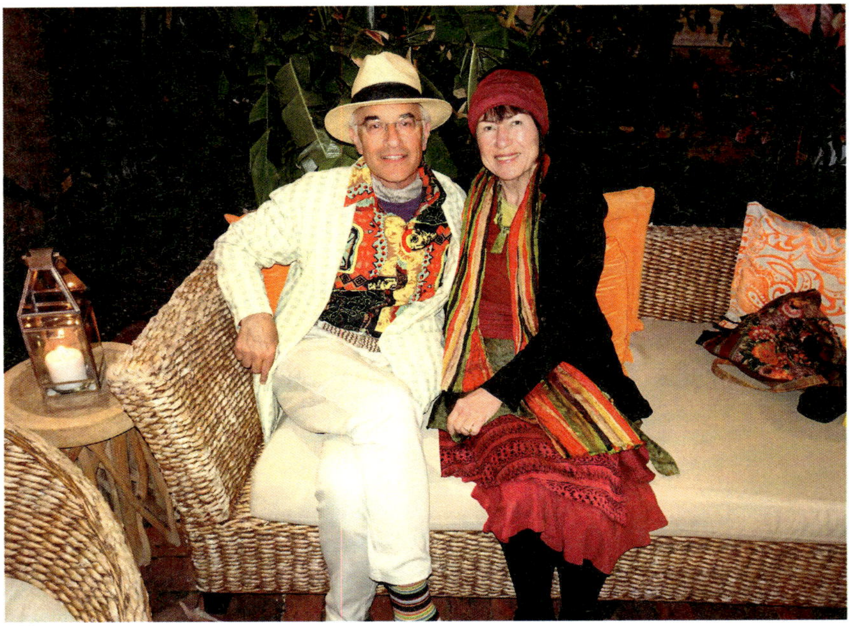

Irmtraut und Jens, Key West/Florida 2019

Die Versuchung des heiligen Antonius

Es ist der zwölfte Tag, an dem Irmtraut im Koma liegt. Bisher ist der klinische Verlauf im Hinblick auf die medizinisch-körperliche Stabilität der Organfunktionen insgesamt als positiv zu beurteilen. Von den sechzehn Tagen, die statistisch gesehen als Damoklesschwert schwerer Komplikationen von Gefäßkrämpfen der Gehirnarterien über Irmtraut schweben, sind bereits zwölf überstanden. Auch gibt es bisher keine Anzeichen eines Anstiegs des Hirnwasserdrucks.

Wie immer habe ich auch an diesem Tag gegen Mittag ein Telefongespräch zur gegenwärtigen Situation meiner Frau, heute erstmalig mit Oberarzt Dr. S.

Er setzt mich davon in Kenntnis, daß bei Irmtraut seit gestern die Medikamente, die das künstliche Koma bewirken, abgesetzt sind. Mit einem schnellen Erwachen sei allerdings nicht zu rechnen. Zum einen wegen der Nachwirkungen der Medikamente selbst, weil sich diese nur langsam abbauen würden. Zum anderen aber wegen der Folgen ihrer schweren Hirnschädigungen.

Zu seiner Berichterstattung gehört es, den ansonsten ausgesprochen guten körperlichen Zustand von Irmtraut hervorzuheben. Weiterhin weist er mich darauf hin, daß aufgrund der sehr schweren hirnorganischen Verletzungen, die durch die massive Einblutung entstanden sind, ich mit einer Frau zu rechnen habe, die voraussichtlich über mehrere Tage bis möglicherweise sogar Wochen gar nicht aufwachen wird. Zudem sei bei ihr mit allergrößter Wahrscheinlichkeit mit einem apallischen Syndrom kombiniert mit linksseitiger Körperlähmung zu rechnen. Oberarzt Dr. S. ergänzt seine Einschätzungen bzw. den zu erwartenden Ausgang mit der Aussage, daß Wachkomapatienten als Vollpflegefall noch über viele Jahre leben können. Man würde daher, sollte Irmtraut z. B. eine schwere Lungenentzündung erleiden, mit mir darüber beraten, ob möglicherweise auf eine Antibiotikatherapie verzichtet werden solle, um das leidvolle weitere Schicksal beider Betroffener durch die forcierte Lebensbeendigung zu erleichtern.

Das Besondere an diesem Telefongespräch mit dem Oberarzt ist, daß mir zum ersten Mal ohne »wenn und aber« und ohne die Möglichkeit irgendeiner Hoffnung von ärztlicher Seite, so schonungslos direkt mitgeteilt wird, was aus medizinisch-wissenschaftlicher Sicht der zu erwartende Ausgang bei Irmtraut sein wird. Insgesamt sprach ich in der ganzen vergangenen Zeit mit sechs unterschiedlichen Oberärzten, vier waren aus der Intensivmedizin, zwei aus der Neurochirurgie. Alle diese Ärzte wiesen selbstverständlich darauf hin, wie äußerst ernst der medizinische Befund sei und daß man mit allem rechnen müsse, was auch ein apallisches Syndrom mit einschließe. Alle Ärzte hielten jedoch eine kleine Türe für eine unwahrscheinliche Hoffnung offen.

An diesem zwölften Tag wird mir der medizinische Verlauf bei meiner Frau als absolut hoffnungslose Einbahnstraße vermittelt, der alle positive Einstellung unter sich begräbt. Nach diesem Telefonat breche ich seelisch innerlich zusammen. Bisher stand ich entschlossen, mutig und standhaft auf dem Felsen der Hoffnung, inmitten eines tosenden Meeres, gebaut auf meinen Glauben und das stetige Vertrauen in die gute göttliche Fügung. Nach diesem unerwartet direkten Arztgespräch erfaßt mich mit Wucht eine so große Welle, daß ich von diesem Fels der Sicherheit hinwegspült werde.

Die Stunden, die dann folgen, sind entsetzlich. So entsetzlich, daß man nicht glauben kann, daß es im Leben je wieder anders wird. Alle Hoffnung, die bisher in mir lebte, ist entrissen, der Glaube erschüttert, die panische Angst überwältigend. Zweifel und Mutlosigkeit fressen mich innerlich auf und hinterlassen eine leere Menschenhülle. Mein ganzer Körper vibriert, und seelisch befinde ich mich im freien Fall. Zu diesem Lebenszustand paßt auch die Wetterfront, die gerade über uns herzieht. Ein Sturm mit starken Windböen pfeift ums Haus und schüttelt die Fenster, wirft schwere Oleandertöpfe um, bricht einige Äste aus den Bäumen.

Während ich mich in diesem kaum erträglichen Zustand befinde, wird mir bewußt, was die Darstellung des Bildes »Die Versuchung des Heiligen Antonius« zu bedeuten hat: Der fromme und gläubige Antonius hat, wie mir soeben geschehen, das Vertrauen und den Glauben in Gott verloren. Damit hatte er die Kraft eingebüßt, mit der göttlichen Welt und ihrer Weisheit in einer stetigen Beziehung zu stehen. Infolge dieses Verlustes fehlte ihm nun der Schutz, den der Mensch benötigt, um den Anzweifelungen durch den logisch-materiellen Verstand zu widerstehen. In dieser Ohnmacht konnten die Schreckkreaturen der Angst, der Panik, des Mißtrauens, des Zweifels, erschaffen aus den Kräften des eigenen Intellekts über ihn herfallen. Es sind die Monster, es sind die Vogelwesen, es sind die Ungeheuer, die nun Gewalt und Macht über seinen Seeleninnenraum gewinnen, nachdem er die Herzenskräfte verloren hatte.

Nachdem auch ich von meinem Felsen der Hoffnung, des Glaubens und Vertrauens weggespült worden bin, strande ich schließlich wie ein Schiffbrüchiger wieder an Land, langsam festen Boden gewinnend. Allmählich übernimmt mein Verstand die Führung über diese gewaltige emotionale Welle. Zunächst einmal mache ich mir Gedanken darüber, wie diese Schicksalssituation zu lösen wäre, sollte meine Frau tatsächlich als Wachkomapatientin oder geistig-körperlich schwer behinderter Mensch nach Hause zurückkehren. Ich mache Umbaupläne für unsere Wohnung: Wo ein behindertengerechtes Bad einbauen, wo steht das Bett am besten? Vor allem aber bewegt mich die Frage: Wie ist es organisatorisch möglich, mit meinem persönlichen Pflegeeinsatz und dem von Pflegekräften meine Frau in ihrem neuen Lebensabschnitt zu begleiten. Um das zu finanzieren, entschließe ich mich, meinen Oldtimer, es ist ein Jaguar Sportcoupé von 1967, zu verkaufen, von dessen Verkaufserlös ich auf jeden Fall die Umbaukosten finanzieren kann.

In einem weiteren Schritt wird mir bewußt, wie viele uns nahestehende Menschen helfen würden, um mit dem unerwarteten Schicksal, das uns beide als Paar gleichermaßen betrifft, zurechtzukommen. Ich weiß plötzlich: Ich bin nicht allein! Viele uns liebende und wertschätzende Freunde sind an unserer Seite! Dieses Gefühl, mich in der Not nicht alleine zu wissen, ist in diesem Moment die größte Entdeckung und eine große Stütze.

Obwohl mich Oberarzt Dr. S. mit seiner Aussage im wahrsten Sinne des Wortes »in die Hölle geschickt hat«, bin ich ihm dennoch sehr dankbar für seine ehrliche ärztliche Einschätzung. Auch wenn seine Prognose nachträglich nicht eingetroffen ist, so wurde ich dazu gezwungen, mich der ganzen möglichen Tragweite zu stellen.

Mehrere Wochen später, als es meiner Frau bereits sehr gut geht, habe ich mit ihm diesen Sachverhalt am Telefon besprochen. Auch Irmtraut unterhält sich anschließend persönlich mit ihm. Sicherlich bedeutet es für ihn eine unglaubliche Erfahrung, mit einer Patientin am Telefon dermaßen klar und differenziert kommunizieren zu können, der er noch kurze Zeit vorher ein apallisches Syndrom als alleinigen Krankheitsausgang zugedacht hatte.

Aber der Tag ist noch nicht zu Ende, er beschert noch eine weitere unerwartete »Überraschung«.

Nachdem mich zuerst die Welle von meinem »Felsen der Hoffnung« ins tosende Meer riß, ich dann den Glaubensverlust wie den des Heiligen Antonius mit seinen Folgen erlebte, anschließend als Schiffbrüchiger an Land gespült wurde und schließlich meine Füße langsam wieder festen Boden unter sich errungen haben, (indem ich seelisch dem tragischen Krankheitsausgang zustimme), klingelt am frühen Abend das Telefon: Es ist ein unerwarteter Anruf von der Intensivstation.

Immer, wenn ich die Telefonnummer der Klinik auf dem Display sehe, steigt mein Adrenalinspiegel massiv an. So natürlich auch jetzt, besonders in Hinblick auf das Gespräch am Mittag. Ich nehme erregt den Anruf entgegen, es meldet sich der Neurochirurg Dr. K.

Er wolle mir mitteilen, daß er meine Frau soeben bei seiner späten Visite untersucht habe und feststellen konnte, daß sie ganz leicht die Augen zu öffnen beginne, Kopf und Schultern etwas bewege, auch leichte Bewegungsversuche von Armen und Beinen seien zu beobachten. Das seien für ihn diagnostisch unerwartet gute Ergebnisse, zumal die Beendigung des künstlichen Komas erst einen Tag zurückliege. Er wolle mir das sofort berichten, weil das ein Grund zur Hoffnung sei.

Dieser Anruf ist eine unfaßbare Erleichterung, meine Seele atmet auf und Tränen ergießen sich in Strömen.

Ein schwerer Tag geht zu Ende. Erschöpft von dem seelischen Prozeß, erschöpft von den Praxisterminen mit einigen Patienten, erschöpft auch von den vielen Telefonaten bezüglich des Zustandes von Irmtraut, falle ich abends vollkommen entkräftet ins Bett.

In der ganzen Zeit waren es drei Abende, an denen ich nicht in der Lage war, die innere Kraft zu den regelmäßigen Heilbehandlungen aufzubringen. Dieser ist einer von ihnen. Ich kann nur noch den Christus bitten, uns beizustehen. So erschöpft ich auch bin, empfinde ich an diesem Abend dennoch ein tiefes Glück und große Dankbarkeit. Nach vielen Tagen der Wanderung durch einen langen, dunklen Tunnel ist so unerwartet ein kleines Licht an seinem Ende erschienen. Ein Licht, das Grund zur Hoffnung geben kann. Ich bin Dr. K. so dankbar, daß er mir diese frohe Botschaft unverzüglich übermittelt hat.

Der Schlaf deckt schließlich seinen Schleier über meine Seele und geleitet mich in das uns unbekannte Reich des Unbewußtseins, in dem wir alle uns durchschnittlich ein Viertel der Lebenszeit aufhalten.

Der blaue Raum 2

Der 9. Tag

Am neunten Tag kann ich beobachten, daß sich der Wasserraum erneut gefüllt hat. Es ist wieder das intensive Blau, es hat aber insgesamt mehr Lichtkräfte in sich aufgenommen, so daß es jetzt wie lichtdurchflutetes Wasser erscheint. Weiterhin verfügt es wieder über seine lebendig-strömende Dynamik. Oberhalb der »Wasseroberfläche« hat sich ein »Luftraum« gebildet, der etwas diesig, aber nicht neblig ist. Auch dieser hinterläßt den Eindruck von lichtdurchfluteter Helligkeit.

Ich sehe Dich schlafend auf der Oberfläche des Wasserraumes schweben. Es ist aber eine andere Art des Schlafens als zu Beginn im »blauen Raum«. Sie ist auch nicht vergleichbar dem Schlaf »unter den Sternen«, als Du deren Kräfte aufgenommen hast. Jetzt scheint es, als würde ein neugeborenes Menschenwesen sich in einem Schlafzustand befinden. Um Dich herum sind geistige »Wasserwesen« wirksam, von diesen wirst Du umschwommen. Sie geben Deinem im ätherischen Raum neu empfangenen geistigen Leib eine Umhüllung. Sie sind ganz behutsam mit Dir, sie »tragen« Dich, sie »fühlen« Dich, sie »beleben« Dich. Ihre Erscheinung gleicht der auf Darstellungen, die wir von Nixen kennen.

Der 10. Tag

Auch am zehnten Tag schwimmst Du in diesem Wasserraum, weiterhin geschützt, gepflegt und behütet von den Wasserwesen. Es ist zu beobachten, daß sich über Dir ein Licht in Form einer großen Kugel befindet. Aus dieser strömt diffus ein gelblich-goldener Lichtstrahl in Deinen Körper hinein, Dich belebend. Diesen Lichtstrahl interpretiere ich als das individuelle ICH-Licht, welches wieder den vorhandenen Schichten Deines übersinnlichen Energiekörpers eingegliedert wird.

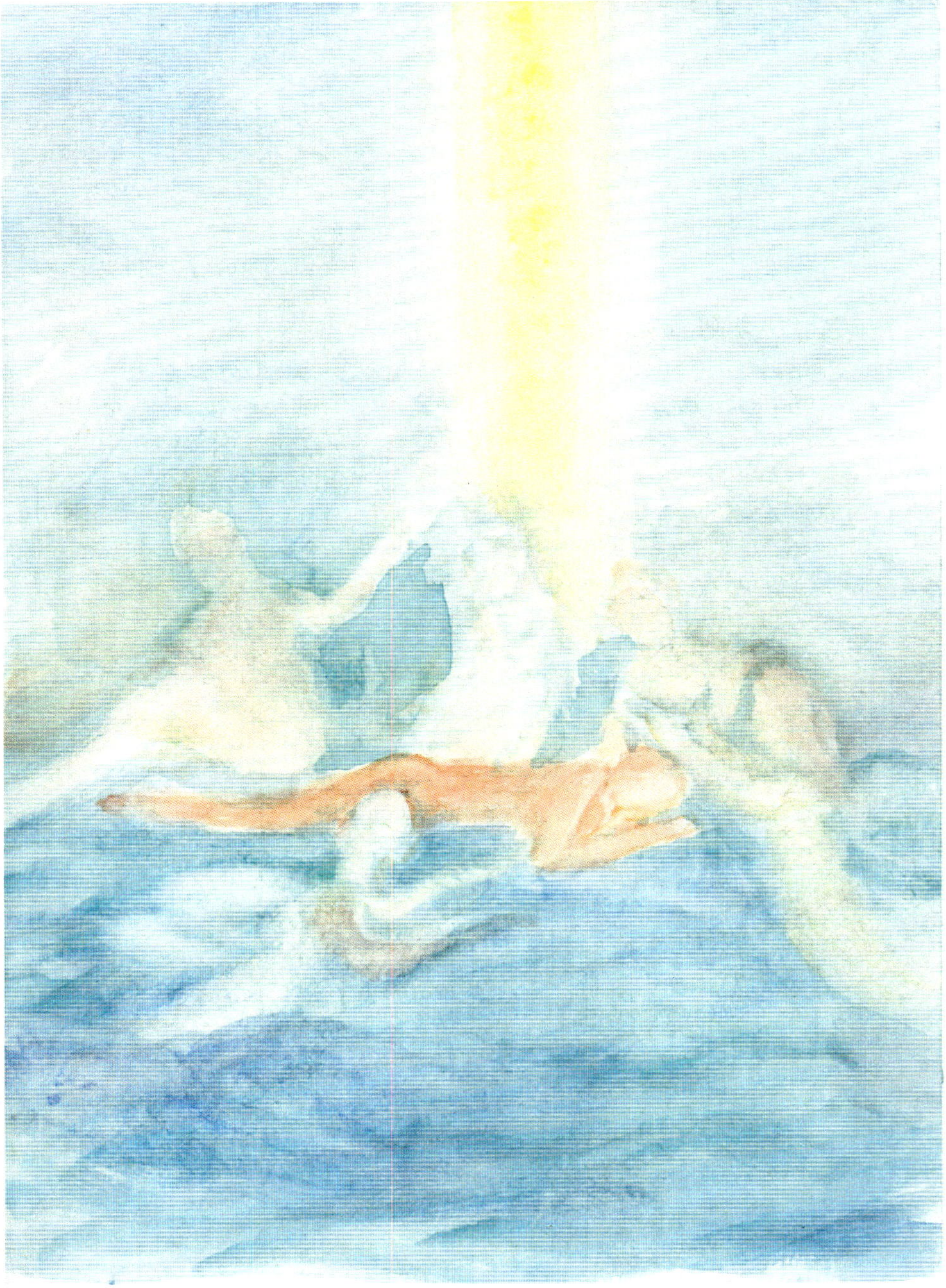

Aquarell 8

Der 11. Tag

Am elften Tage erlebe ich eine neue, sehr starke Dynamik im Wasserraum, in welchem Dich die »Nixen« betreuten. Das ganze Wasser befindet sich in einem extrem starken Strömen, es bildet rotierende Wirbel. Diese erheben sich orkanartig zu Wassersäulen, von denen die eine zum »Himmel« ragt, die andere »erdenwärts« zu Deinem Kopf. Dazwischen ist der Wasserraum ausgebreitet wie ein riesiger Teller.

Zuerst katapultiert Dich der wild rotierende Orkan, er wird nach oben immer schmaler, ganz hoch hinauf. Es macht den Eindruck, als öffne sich der Himmel und es erscheint (für mich ganz weit weg, für Dich ganz nah) eine Wesenheit, die ich als Gottvater benennen würde. Vergleichbar ist diese Situation der Gestaltung in alten Kirchen, in denen eine Kuppel bemalt wurde, welche die Engelwesen im Randbereich darstellt und den Gottvater mit dem Christussohn ganz oben.

Auch wenn ich nicht sehen kann, was dort oben im »Himmel« mit Dir gesprochen wird, so erlebe ich intuitiv, daß Du so etwas wie eine letzte Instruktion oder Belehrung erfährst. An diesem höchsten Punkt des Himmels schaust Du jetzt das erste Mal herunter auf den Weg, den Du abzusteigen hast, um Dich mit Deinem Bewußtsein wieder mit dem im Krankenhaus befindlichen Leib zu verbinden.

Dann weist die Hand der hohen geistigen Wesenheit plötzlich zur Erde, es ist das Zeichen für Dich, den Rückweg zur Erde anzutreten.

Zu diesem Zeitpunkt ist mir noch nicht bekannt, daß es sich um denselben Tag handelt, an dem von Seiten der Ärzte beschlossen wurde, das medikamentös ausgelöste künstliche Koma zu beenden.

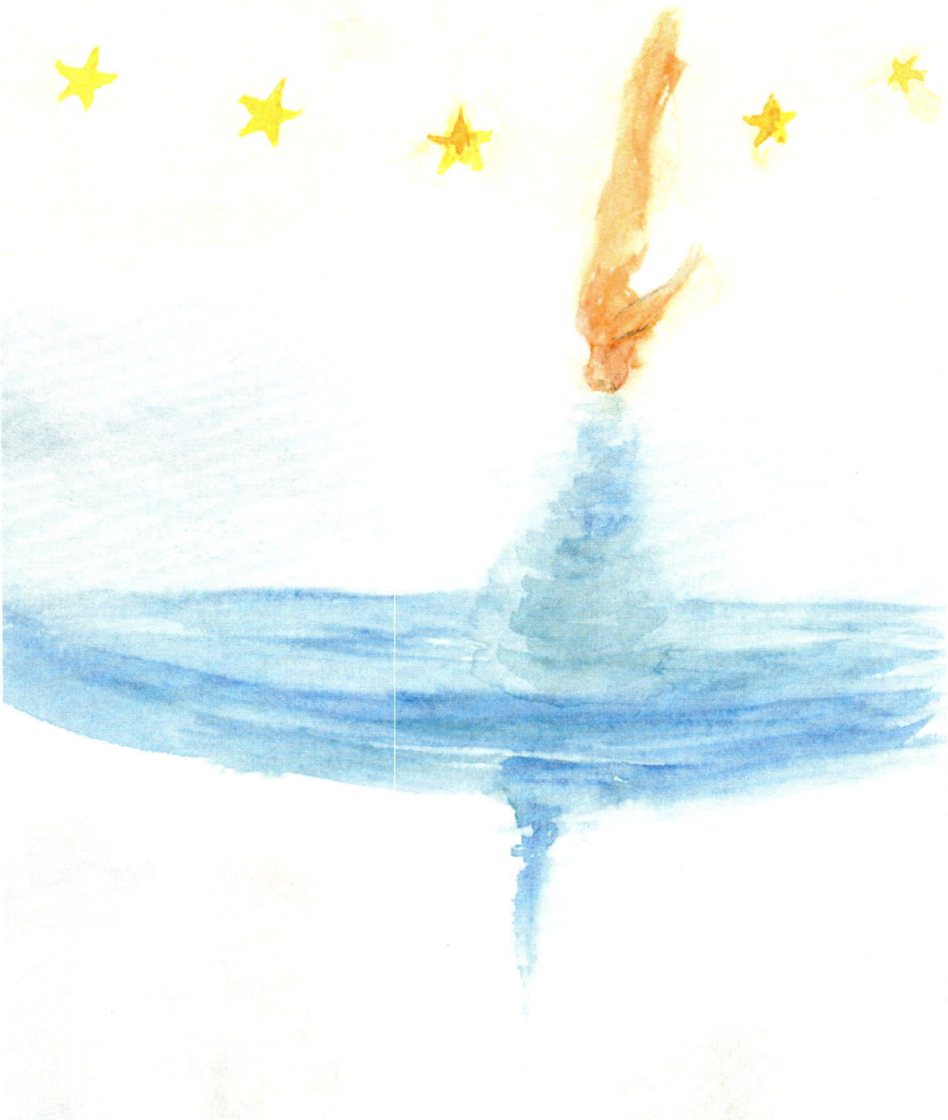

Aquarell 9

Der 12. Tag

Wie an jedem Tag begleite ich Dich bei Deiner Reise durch die geistige Welt. Als wir uns heute begegnen, bist Du bereits Deinem Körper sehr nahe: Ich sehe das blaue Meer und von diesem ausgehend den Wirbeltrichter, der in dem »Energiefaden«, vergleichbar einer Nabelschnur, zu Deinem Kopf führt. Du befindest Dich bereits eindeutig auf der »Heimreise«, mit dem Kopf voran. Wir treffen uns inmitten des Energiestrahls, sozusagen »auf halber Strecke«, weil ich von unten aufgestiegen bin. So wie sich zwei Fallschirmspringer beim Absprung in der Luft an den Händen greifen, um eine Formation zu bilden, so können auch wir uns an beiden Händen festhalten und jetzt wieder berühren. Du weißt in diesem Stadium, daß ich Dich in Empfang nehme, weil Dein Bewußtsein wieder auf die Erde hin gerichtet ist. Ich weiß, daß es bis zu Deiner Ankunft im physischen Körper nicht mehr lange dauern wird.

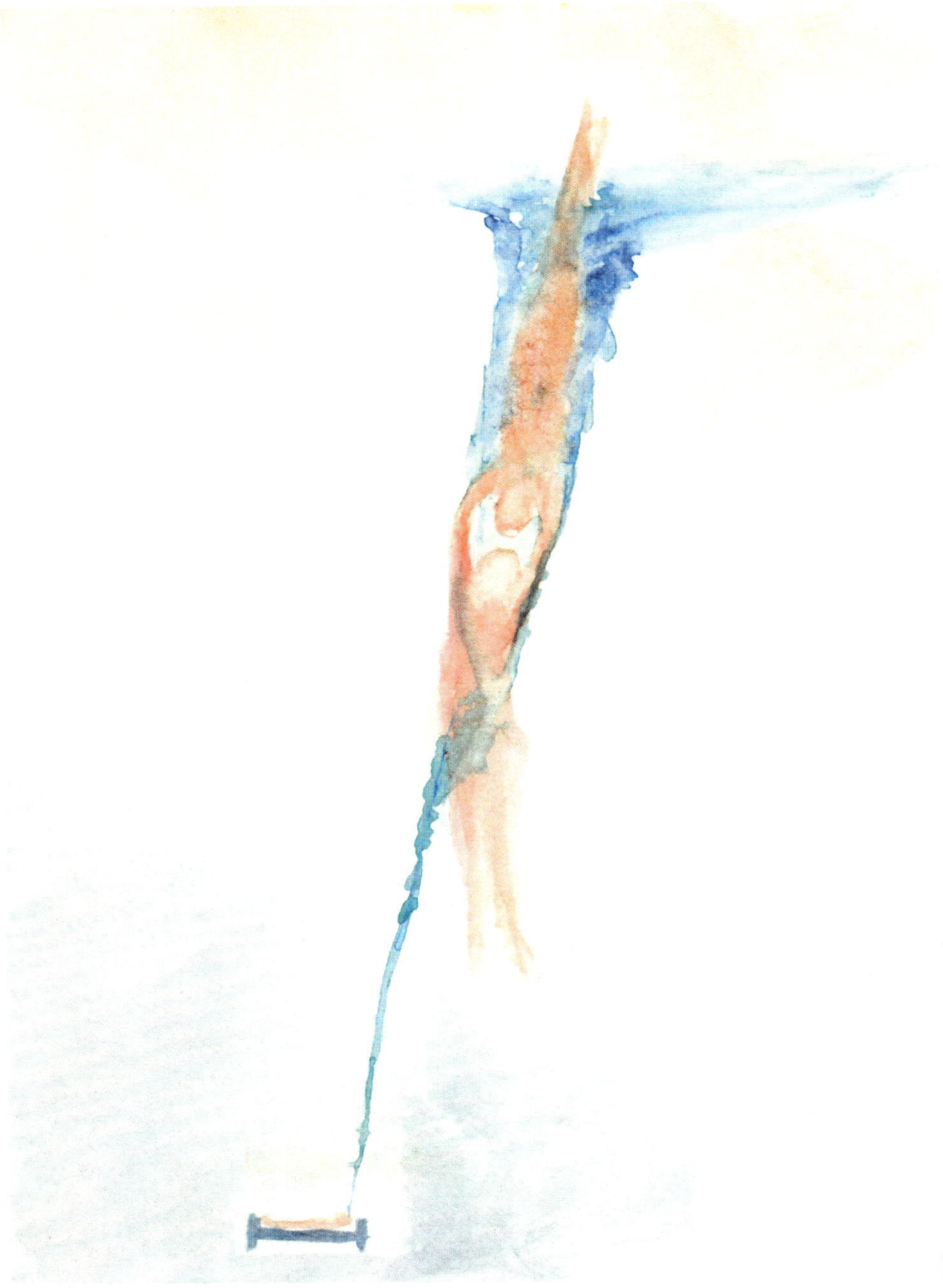

Aquarell 10

Der 13. Tag

Die Stelle an Deinem Kopf, von welcher der dünne Faden in den geistigen Raum ausging, hat sich verändert. Statt des »Energiefadens« hat sich inzwischen eine Struktur »aufgefaltet«, die einer großen Blüte gleicht. Diese Blüte reicht etwa 15 cm über die physische Schädeldecke hinaus, ihr Durchmesser beträgt etwa 20 cm. Sie hat Dein geistiges Wesen und alle Deine Erfahrungen empfangen und in sich aufgenommen. Die »Nabelschnur« zur geistigen Welt ist nicht mehr zu sehen, alles ist jetzt bei Dir angekommen. Um Dich herum sind schöne, leuchtende Farben, Du hörst Klänge. Ich weiß, es ist ein erhabener, friedvoller Zustand, in dem Du Dich befindest. Er hat etwas Träumendes, ich betrachte Dich im Geiste, ohne Dich zu wecken. Du siehst sehr, sehr schön aus.

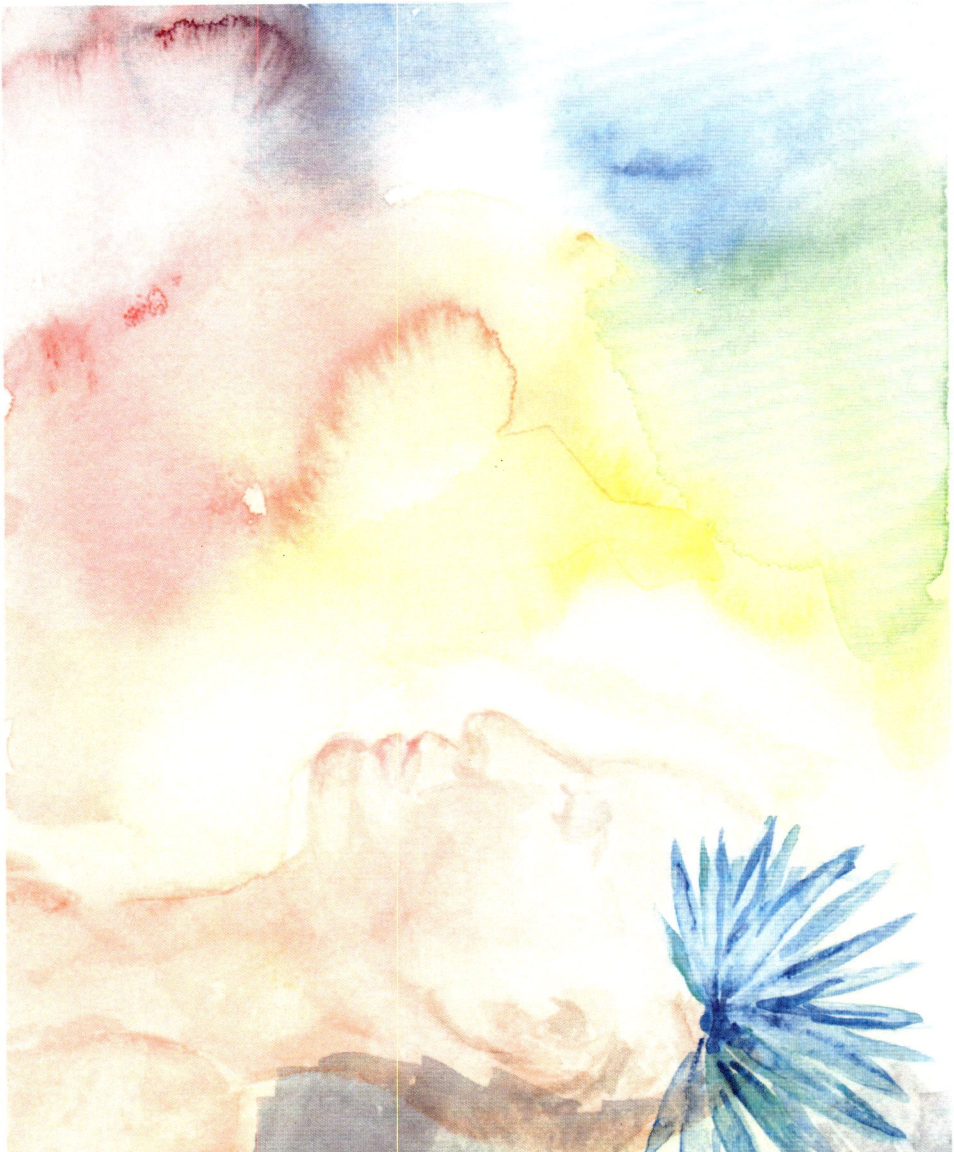

Aquarell 11

Der 14. Tag

Die große Blüte von gestern verschließt sich zunehmend und zeigt sich nun als Bild einer blauen Knospe. Sie leuchtet so hell und stark, als ob all die Kräfte der geistigen Welt und des blauen Meeres nun in ihr verdichtet anwesend sind. Die leuchtenden Farben Deines geistigen Umraumes von gestern haben sich zurückgebildet, auch sind die Klänge nicht mehr so ausgeprägt zu vernehmen. Aber dennoch hat alles eine edle, erhabene Stimmung: Der geistige Raum um Dich herum ist sehr hell und strahlt mit einem goldenen Schein.

Du befindest Dich sichtlich in einem entspannten Zustand, im Wechsel von Wachen und Träumen.

Ich habe mit keinem der betreuenden Ärzte bis zum heutigen Tag über meine therapeutische Tätigkeit, die ich an Irmtraut ausgeübt habe, gesprochen. Ich weiß aus meiner Erfahrung im Medizinstudium und der Krankenhauslehrzeit, daß dafür kein Raum ist.

Was ich aber mit Bewunderung bemerken kann ist, wie genau und exakt die Komabegleitung stattgefunden hat. Erst in dem Moment, als sich das geistige Wesen meiner Frau auf dem »Rückweg zur Erde« in ihren Leib befindet, entscheiden sich die Intensivmediziner, die Komamedikation auszusetzen. Es handelt sich also um eine perfekte Erfassung des »Geburtstermins«. Wie sie das gemacht haben, weiß ich nicht, eventuell handelt es sich um ärztliche Intuition. Diese habe ich bereits beschrieben als eine übersinnliche Fähigkeit, die aber im Unbewußten verborgen bleibt. Auf jeden Fall: Meine Hochachtung für ein so gutes »Zeitmanagement«.

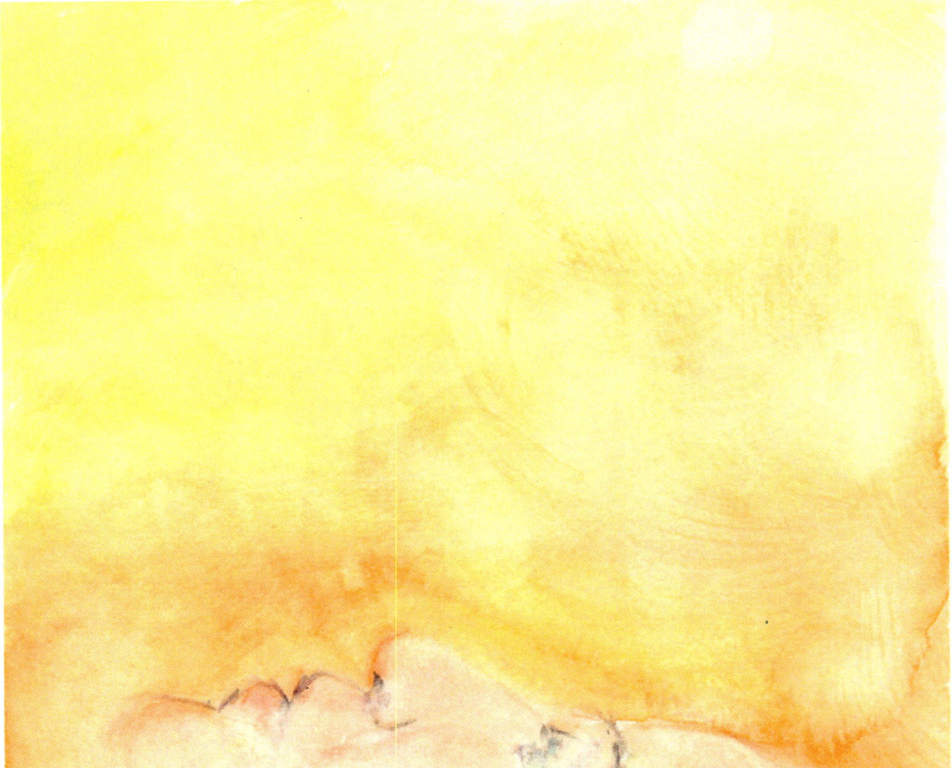

Aquarell 12

Aus dem Koma erwacht

Es ist der 13. Tag nach der schweren Hirnblutung, der schlimme Ansturm auf meine Seele von gestern ist vorüber, auch der Sturm draußen. Zwar habe ich 11 Stunden geschlafen, fühle mich aber dennoch müde bis in die Knochen und erschöpft.

Von dem gestrigen Arztgespräch bin ich noch sehr angegriffen, auch wenn der abendliche Anruf von Dr. K. ein Grund zur Hoffnung ist. Voll innerer Aufregung und Nervosität, die ich zu kontrollieren versuche, steht nun, nach mehreren Patiententerminen, das aktuellle Fachkollegengespräch in der Mittagszeit bevor.

Es meldet sich der mir vertraute Oberarzt Dr. W. Er ist voll von Freude, mir mitteilen zu können, daß meine Frau unerwartet sowohl erwacht als auch präsent sei. In den neurologischen Tests seien bisher keine wesentlichen motorischen Defizite feststellbar, alle Reflexe sind vorhanden. Sie würde Anweisungen verstehen und könne auf Nachfrage ihre Hände und Füße bewegen. Das alles natürlich noch recht schwach, schließlich habe sie lange gelegen. Die Menschen verfolge sie mit ihren Augenbewegungen, ebenso sei es ihr möglich Objekte zu fixieren. Fragen würden mit Kopfnicken bzw. Kopfschütteln beantwortet. Zu Sprechversuchen werde der Mund bewegt, aber eine Lautäußerung sei nicht möglich, weil die Trachealkanüle zur Beatmung das verhindere. Soweit er das beurteilen könne, sei die Patientin recht orientiert und wohlauf.

Auf meine Frage und Bitte hin, ob ich Irmtraut am heutigen Tage besuchen dürfe, bittet er mich, auch in Hinblick auf die Corona-Vorschriften und die sehr begrenzten Besuchszeiten, erst am morgigen Tage zu erscheinen. Seine Worte klingen mir noch jetzt im Ohr, so als ob er sie eben zu mir sprechen würde: »Kommen Sie doch morgen. Dann können wir vielleicht noch mehr Erfolge vorweisen.«

Ich bitte ihn darum, Dir mitzuteilen, daß ich Dich liebe und morgen zu Besuch kommen werde. Er versichert mir, es Dir auszurichten und scheint keinen Zweifel daran zu haben, daß Du es auch verstehen wirst.

In diesem Moment fällt mein Blick auf diese alte Karte an »Deinem Altar« unseres Küchentisches, welche den von Christus geretteten Schiffbrüchigen darstellt. Die Textzeilen lauten: »Rufe mich an in der Not, so will ich Dich erretten, so sollst Du mich preisen.«

Auch ich bin ein in große Not geratener Schiffbrüchiger, der den Herrn um Hilfe angerufen hat und der tatsächlich erhört wurde. Ich spreche laut in den Raum: »Ja, ich will Dich preisen«! In diesem Moment ist die Entscheidung getroffen, daß mein Zeugnis der Dankbarkeit und Lobpreisung ein Buch sein wird, das von den Geschehnissen erzählt, die hinter dem Vorhang des Sichtbaren stattgefunden haben.

Danach fließen die Tränen wie ein Sturzbach. Vor Glück und vor Dankbarkeit über den barmherzigen Gott, der mir meine Herzdame in seiner unendlichen Güte zurückschenkt und über alle Menschen, die mit ihren Gebeten Dir beigestanden haben.

Denn für mich bist Du das Liebste, das ich auf Erden habe. In meinem Herzen bist Du wie ein singender Vogel, dessen Verstummen tiefste Trübnis zur Folge hätte. Ich bin der Glückliche, der seinen Sonnenschein zurückerhält. Ich weine, auch weil ich mir bewußt bin, daß Du aus Liebe zu mir zurückkommst. Was für ein Lebensgeschenk! Ich stehe in des Christus tiefer Schuld für so viel Gnade, aber ich nehme sie gerne auf mich, denn der Ausgleich ist unsere Dankbarkeit.

Anschließend rufe ich Irmtrauts Bruder Klaus an, um ihm die frohe Kunde zu übermitteln. Als er mich am Telefon vernimmt, denkt er zunächst, seine Schwester sei verstorben. Ich muß ihm mehrfach zurufen: »Nein Klaus, Irmtraut geht es gut! Alles wird gut! Ich weine vor Glück!« Es wird still am anderen Ende, seine Stimme ist dünn von emotionaler Betroffenheit. Auch er kann die Tränen nicht zurückhalten. Ich erzähle ihm ausführlich, inzwischen habe ich mich beruhigt. Wir sind so erleichtert, er trägt die unfaßbar schöne Botschaft zur Schwester nach Wien.

An diesem Abend führe ich noch bis spät diverse Gespräche mit den »menschlichen Helfern«, um sie mit an dieser beglückenden Kunde Teil haben zu lassen.

Auch am nächsten Tag halten die Momente noch an, in denen ich unvermittelt weinen muß. Die Gefühle von Dankbarkeit, Glück, Trauer, Schmerz, Freude, Erschöpfung, alles ergießt sich in Strömen aus meinen Augen.

Gegen Abend des nächsten Tages ist es dann soweit: Unsere Freundin Elizabeth bietet mir an, mich zu Irmtraut in die Klinik zu fahren. Ich bin sehr aufgeregt und unhaltbar nervös vor unserem Wiedersehen, als ich an der Türe zur Intensivstation die Klingel betätige, um eingelassen zu werden. Ich frage mich, ob sie mich wohl wiedererkennen wird. Ich denke an die Menschenschicksale der Nachkriegszeit, als die Männer nach langer Abwesenheit zu ihren Frauen zurückkehrten, beide mit der sorgenvollen Frage im Herzen: Wird mich der andere noch erkennen, ist er derselbe geblieben auch während der Zeit der Trennung? Oder wurde er zwischenzeitlich ein anderer? Jemand, dessen Persönlichkeit sich durch die traumatischen Ereignisse verändert hat.

Ich werde von Oberarzt Dr. W. in Empfang genommen. Da ich heute zu Dir kommen kann, habe ich auf das Telefonat mit ihm am Mittag verzichtet. Deshalb berichtet er mir zunächst vom medizinischen Stand. Er erklärt: »Wir haben uns dazu entschlossen, ihre Frau wieder etwas zu sedieren, weil sie über die Maße wach gewesen ist. Das erschien uns aus ärztlicher Sicht als eine zu extreme Belastung für ein Gehirn, das infolge der Einblutung massiv geschädigt wurde. Wir bemühen uns darum, ein Maß an Wachheit zu suchen, welches auch noch Ruhe zur Heilung läßt. Wir wollen einen Streß durch Reizüberflutung vermeiden. Was sie jetzt von ihr erleben ist weit weniger als das, was wir erleben konnten. Sie ist eigentlich zu weit mehr in der Lage. Weiterhin haben wir geplant, Ihre Frau in drei oder vier Tagen in eine 25 Kilometer entfernt gelegene Intensiv-Reha-Klinik zu verlegen. Wir machen vorher noch abschließend alle entsprechenden Untersuchungen und Tests sowie CT-Kontrollen, um sicher zu sein, daß sie entlassungsfähig ist. Ich bin aber sehr positiv gestimmt, weil alles so gut gelaufen ist«.

Mit diesem Vorwissen betrete ich Dein Zimmer. Mein Blick fällt zunächst auf den neuen Patienten, mit dem Du jetzt das Zimmer teilst, denn der Blick zu Dir ist durch einen Paravent verstellt. Er ist mittleren Alters und es ist offensichtlich, daß es ihm nicht gut geht. Der ganze Körper ist gelb eingefärbt und die Haut aufgequollen. Neben ihm befindet sich ein Dialysegerät, möglicherweise läuft es auf ein Multiorganversagen hinaus. Wie traurig, wieviel Leid für die Angehörigen, aber auch für alle Ärzte und Pfleger, die hier arbeiten, um den Menschen zu dienen und so viele Verluste erfahren.

Ich nähere mich langsam Deinem Bett. Von weitem ist bereits zu sehen, daß Deine Zungenschwellung verschwunden ist und der Körper wieder normal erscheint.

Und tatsächlich, Du bewegst deutlich sichtbar die dünnen Arme und Hände und machst ganz lustige Grimassen, weil Dich die Magensonde stört, die durch die Nase eingeführt ist. Ich sehe Deine Kopfbewegungen, die Augen sind nach oben gerichtet und scheinen wie suchend den Umraum zu erfassen. Das erinnert mich sehr an den Blick von Babys, die ganz neu die Welt entdecken. Als Du mich kommen siehst, ist Dein Lächeln so strahlend, so lieb und offen, wie man es auch nur von Babys kennt. Deine Hand hebt sich, um meinen Kopf zu berühren. Ich sage: »Du weißt, daß ich Dich liebe!« Du nickst und lächelst. »Und Du liebst mich auch!« Du nickst und lächelst.

Du spitzt allerliebst Deine Lippen und wir küssen uns ganz weich und zart. Es ist wie der Kuß im »blauen Raum«, wo gleichzeitig die Herzen innig verbunden sind. Dann legst Du den Kopf in meine Hand, so nah und vertraut und schläfst ein. Kurze Zeit später bist Du wieder wach, willst etwas sprechen, aber das geht nicht wegen des Beatmungsschlauches. Dein Blick ist fragend zu mir gerichtet und ich sage Dir: »Du hattest eine schwere Gehirnblutung und hast zwei Wochen im Koma geschlafen. Du mußt Dich nicht sorgen, es wird alles wieder gut! Es ist ein Wunder!« Ich kann meine Tränen nicht zurückhalten. Deine Augen sehen mich erschrocken und entsetzt an, dann kommen auch Dir die Tränen. Wir sind beide gleichermaßen ergriffen, und das freut mich zutiefst, weil mir diese emotionale Reaktion bestätigt, daß Du wirklich verstehst. Ich berichte, wieviele Ärzte und Pfleger des Krankenhauses sich um Dich gesorgt haben und daß auch der Christus und Erzengel Michael mitgeholfen haben, daß alles wieder gut wird.

Ich spreche nicht viel zu Dir, spüre wie erschöpft Du bist. Ich massiere Deine Füße, die Waden sowie Beine, Hände und Arme mit Rosenöl. Danach Gesicht und Nacken. Das genießt Du sichtlich, denn Dein Körper entspannt dabei und hüllt Dich in kurze Momente des Schlafens. Immer wieder kommen mir Tränen vor Glück, Dankbarkeit und Liebe.

Zwischendurch begrüßt uns der »Lieblingspfleger« Herr T., er kontrolliert die Monitore, den Urinbeutel, sowie die Lagerung. Er freut sich mit uns, spricht mit Dir genauso in seiner warmen, freundlichen Stimme wie die letzten Male, als Du im Koma warst. Er läßt mich wissen, daß es Dir schon möglich ist, für kurze Zeit selbständig und ohne Maschinenunterstützung zu atmen. »Heute morgen hat ihre Frau auch schon mit einer Krankengymnastin für kurze Zeit auf dem Bettrand gesessen!«

Gegen Ende des Besuches nach etwa 60 Minuten flüstere ich Dir ins Ohr, daß ich bald gehen werde. »Laß uns noch zusammen ein Gebet sprechen«, sage ich. Du faltest daraufhin die Hände:

»All unser Menschensein denke hin zu Christi Tat,
unser Leib sehnet sich nach Christi Kraft,
unser Blut sehnet sich nach Christi Licht.
In Deinen Sonnenhöhen, oh Christus, schaue auf das Opfer unseres Menschenseins,
unseres durchseelten Leibes, unseres durchgeisteten Blutes.
Sie seien in Dir, Du seiest in ihnen.
Aus des Menschen Seelenopfer, aus des Menschen Geistesopfer,
werde das wesenschaffende Liebefeuer, das walte von Mensch zu Gott,
das walte von Mensch zu Mensch. Ja, so sei es.«

(Gebet aus der »Opferfeier« von Rudolf Steiner 1923, GA 269–1997)

Es ist ein heiliger Moment, wir beide haben Tränen in den Augen, unsere Köpfe berühren sich, dann schenken wir uns wieder einen innigen Kuß.

Ich sage Dir, daß wir uns wohl erst in der Rehaklinik wieder sehen werden, weil wegen der Corona-Maßnahmen strenge Besuchsvorschriften gelten. Daraufhin machst Du eine ganz typisch ablehnende Handbewegung, welche Deine Einstellung zu dieser, von den Medien durch einseitige Berichterstattung geförderten Panik-Pandemie signalisiert.

Dann kommt der schwere Abschied: »Ich liebe Dich, meine Mizzi, Du bist das Beste in meinem Leben, bleibe tapfer und werde ganz gesund«.

Ich verlasse den Raum, Du hebst Deine Hand leicht zum Winken, dann entschwindest Du sichtlich wieder in die träumende Welt eines Babys.

Mein Blick geht nochmal zu dem Zimmernachbarn. Er und seine Familie haben mein Mitgefühl. Du bist wahrscheinlich eine der wenigen Patienten, die diese Station mit einer positiven Zukunftsperspektive verlassen werden. Jeder Mensch, der hier schwer krank liegt, hat Angehörige, die ihn lieben und für die der Verlust eine tiefe Trauer bedeutet. Mehrere Wochen später wird sich zeigen, daß Du Dich an diesen Patienten sehr gut erinnern kannst, er nimmt in Deiner Rückerinnerung einen wichtigen Platz ein.

Sichtlich erfreut kommt mir der Oberarzt auf dem Gang entgegen. Er teilt unser Glück. So etwas erlebe er fast nie auf dieser Station. Hier haben wir noch einmal Zeit für ein kurzes Gespräch. Auf meine Frage, wie die medizinisch gestellte Diagnose mit eigentlich aussichtsloser Verlaufsprognose und der jetzige Zustand meiner Frau miteinander vereinbar und zu erklären seien, weiß er offensichtlich keine Antwort. Seine Worte, die er zu mir spricht, gebe ich hier annähernd genau wieder: »Der Verlauf bei ihrer Frau ist sehr, sehr, sehr selten! (ich bin mir ziemlich sicher, daß er das Wort »sehr« dreimal hintereinander nennt) Sie hat einfach unglaublich viel Schwein gehabt!«

Übersetzt man diese Aussage, die mit medizinischer Wissenschaftlichkeit nicht viel gemeinsam hat, ließe sie sich folgendermaßen interpretieren:

Was bedeutet statistisch gesehen selten? Es ist eindeutig das Gegenteil von häufig. Selten gewinnt ein Mensch im Lotto, bezogen auf die Anzahl der Spieler. Wenn ich eine Pflanzenspezies suche, die selten ist, muß ich schon nach dieser Ausschau halten!

Ist etwas sehr selten, so wird das »selten« nochmal »seltener«. Und verstärkt man das »selten« durch zweimal oder dreimal »sehr«, kommen wir in den Bereich der Unwahrscheinlichkeit. Der Oberarzt brachte mit den Worten zum Ausdruck: »Der Krankheitsausgang ist aus rein medizinischer Sicht unerklärlich und eigentlich unmöglich«. Daß die Unmöglichkeit dennoch eingetreten ist, liegt daran, daß sie »unglaublich viel Schwein gehabt hat«. Das wiederum bedeutet übersetzt: »Es ist nicht zu glauben, wieviel Glück ihre Frau hatte!«

Als ich aus der Klinik heraustrete, glaube ich zu schweben, und als ich in Elizabeths Auto einsteige, haben wir uns erst einmal umarmt. Sie ist die Erste, mit der ich unmittelbar mein Glück teile. Ich berichte ihr auf der Heimfahrt euphorisch von all dem, was ich mit Dir erlebt habe und nachdem sie mich zu Hause abgesetzt hat, gehe ich zuerst ans Telefon. Diesmal ist es Irmtrauts Schwester Marianne in Wien, die von den glücklichen Geschehnissen als nächste erfährt.

Da es früher Abend geworden ist, spüre ich einen riesigen Hunger und wie fast jeden Abend, wenn mir nicht irgendeine gute Seele etwas zum Essen bereitgestellt hat, gehe ich zu Fuß in unsere kleine Dorf-Pizzeria, die mich die vergangenen vierzehn Tage immer bestens versorgte. Heute bestelle ich mir die hausgemachte Lasagne mit Spinat, einem Hauch von Knoblauch und doppelt Käse überbacken zum Mitnehmen.

Auf dem Weg nach Hause gehe ich in sichtbar entspannter Stimmung am schönen Backsteinhaus von Monika und Rüdiger vorbei. Rüdiger sieht mich schon aus einiger Entfernung heranschlendern und bemerkt sofort, daß ich sichtlich erleichtert sein muß. Er strahlt mich über das ganze Gesicht an, als ich ihm erzähle, daß ich Dich heute besucht habe und alles so unfaßbar positiv ist. Wir umarmen uns herzlich. Es gibt nur wenige Männer, die man wirklich schön umarmen kann, Rüdiger ist einer davon. Er lädt mich zu einem herrlich kalten Bier ein. Gerne betrete ich das wohnliche Zuhause, wie so oft in der letzten Zeit.

Während ich hungrig meine Lasagne verzehre, berichte ich den beiden von den guten Neuigkeiten und erzähle ihnen auch von meiner neuartigen Heilbehandlung, der mentalen Osteopathie, die ich regelmäßig bei Irmtraut anwende.

Nach diesem erfüllenden Besuch gehe ich beschwingt die drei Minuten Fußweg zu uns nach Hause. Ich bin wie immer gegen 20.30 Uhr in unserer Wohnung, damit ich noch die entsprechende Behandlung anschließen kann. Denn die Erfahrung zeigt, daß ich innerlich zu müde bin, sollte 21.00 Uhr überschritten werden. Schließlich heißt es, eine Stunde lang diese außerordentliche Konzentration aufzubringen, um die mentale Osteopathie auszuüben. So lebe ich die ganzen Wochen hindurch ein preußisch-diszipliniertes Leben, um allen Aufgaben und Pflichten gerecht zu werden.

Die nächsten Tage verlaufen recht entspannt, und wie es Oberarzt Dr. W. angekündigt hat, wird Irmtraut vier Tage später in die REHA-Klinik entlassen.

Alle abschließenden Untersuchungen fallen positiv aus: Keine Vasospasmen sind aufgetreten, kein Hirnwasseraufstau hat stattgefunden und: Das Blutmeer im Schädelinneren ist zum großen Erstaunen der Fachleute bereits annähernd vollständig resorbiert. Das Infarktgebiet in der rechten Gehirnhälfte beginnt sich, im Rahmen der Ödemrückbildung, deutlicher abzugrenzen.

Von allergrößtem Vorteil für den guten Verlauf bei Irmtraut ist die unerwartet schnelle Resorption des Blutes. Während die Resorption einer derartig großen Blutmenge laut Aussage eines Radiologen normalerweise zehn bis zwölf Wochen in Anspruch nimmt, waren es bei meiner Frau weniger als zwei Wochen! Die einzige Erklärung dafür kann eigentlich nur in der Wirksamkeit der Mentalosteopathie gesehen werden.

Blut an »falscher« Stelle induziert im normalen Fall starke Abbauprozesse und damit Entzündungsreaktionen. Bei ausgeprägten Blutungen im Gehirn können diese durch den langen Zeitraum ihres Abbaus die Nervenzellen der Hirnrinde bis hin zur Zerstörung schädigen. Das führt dann zum gefürchteten Wachkomazustand, weil die äußere Gehirnschicht für unsere bewußten Wahrnehmungen zuständig ist. Weiterhin »verklebt« das Fibrin des Blutes die feinen Hirnhäute und Hirnwasserzisternen, was die Problematik verschlimmert. Die außerordentlich schnelle Resorption bei Irmtraut war somit von großem Vorteil.

Den ersten großen Schritt mit seinen dazugehörigen »Prüfungen« haben wir erfolgreich bestanden und alle bisherigen Widerstände überwunden. Mit Freude, Erwartung und innerer Anspannung blicke ich auf die kommende Zeit, die den endgültigen Ausgang ans Licht bringen wird.

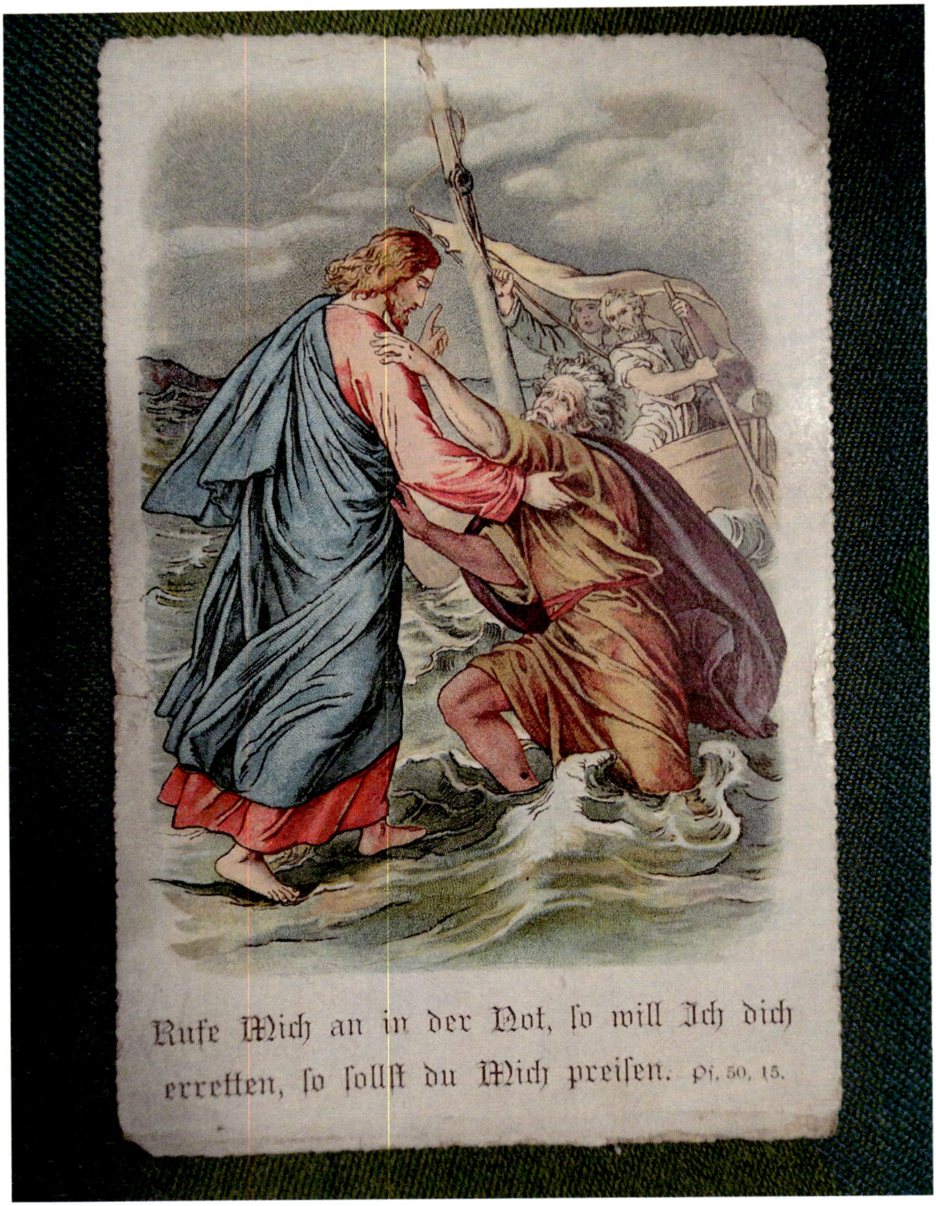

Die »Schicksalskarte«, die zum Schreiben dieses Buches veranlaßte:
»Rufe mich an in der Not, so will ich Dich erretten, so sollst Du mich preisen.«

Ankunft in der Reha-Klinik

Obwohl mich Irmtrauts bisheriger Krankheitsverlauf mit unerschütterlichem Mut und Vertrauen erfüllen sollte, läßt eine innere Anspannung und Sorge nicht nach. Vielleicht ist da schon eine Ahnung in mir präsent, daß bereits in wenigen Tagen ihr Leben ein zweites Mal an einem seidenen Faden hängen wird. Oft sprechen »zwei Seelen in meiner Brust« miteinander: Die eine wird von dem reinen Verstand und rational-medizinischer Logik erfüllt, die andere von spirituellem Wissen und Vertrauen in die Kräfte der geistigen Welt. Beide Seiten in mir ringen gelegentlich um die Vormachtstellung. Der innere Schutzraum muß immer wieder aktiv neu gebildet werden und behält so im allgemeinen die Oberhand. Nach wie vor erhält meine Frau weiterhin jeden Tag zwei Therapiesitzungen von mir, bestehend aus Meditation, Gebet und mentaler Osteopathie.

An einem der letzten Tage in der neurochirurgischen Intensivabteilung der SANA-Klinik kommt es während der Osteopathie meiner Auffassung nach zu einem »Zwischenfall«. Beim Hineinversenken meines astralischen Nervensystems in das von Irmtraut kommt es zu einer »Verhakung«. Ich befürchte, daß dadurch unbeabsichtigt Anteile meiner mentalen Intentionen in ihrer Individualität steckengeblieben sein könnten. Das erfüllt mich mit Sorge, die ich zunächst zu unterdrücken in der Lage bin. Die Praxisarbeit an den Patienten hilft mir, das Erlebnis durch Konzentration auf meine therapeutische Tätigkeit zu »vergessen« bzw. zu verdrängen. In einer Pause gegen Mittag aber schießt es unvermittelt in mein Bewußtsein: Es ergreift mich ein Strom innerer von unten nach oben aufsteigender Hitze, mit dem Gefühl von Angst und Panik: Ich habe plötzlich die Sorge, daß irgendwas mit Irmtraut passiert sein könnte. Ich entschließe mich, auf der Station anzurufen. Der Oberarzt Dr. W. meldet sich am Telefon, ich kläre ihn über meine akute Unruhe auf, ohne die Gründe dafür zu nennen. Er reagiert ausgesprochen verständnisvoll und teilt mir mit, daß alles in bester Ordnung sei. Meine Frau säße gerade in einem Stuhl am Schwesternzimmer, würde die vorbeigehenden Menschen anlächeln, sei soweit orientiert und es gäbe insgesamt tolle Fortschritte. Ich dürfe jederzeit anrufen, wenn ich wieder Ängste hätte. Nach dem Telefonat fällt mir ein Stein vom Herzen. Mein Adrenalinsystem fährt langsam wieder herunter, und ich bin erleichtert, daß sich meine Befürchtung einer eventuellen Verschlechterung durch meinen »ungewollten Therapiezwischenfall« als Irrtum herausstellt.

Ich entscheide mich jetzt aber, die mental-therapeutischen »Eingriffe« in Irmtrauts Gehirn sofort zu beenden, weil ich mir nicht mehr sicher bin, ob sie nicht doch Störungen bewirken können. Schließlich befindet sie sich nicht mehr im

Koma, sondern ist wieder in ihrem Körper zurück, was eine vollkommen andere Situation darstellt.

Nach meinem letzten Besuch bei Irmtraut auf der Intensivstation der Sana-Klinik dauert es noch drei Tage, bis sie trotz Beatmungspflichtigkeit in die nahegelegene Reha-Klinik überführt werden kann. Das ist deshalb möglich, weil diese Einrichtung ebenso über die erweiterten Möglichkeiten einer Intensivstation verfügt. Die neurologisch intensivpflichtigen Patienten werden hier weiterbetreut und langsam, soweit das möglich ist, von der künstlichen Beatmung entwöhnt. Im Falle von Komplikationen können sofort CT-Aufnahmen veranlaßt und im Falle von Gehirnwasserdruckerhöhungen entlastende Lumbalpunktionen vorgenommen werden.

Am 19. Tag schließlich ist es soweit: Gegen Mittag wird meine Frau von der Sana-Klinik abgeholt und in die Intensiv-Reha Klinik überführt.

Ich befinde mich in einem sehr aufgeregten Zustand, als ich am späten Nachmittag in der dortigen intensivmedizinischen Abteilung anrufe. Ein Arzt der mir zur Ankunft und zum Zustand meiner Frau hätte Auskunft geben können, steht nicht zur Verfügung.

Ich kann jedoch mit Frau H., einer berufserfahrenen Pflegeschwester der Abteilung sprechen. »Ja«, sagt sie, »Ihre Frau ist vorhin hier eingetroffen. Ich kann Ihnen aber keine detaillierten Auskünfte erteilen, dazu müssen Sie den Arzt befragen. Ich bin nur die Stationsschwester«.

So wie sie das »nur« ausspricht, überkommt mich ein Mitgefühl. Ich glaube, viele in der Krankenpflege Tätige fühlen sich so. Dabei ist die Pflege an sich eine der wesentlichen Stützen innerhalb der Medizin. Sie ist es, die den Kranken auffängt, ihm in seiner Hilflosigkeit Hülle und Halt gibt und die Würde entgegenbringt, um das Leid zu überwinden. Dadurch kann sich der schwer Erkrankte wieder erheben, ganz Mensch werden.

Bereits am Telefon zeigt sich, daß »unsere Chemie« stimmt. Im Verlaufe unseres Telefonates geht sie schließlich doch auf meine Fragen ein. Ich erlebe an ihr einen Menschen, der in mir den Eindruck von fachlicher Kompetenz, menschlichem Einfühlungsvermögen sowie Ehrlichkeit und Offenheit hinterläßt. Sie berichtet, Irmtraut in Empfang genommen zu haben und daß sie sich bereits an ihrem Intensivplatz befinde. Nach dem Lesen der Befunde sei sie positiv überrascht, die Patientin in einem so guten Zustand zu erleben. Ihre Worte lauten in etwa: »Ich habe den Eindruck, daß ihre Frau unsere Abteilungen ziemlich schnell durchlaufen wird, vorausgesetzt, es treten keine wesentlichen Komplikationen ein.«

Sie weist selbstverständlich darauf hin, daß so etwas immer passieren kann und erwähnt als Beispiel Lungenentzündungen sowie andere schwere Infekte.

Daß mir Frau H. auf meine Nachfrage ihre persönliche Einschätzung so ehrlich mitteilt, rechne ich ihr hoch an. Viele Menschen halten ihre Meinung zurück, »verstecken« sich, lavieren mit ausweichendem Gerede um den Punkt herum. Sei es, weil sie sich selbst nicht vertrauen oder weil sie die Befürchtung haben, etwas »Falsches« zu sagen. Vielleicht ist es auch die Angst, man könnte ihnen später aus der Mitteilung einen Strick drehen.

Das Besondere an einer langen Berufserfahrung ist, daß sie eine ideale Mischung aus theoretischem Wissen und praktischer Erfahrung gewährleisten kann. Dies wiederum ist die Voraussetzung zur Entwicklung einer »therapeutischen Intuition«. Darunter verstehe ich die Fähigkeit, etwas zu erfassen, was man eigentlich noch nicht wissen kann. Sie ist wie eine Vorausschau in die Zukunft und damit ein übersinnliches Phänomen, welches sich der materialistischen Logik entzieht. Intuition ist etwas, das entsteht, wenn man sich auf seine Fähigkeiten verlassen kann und auf die »innere Stimme« horcht. Ein Arzt, der über Intuition verfügt, hat auch heilende Fähigkeiten. Diese kann der Patient mit seiner eigenen Intuition ebenso wahrnehmen und reagiert darauf mit Vertrauen. Es entsteht eine Arzt-Patientenbeziehung, die nicht austauschbar ist, weil zwei Menschen auf einer höheren Ebene miteinander kommunizieren. Dieser Sachverhalt schließt selbstverständlich auch die Ebene der Pflege mit ein.

Ausübende eines therapeutischen Berufes, die sich im oben genannten Sinne »verstecken«, können keine Intuition ausbilden, weil sie nicht lernen, sich auf ihre Wahrnehmungen zu verlassen. Dadurch entsteht ein »sich selbst nicht vertrauen«, was eine chronische Verunsicherung und eine Ängstlichkeit zur Folge hat.

Durch das Telefonat mit Frau H. kann ich mit Beruhigung und Zuversicht in den wohlverdienten Abend gehen. Sie besitzt mein volles Vertrauen, und es erleichtert mich zu wissen, daß sie es auch ist, die Irmtraut in den nächsten Tagen auf dieser Station betreuen wird. Mit einem Arzt zu sprechen habe ich im Moment kein Bedürfnis mehr, die Einschätzung einer erfahrenen Pflegeschwester wiegt ebensoviel.

Es ist ein Glück, daß die Corona-Pandemie-Welle soweit abgeebbt ist, daß die Reha-Klinik ihr vorher striktes Besuchsverbot lockerte. Patientenkontakte sind zweimal wöchentlich zugelassen. Da mir die Besuchstermine auf der Station bereits vorliegen, bin ich voller Erwartung und tiefer Freude auf das »neue« Treffen mit Irmtraut: Es wird bereits morgen sein.

Eine Welt von Bildern

Es ist für mich ein »mutiger« Schritt, die heutige Autofahrt erstmalig alleine zu unternehmen. Der Weg zur Neurochirurgie in Offenbach führte auf einer vielbefahrenen Autobahn durch Großstadtgebiete und damit durch das traurige Bild einer zerstörten Landschaft, vorbei an Baustellen mit seelenentleerten Hochhäusern, Wohnblocks, Logistikzentren. Ich war nicht stabil genug, um diese Eindrücke der von uns geschaffenen desolaten Welt zusätzlich zur seelischen Belastung tragen zu können.

Man erkennt bei heutigen Konstruktionen oder Planungen sofort, daß hauptsächlich der »Zweckgedanke« im Vordergrund steht. Das hat zur Folge, daß der technische Gedanke, welcher der Konstruktion innewohnt, unmittelbar sichtbar wird: Ein großflächiges Logistikzentrum wird in die schönste Naturlandschaft gebaut, weil der Bodenpreis so niedrig und die Autobahn in unmittelbarer Nähe ist. Wird eine Brücke gebaut, zerschneidet sie die Schönheit das Tals, statt Ausdruck davon zu sein, daß im »Überbrücken« etwas Verbindendes liegt. Baut man »modern« in einer Altstadt, ist es en vogue, das »Neue« im gewachsenen Bild der Historie so zu platzieren, daß es einem Fremdkörper gleichkommt.

Es ist Ausdruck eines Zeitgeistes, der den Blick für das Schöne verloren hat. Das war nicht immer so. Meine bevorzugte Zeitepoche in gestalterischer Hinsicht ist der »Jugendstil«. In ihm erlebe ich im Konstruktionsgedanken aller Dinge die Synthese von hoher technischer Fertigkeit einerseits und dem Sinn für menschenfreundliche Ästhetik andererseits. Es gehen technischer Zweck und Schönheitsaspekte eine innige Bindung ein. Betrachten wir das Weltkulturerbe der Rhätischen Eisenbahn in den Schweizer Alpen, so beeindruckt uns nicht nur ihre Haltbarkeit und die technische Umsetzung des Brückenbaus auf höchstem Niveau sondern auch die enorme Schönheit: Diese imposanten Bauwerke fügen sich harmonisch in eine Landschaft ein und »steigern« diese noch, statt sie zu zerstören. Ebenso verhält es sich mit Industriegebäuden, Bahnhöfen, Gebäudekomplexen, Staumauern, Heizkraftwerken, Umspannwerken dieser Zeitepoche: Alles ist neben der Zweckmäßigkeit auch der »Gestaltungsharmonie« geweiht. Das ist darin begründet, das hierin »dem »Geist der Welt« gehuldigt wird, dem »Schöngeist«. Aber das kostet Geld und finanzielle Extraausgaben dieser Art sieht das moderne Prinzip der Zweckmäßigkeit im Allgemeinen nicht vor. So errichten wir heute Bauwerke, die wie »Narbengewebe« in einer einst schönen, jetzt aber zerstörten Landschaft wuchern und deren Haltbarkeit keine hundert Jahre mehr erreichen wird. Aber wen kümmert das schon, wirtschaftlich sind sie bereits nach 25 Jahren »abgeschrieben«. Wo bleibt da die Nachhaltigkeit?

Die Autostraßen zu Irmtraut führen jetzt durch eine schöne Landschaft nordöstlich von Frankfurt, entlang kleiner Dörfer, Felder, Wiesen, Feuchtgebieten und Wälder. Auf dieser Fahrt erlebe ich einen Schwarm von Staren, die sich jetzt im Herbst bereits sammeln, um ihre Reise in den Süden anzutreten. Sie sind, wie viele unserer heimischen Vögel, selten geworden. Wer einmal einen Schwarm von Staren beim gemeinsamen Flug beobachtet hat, kann nur tiefe Bewunderung empfinden, denn sie beherrschen die hohe Kunst perfekter Luftakrobatik und kompliziertester Choreographie. Man kann hier staunend erleben, was der Begriff »Schwarmintelligenz« bedeutet: Der »Gedanke« eines unsichtbaren Geistes lenkt alle Vogelwesen zu einem bewegten Bild am Himmel.

Irmtraut und ich haben in der Vergangenheit immer unsere Fahrten oder Tätigkeiten unterbrochen, wenn uns ein solches Schauspiel begegnete. Dasselbe tue ich auch jetzt, ich halte an und erlebe das Naturwunder für uns beide in großer Freude. Das ist ein gutes Omen!

Auf meiner Fahrt erhalte ich aber noch ein weiteres Geschenk: Es sind mehrere Störche, die sich auf Feuchtwiesen ihre Nahrung suchen. Diese majestätischen Vögel beobachte ich gerne in ihrem spiralförmigen Landeanflug: Vor der Bodenberührung richten sie ihren Oberkörper auf, spreizen vollständig die Schwingenfedern um den Bremswiderstand der Luft zu nutzen, richten dann ihre langen, stelzigen Beine nach vorne und landen sowohl sanft als auch elegant auf dem Boden. Ich assoziiere damit immer die Landung eines Flugzeuges, die für mich neben der Bewunderung dieser technischen Beherrschung ebenso eine Faszination und Schönheit darstellt.

Ich halte kurz an, nehme das Bild in mich auf, schaue mit »unseren« Augen. Ein zweites gutes Zeichen.

Immer wenn Irmtraut Störche sieht, sei es bei der Autofahrt oder während einer Eisenbahnreise, stößt sie unvermittelt ein »Ooooh ... wie schön ... Störche« aus. Wir beide können gemeinsam an diesen Momenten tiefe Freude erleben und diese miteinander teilen. Wenn im Herbst die Zugvögel über unser Haus hinwegziehen, die eine Gefühlstimmung aus Wehmut, Achtung, Dankbarkeit und Liebe aufsteigen lassen, rufen wir einander herbei. Vor mehreren Jahren war ich in der Praxis gerade mit einer Körpertherapie an einem Patienten tätig, als Irmtraut ruft: »Jens, ein riesiger Schwarm von Zugvögeln«. Ich unterbreche daraufhin meine Arbeit und sage dem Patienten, daß ich kurz nach den Zugvögeln schauen werde. Er entgegnet daß er mitkommen wolle, weil er so etwas noch nie gesehen habe. So folgt er mir nach draußen auf die Straße, da hat man die beste Sicht: Irmtraut in ihrer Gartenkleidung, ich in weißer Praxisbekleidung und der Patient ... in lediglich strahlend weißer Unterhose. Es sei dazugesagt, daß er mit 50 eine tolle Figur hat, sonnengebräunt ist und richtig gut dasteht! So schauen wir alle drei in den Himmel, bewundern die mutigen Weitreisenden und wünschen ihnen Glück. Für einen Beobachter wäre das gewiß ein origineller, lustiger Anblick gewesen.

Nach 40 Minuten entspannter Überlandfahrt bin ich in der Klinik angelangt, es erfolgt die Personenkontrolle mit dem Ausfüllen der Corona-Formulare, anschließend darf ich in die Intensivabteilung eintreten. Nach ausführlicher Händedesinfektion, Überstülpen eines Schutzkittels sowie Anlegen einer Kopfhaube und eines Mundschutzes, werde ich an Irmtrauts Bett geführt.

Du bist alleine im Zimmer und hast einen Fensterplatz, Dein Blick ist nach draußen gerichtet. Ich sage »Mizzi, ich bin da!« Du drehst Deinen Kopf und lächelst mir zu. Ich trete an Dein Bett, ziehe schnell die Maske vom Mund und wir küssen uns innig.

Ich setzte mich so neben Dich, daß mein Rücken der Zimmertüre zugewandt ist und vorbeigehende Pflegerinnen und Pfleger nicht sofort sehen, daß ich meine Maske nicht direkt vor dem Mund trage. Als ich Dir das erkläre, machst Du wieder die typisch ablehnende Handbewegung was Corona angeht. Ich streichele Deinen Kopf, aus dem nun der Drainageschlauch entfernt ist und nur noch ein Pflaster die geschorene Kopfoberfläche bedeckt. Wir legen unsere Köpfe zusammen, halten unsere Hände und verweilen einen Moment. Meine Seele fühlt sich zu Hause: Dein mir so bekannter Duft weitet mein Herz. Stille, Ruhe und Glück erfüllen uns.

Nach einer Weile öffne ich schließlich die mitgebrachte Tasche und zeige Dir nacheinander den Inhalt. Ich habe einen Blumenstrauß aus Deinem Garten mit Wicken, Kornblumen, Calendula, Mohn, Beinwell, Schleierkraut und Rosen in einer Vase zusammengestellt. Das zeigt Dir, was zur Zeit alles blüht. Du nimmst ihn in die Hände und betrachtest alles in der von Dir gewohnten Innigkeit. Du lächelst mich an, streichelst mein Gesicht. Leider muß ich den Strauß später wieder mit nach Hause nehmen. Da es sich um eine Intensivstation handelt, sind Blumen hier nicht gestattet.

Wir haben die Einschränkung, daß Du sprachlich nicht mit mir kommunizieren kannst. Deine Versuche mir etwas mitzuteilen, kann ich leider nicht verstehen. Du bewegst Lippen und Mund zu Worten, aber trotz meines Bemühens erschließt sich mir der Inhalt nicht. Noch ist die Luftröhre »geblockt«. Wir beugen uns Deiner Sprachlosigkeit. Ich kann Dir erzählen und Du antwortest mit Kopf- und Handzeichen sowie Mimik.

Ich biete Dir einen DIN-A 4 Malblock mit grünem Edding-Stift an, damit Du die Nachricht aufschreiben kannst. Hier erfolgt eine Deiner typischen Gesten: Du nimmst den Malblock, betastest das Papier. Es erfolgt eine verneinende Geste, weil Dir das Papier offensichtlich zu wertvoll erscheint, um mit einem schnöden Edding beschriftet zu werden, statt der Malkunst zu dienen. Das ist so typisch für Deine Art der Sparsamkeit, anerzogen in der Kinderstube: Bloß nichts kaputtmachen oder gedankenlos gebrauchen. Da werden keine Ausnahmen gemacht. Die Schule der Nachkriegssparsamkeit hat sehr lange Schatten.

Dann führe ich Dir auch die schönen Kleidungsstücke und Schuhe vor, die sonst zu Hause an Deinem Altartisch über dem Stuhl drapiert sind und sage: »Das wirst Du alles wieder tragen können, mein Stern. Es ist ein großes Wunder, daß es Dir so gut geht.«

Wieder erzähle ich, was geschehen ist und wieder schaust Du mich mit großen, entsetzten Augen an, die sich mit Tränen füllen.

Noch immer weiß ich nicht ganz genau, ob Du auch wirklich alles verstehst und erinnerst, denn bei dem großen Ausmaß der Hirnblutung und der beiden Hirninfarkte muß ein kognitiver Defekt irgendeiner Art und Weise eigentlich angenommen werden. Wie aber findet man das heraus, wenn unser wesentliches Instrument menschlicher Kommunikation, die Sprache, nicht zur Verfügung steht?

Als nächstes greife ich erneut in die mitgebrachte »Wundertüte« und hole einen Stapel Fotos heraus. Ich zeige Dir Abbildungen unserer Freunde, Aufnahmen von Festen oder gemeinsamen Aktivitäten, alles scheinst Du wiederzuerkennen. Aber meine Unsicherheit besteht immer noch, es könnte sich vielleicht auch um Reaktionen aus Empathie handeln.. Ich verhalte mich wie der ungläubige Thomas, dem die sicheren Bestätigungen nicht ausreichen und der den absoluten Beweis benötigt, um endgültig sicher zu sein.

Diesen absoluten Beweis schenkst Du mir schließlich, und danach habe ich Gewißheit ohne jeden Zweifel: Ich suche ein Foto heraus, das Dich am Strand des Fort-Zachary-Taylor-Stateparks in Key-West/Florida zeigt. Hier liegst Du im Schatten eines Baumes, dennoch glitzert der mit farbigen Glasperlen ornamentierte Bikini in den wenigen Sonnenstrahlen. Im Hintergrund sind Umrisse von Palmen erkennbar sowie das unbeschreibliche Türkisblau des Meeres.

Key-West ist die letzte Insel der Florida Keys, wird bereits zu den nördlichen Karibikinseln gerechnet und ist der südlichste geographische Ort der USA. Hier erleben wir seit 1987 unser persönliches Paradies auf Erden. Die Stadt mit ihren schönen viktorianischen Häusern in »Old-Town« ist seit 20 Jahren regelmäßig für vier bis sechs Wochen unsere Heimat in der beginnenden deutschen Winterzeit.

Als Du dieses Bild erblickst, reagiert Deine Seele mit all ihrer Ausdrucksmöglichkeit: Es erstrahlt das ganze Gesicht in voller Freude und Wachheit, Du setzt Dich aufrecht, hebst die rechte Hand und zeigst mit dem Daumen nach oben. Du weist mit dem Zeigefinger der linken Hand auf das Foto, nickst begeistert mit dem Kopf und bringst zum Ausdruck: Dort fahren wir wieder hin! Dasselbe wiederholt sich mit weiteren Key-West-Fotos. Was eine Freude ... für uns beide.

Nach vorherigem Einverständnis der Stationsleitung befestige ich einige Fotos mit Tesafilm an der Wand gegenüber Deinem Bett und gestalte eine Galerie, damit Du etwas zu betrachten hast.

Meine »Lieblingsintensivschwester« Frau H. kommt herein, sie bemerkt die Vielseitigkeit der Fotos und die darauf ersichtliche künstlerisch-ästhetische Originalität Deiner Bekleidungen. Wir unterhalten uns entspannt und unbefangen über das besondere geistig-seelische Band, das Irmtraut und mich seit jeher verbindet, und ich drücke ihr gegenüber meine große Beruhigung aus, sie als kompetente Betreuung an der Seite meiner Frau zu wissen. Erneut bestätigt sie den positiven Eindruck, den sie gestern bei der Übernahme gewonnen hat. Weiterhin berichtet sie, daß Du im »Weaning« schon jetzt weit vorangeschritten seiest und bereits mehrere Stunden pro Tag ohne Assistenz der Maschine selbstständig atmen würdest. »Weaning« ist die Bezeichnung für das entsprechende Training zum Aufbau der Atemmuskulatur. Ein Patient kann erst dann auf die nächste Station verlegt werden, wenn er zwei Tage selbständig und ohne Beatmungsassistenz zu atmen in der Lage ist.

Frau H. bittet dann darum, meinen Besuch zu beenden, sie würde sich demnächst um Deine Pflege und Vorbereitung zur Nacht kümmern wollen. Sie gibt uns aber genügend Zeit zum Abrunden des Besuches. So spreche ich für uns noch ein gemeinsames Gebet, es erfolgt unsere innige Umarmung, ein Kuß zweier sich Liebender, ein Winken zum Abschied ... dann verlasse ich Dich wieder, mit frohem Herzens einerseits und doch mit einer Sehnsucht.

Im Anschluß an den beglückenden Besuch bei Irmtraut folgt das verabredete Gespräch mit dem Stationsarzt in seinem Zimmer. Aufgrund seiner offensichtlichen Unerfahrenheit erweist es sich als äußerst unergiebig. Der freundliche, junge Mann hat die Wurzeln seiner Herkunft im selben Land wie meine Mutter, in Rumänien. Das ist eine Brücke, die seiner Unsicherheit einen gewissen Halt gibt. Er scheint auf das Gespräch nicht vorbereitet zu sein, denn er nennt ein falsches Einweisungsdatum und ist auch in Bezug auf die Krankengeschichte nicht informiert. Es ist ihm nicht möglich, mir nur eine Frage zu beantworten, ohne einzuwenden: »Das muß ich den Oberarzt fragen« oder »das muß ich mit dem Oberarzt besprechen«.

Eine wesentliche Frage, die er als »Stationsarzt« auf jeden Fall beantworten müßte, betrifft die verschiedenen Stationen, die Irmtraut zu durchlaufen hat. Er kann weder über durchschnittliche Liegezeiten noch über Therapieziele und Behandlungsstrategien der einzelnen Stationen eine Aussage machen.

Insgesamt gibt es für Irmtraut bis zur Entlassung in dieser Rehaklinik drei Abteilungen zu durchlaufen:

Auf der eben erwähnten Intensivabteilung gilt es, die körperlichen Funktionen weiterhin zu stabilisieren sowie durch Trainingsprogramme die von der Eigenaktivität entwöhnte Atemmuskulatur wieder so weit zu stärken, daß eine vollkommene Unabhängigkeit von der Beatmungsmaschine garantiert ist. Das dauert gemäß allgemeiner ärztlicher Schätzung 3–4 Wochen.

Für den zweiten Abschnitt erfolgt die Verlegung auf eine andere Station. Neben einem 24-Stunden-Monitoring steht hier im Vordergrund, den Patienten wieder an die eigene Nahrungsaufnahme zu gewöhnen. Dazu werden mehrmals die Schluckreflexe auf ihre physiologische Korrektheit hin getestet, gegebenenfalls das Schlucken trainiert. Das ist sehr wichtig, denn ist der Schluckvorgang gestört, können Nahrungsmittel oder Getränke in die Luftröhre bzw. Bronchien aspiriert werden, was gefährliche Pneumonien hervorrufen kann.

Weiterhin ist es Ziel, die Atemkanüle aus der Luftröhre zu entfernen, was allerdings erst dann stattfindet, wenn der Patient richtig schlucken kann. Denn sollte es zu einer beatmungspflichtigen Pneumonie kommen, wird die verschlossene Trachealkanüle wieder aktiviert, um einen Beatmungstubus einzuführen.

Zudem werden durch Krankengymnastik allgemeine Mobilisierungen durchgeführt. Für das Durchlaufen dieses zweiten Schrittes werden im Allgemeinen drei Wochen benötigt.

Der dritte und letzte Schritt innerhalb dieser Klinik erfolgt dann in der eigentlichen Reha-Abteilung. Hier erhalten die von neurologischen Defiziten betroffenen Menschen Anleitung, Hilfe und Training, um später ins Leben zurückzukehren. Da die Patienten im wortwörtlichen Sinn bis hier komplett »gepampert« sind, werden die Toilettengänge geübt und die Blase vom Katheter entwöhnt. Es gilt, die muskulären Körperkräfte im Training wieder aufzubauen. Betroffene mit Sprechproblemen erhalten Logopädie. Ziel ist es, alle verbliebenen Ressourcen zu aktivieren und zu nutzen, daß die Patienten so gut es irgend geht, in ihren »neuen« Lebensalltag entlassen werden können. Die Verweildauer auf dieser Station kann stark variieren, von wenigen bis sehr vielen Wochen.

Was ich hier in wenigen Sätzen als Therapieziel und zielführendes Konzept der einzelnen Stationen skizziert darstelle konnte mir der Stationsarzt auch auf wiederholte Nachfrage nicht vermitteln.

Zu meiner Studienzeit gab es den sogenannten »Arzt im Praktikum«: Hatte man das dritte Staatsexamen bestanden, erhielt man nicht sofort im Anschluß daran die ärztliche Approbation. Stattdessen war zuerst ein 18 monatiger ärztlicher Praktikumsdienst abzuleisten. Erst nach dieser Tätigkeit erhielt man die Anerkennung durch die Ärztekammer und konnte »Stationsarzt« werden. Als »Arzt im Praktikum« sammelte man viele notwendige Basiserfahrungen, um »Stationsarzt« sein zu können. Die gegenwärtige Studienordnung erteilt den Studierenden nach bestandenem Medizinabschluß sofort die Approbation, ohne daß der Student über eine eigenständige Erfahrung verfügt.

Mehrere Tage lang bemühe ich mich um ein telefonisches Gespräch mit einem der Oberärzte und bitte um eine Terminvergabe bzw. einen Rückruf. Wegen starker Arbeitsbelastung des Ärzteteams kommt es aber nicht dazu.

Ein Kompetenzgespräch habe ich erstmalig am Ende des achten Tages, weil Irmtraut bereits am Tag darauf auf die nächste Station verlegt werden soll. Hierbei unterrichtet mich der Arzt über den überaus positiven Verlauf auf seiner Station sowie die Kontrolluntersuchungen, die sehr zuversichtlich zu werten seien: Irmtraut hat keine weiteren Epilepsien entwickelt, der Hirnwasserdruck zeige sich stabil und normal, die Schwellungen im Infarktgebiet seien weiterhin rückläufig. Es sei nur noch eine sehr geringe Menge von Restblut im fronto-temporalen Marklager des Gehirns nachweisbar. »Wenn das vollständig resorbiert ist, wird sich wahrscheinlich die Symptomatik Ihrer Frau nochmals verbessern«, sagt er. Ich frage ihn, was er damit meine, denn ich finde ihren Zustand nach dem Geschehen mehr als spektakulär gut! Auf die Vorgeschichte geht er nicht weiter ein, begründet aber seine Aussage mit einem »Abschlußgespräch« das er mit ihr geführt habe. Dabei seien ihm gewisse Verwirrungen und Desorientierungen aufgefallen.

Er ist also der erste Arzt, der nach dem schweren Unfall ein Gespräch mit Irmtraut haben konnte, etwas, das mir erst eine Woche später möglich sein würde. Denn zum Sprechen muß die Luftröhrenkanüle »entblockt« werden. Der »Block« entsteht dadurch, daß neben dem Trachealtubus ein weiteres Röhrchen verläuft, an dessen äußerem Ende Luft unter Druck durch ein Ventil eingebracht wird, wodurch sich am inneren Ende ein Ballon aufbläst, der die Luftröhre nach oben hin verschließt. Dadurch wird ermöglicht, das der Patient zwar in die Lungen atmen kann, es im Falle des Verschluckens aber nicht zur Aspiration von Flüssigkeiten oder Nahrung kommt, was schwere Lungenentzündungen nach sich zieht.

Wird die Trachealkanüle entblockt, wird die Luft aus dem Ballon entlassen, sodaß der normale Atemweg via Kehlkopf durch den Mundraum wieder frei ist, was ein Sprechen erst möglich macht.

Im besagten »Abschlußgespräch«, so berichtet der Arzt, habe die Patientin von einem alten orangefarbenen Cabriolet erzählt, mit dem sie nun losfahren wolle, um noch etwas einzukaufen. Die Erzählung kommt ihm etwas verrückt vor und er bewertet die Aussagen seiner Patientin als reine Phantasie. Wobei die Aussage mit dem PKW der Realität entspricht: Meine Frau fährt seit Jahrzehnten ein orangefarbenes 1974er Peugeot-Cabriolet. Damit jetzt einkaufen zu fahren, zeugt allerdings von einer Verwirrung und Fehleinschätzung der Situation.

Diese Desorientierung wird nicht mit der neuen Station kommuniziert, was nach meiner medizinischen Einschätzung sehr wichtig gewesen wäre. Zumal es sich um eine Patientin nach schwerer Hirnschädigung mit zweiwöchigem Koma handelt, bei der schlimmste Folgen zu erwarten waren. Denn es muß in einer solchen Klinik unbedingt als bekannt vorausgesetzt werden, daß solche Patienten dazu neigen, ein sogenanntes »Durchgangssyndrom« zu entwickeln. Es ist davon auszugehen, daß die Beobachtung des Arztes bereits die ersten Anzeichen davon waren. Durchgangssyndrome sind in schweren Fällen medikamentös behandlungsbedürftige psychische Erscheinungen. Irmtraut wird im weiteren Verlauf ein solches Syndrom in schwerer Form entwickeln, das jedoch unverständlicherweise von der Klinik nicht erkannt und diagnostiziert wird. Dazu aber später.

Sie spricht mit mir

Bereits einen Tag nach der Verlegung auf die neue Station erhalte ich eine Besuchserlaubnis. Nachdem das bekannte Prozedere der Einlaßkontrollen abgeschlossen ist, betrete ich die Station, wie gewohnt in starker Aufregung. Du liegst hier, wie alle Patienten, in einem Einzelzimmer, der Kopfteil des Bettes ist Richtung Fenster gelegen. Das ist schade, denn so kannst Du nicht in die Natur hinausblicken. Stattdessen schaut man zwangsläufig zur entgegengesetzt gelegenen Schiebetüre. Ist diese geöffnet, sieht man auf den Gang der Station sowie die Fenster des Pflegestützpunktes.

Beim Betreten des Zimmers fallen mir die weiteren sichtbaren Fortschritte auf. Zwar hast Du noch die Trachealkanüle im Hals fixiert, aber es ist keine Atemmaschine mehr daran angeschlossen. Das Aufgebot an technischen Geräten ist deutlich reduziert. Es sind dennoch genügend Kabel und Schläuche sichtbar. Mit Kabelverbindungen werden Deine Vitalparameter wie Sauerstoffsättigung, Puls und Atmung fortwährend kontrolliert, über den Nasenschlauch wird die Ernährung sichergestellt und der Blasenkatheter ist auch noch vorhanden.

Voll Freude komme ich auf Dich zu. In der Hand halte ich einen schönen bunten Blumenstrauß, der heute morgen vor der Praxistätigkeit frisch im Garten geschnitten wurde. Dieser darf nun bei Dir im Zimmer verbleiben, weil es sich ab jetzt nicht mehr um eine Intensivstation handelt.

Die Begrüßung fällt deutlich anders aus, als von mir erwartet: Statt herzlicher Freude Deinerseits erfahre ich Vorwurf und Ärger, aber das beglückende für mich ist dennoch: Du sprichst mit mir!! Zwar etwas heiser und kratzig aber trotzdem deutlich und verständlich. Ich bin ganz von den Socken und sage: »Mizzi, wie schön daß Du wieder sprechen kannst!«

Dein Vorwurf und Ärger betrifft die Tatsache, daß wir uns in Deiner Phantasiereise gemeinsam auf der Hochzeit von einer Pflegerin der jetzigen Station in einem nahegelegenen Ort befunden haben, von dem ich ganz plötzlich ohne etwas zu sagen, verschwunden war: Ich habe Dich in Deiner Vorstellung im Stich gelassen. Du erzählst mir, wie sehr Du nach mir gerufen habest: »Jens, Jens, wo bist Du? Aber da war nicht mein Jens! Du warst einfach weg, hast mich hier sitzen lassen, ohne zu sagen wohin Du gehst. Ein Telefon hatte ich auch nicht, von dem ich Dich hätte anrufen können. Du hast mich ganz mies behandelt, hast mich sitzen lassen, als ob ich Dreck bin.«

So einen Vorwurf hat mir meine Frau in den 34 Jahren unseres Zusammenseins noch nie gemacht. Ich muß erstmal schlucken und tief Luft holen, denn obwohl mir bewußt ist, daß diese Worte nicht ihren klaren Sinnen entspringen, trifft es erst einmal im Herzen. Die Enttäuschung über mein Fehlverhalten sitzt bei ihr sehr tief und schon nach wenigen Versuchen der Klärung wird mir klar, daß es keinen Sinn hat, die Situation richtigstellen zu wollen. Denn Du befindest Dich nach Deiner Vorstellung nicht in einer Klinik, sondern bei uns zu Hause. Und auch nicht in unserer Wohnung, sondern bei unserem Mitbewohner Tyll einen Stock weiter oben in dessen Dachwohnung.

In Bezug auf Deine Fehlwahrnehmung ist der Vorwurf mir gegenüber sehr berechtigt: Natürlich wäre es richtig gewesen Dir mitzuteilen, daß ich die Hochzeit verlasse statt stillschweigend zu verschwinden und Dich warten zu lassen. Wie sich später herausstellen wird, hast Du bei der Körperpflege ein Gespräch mitbekommen, in welchem eine Pflegerin ihrer Kollegin von der bevorstehenden Hochzeit erzählte. Anscheinend warst Du daran so Anteil nehmend, daß wir beide in der Welt Deiner Phantasie Teil der geladenen Hochzeitsgäste wurden.

Ich bemühe mich zunächst darum, Deine Gunst wiederzuerlangen. Ich erkläre Dir, daß es sich um ein Mißverständnis handeln muß. Daß Du doch meine Liebste bist und weißt, daß ich immer für Dich da bin. »Mizzi«, sage ich, »es ist ganz schlimm, wenn man sich so alleinegelassen fühlt. Das tut mir sehr leid«.

Ich kann sagen, daß es mir auch wirklich leid tut, obwohl ich all das, was sie mir vorwirft, gar nicht getan habe. Es ist ein merkwürdiges Gefühl, wenn man alles Menschenmögliche für den Anderen geleistet hat, davon ziemlich erschöpft ist und dann den Vorwurf erhält, ihn im Stich gelassen zu haben. Ich habe in dem Moment gedacht, wie das wohl wäre, wenn ich eine Frau zurückerhalte, die Fehlwahrnehmungen dieser Art nun für immer hat. Bei dieser Vorstellung überkommt mich ein Schauer von Angst, der aber von dem Gefühl der Zuversicht schnell überdeckt wird.

Es dauert etwa 45 Minuten, bis wir das Mißverständnis »geklärt« und sich die Wogen geglättet haben. Es treten Ruhe, Frieden und Vertrauen in ihre Seele, und wir können in gewohnt herzlicher Zugewandtheit die Köpfe aneinanderdrücken.

In einem weiteren Versuch bemühe ich mich darum, ihr den Aufenthaltsort nahezubringen, aber sie besteht felsenfest auf ihrer Version: Sie ist bei Tyll in einem Krankenbett, wo man sich um sie kümmert und unten, ein Stockwerk tiefer, wohnen wir. Und weil ich es nicht weit habe, bittet sie mich darum, uns von unten doch eine schöne Tasse frisch gebrühten Kaffee ans Bett zu bringen.

Seit wir uns kennen, ist die »Tasse Kaffee« ein wesentlicher »kultureller« Bestandteil des Tages. Es verging bisher kaum ein Morgen unseres gemeinsamen Lebens, an dem nicht einer von uns einen frisch gebrühten Kaffee in die Retro-Sarotti-Tassen einfüllt, mit etwas Zucker und geschäumter flüssiger Sahne verfeinert und diese ans Bett bringt. Das ist unser Ritual, seit 35 Jahren. Dann sprechen wir über dies und das, wie wir unseren Tag gestalten wollen oder was uns sonst so in den Sinn kommt. Wenn wir abends zusammen ins Bett gehen, wobei es meistens eher Mitternacht ist, freue ich mich bereits auf die wohlschmeckende Tasse Kaffee am nächsten Morgen. Ebenso haben wir meistens eine Kaffeepause mit einem Stück Kuchen am Nachmittag, wo wir uns miteinander austauschen.

Nun wünscht sich meine Herzdame also eine Tasse Kaffee ans Bett, einen Wunsch, den ich ihr liebend gerne erfüllen würde, wäre da nicht das ausdrückliche Verbot der Stationspfleger. Denn bevor die Patienten wieder trinken und essen dürfen, muß in zwei voneinander unabhängigen Tests überprüft werden, ob das Schlucken einwandfrei funktioniert. Ist das nicht der Fall, kann Flüssigkeit oder Nahrung in die Luftröhre statt den Magen gelangen, was wie bereits erwähnt, lebensbedrohlich sein kann.

Ich versuche Dir also zu erklären, daß Du jetzt nichts trinken darfst, weil die Schluckuntersuchung noch nicht vollständig abgeschlossen ist. »Mizzi«, sage ich, »mit gemeinsamem Kaffeetrinken mußt Du Dich noch etwas gedulden«. »Aber ich habe heute morgen etwas getrunken, ganz sicher«, ist Deine Antwort. Ich frage einen Pfleger, der gerade unser Zimmer betritt. Er verneint Deine Aussage zunächst. Aber Du bestehst darauf und weist mit der Hand auf einen Becher, der zur Hälfte mit einer blauen Flüssigkeit gefüllt ist. »Da ist doch der Becher, aus dem ich getrunken habe!« Das wiederum bestätigt der Pfleger, es sei die Kontrastflüssigkeit, mit der der Schlucktest durchgeführt würde. Soweit er wisse, sei dieser erfolgreich verlaufen. Es müsse aber erst noch der zweite Test stattfinden, erst wenn dieser das erste Ergebnis bestätigt, würdest Du die Eß- und Trinkerlaubnis bekommen. »Na also«, denke ich, »so großen Unsinn behauptet Irmtraut ja nun auch nicht«, und bin beruhigt.

Aber Dein Wunsch nach Kaffee ist nicht zu stillen: »Bitte hole mir eine Tasse von unserer Küche, es ist doch nicht weit!« Irmtraut verhält sich wie ein kleines Kind, das unbedingt sein sehnlichstes Verlangen erfüllt sehen will. »Ich will jetzt Kaffee!« Meine Versuche, sie abzulenken, gelingen nur unbefriedigend. Ich betupfe stattdessen ihren Mund und die Lippen mit einem Wattestäbchen, das mit Wasser getränkt ist.

Doch dann kommt mir der geniale Einfall: Ich habe wie jedes Mal zu den Besuchen ein Glas mit Schraubdeckelverschluss dabei, das ich zu Hause mit Wasser und Salbei-Extrakt befülle. Auch eine Zahnbürste ist eingesteckt. Damit machte ich bereits während der letzten Besuche, wenn Irmtraut wach war, die Mundpflege. Ich biete ihr an, wieder die Zähne zu reinigen, damit sie sich besser fühlt, und gerne nimmt sie das Angebot an, da die Arme immer noch recht schwach beim Heben sind. Sie ist dabei allerliebst: Wie ein kleines Kind öffnet sie den Mund und arbeitet mit, wobei die Zahnbürste im besagten Glas immer wieder ausgespült wird. Die stattgefundene Reinigung läßt den Wunsch nach Kaffee sofort erlöschen: Dieser frische Geschmack im Mund von Salbei-, Minz- und Rhataniaextrakten und ein koffeinhaltiges Getränk im Anschluß ... nicht bei meiner Frau. (Im Gegensatz zu mir)

Jetzt können wir uns wieder anderen Dingen zuwenden: Wir schauen uns Fotos an, und mit ihrer noch kratzenden und verschwommenen Stimme gibt sie Kommentare ab. Einige der Abzüge befestige ich wieder mit Klebeband an der sonst steril gehaltenen weißen Wand.

Mit einem großen, ornamentierten farbigen Tuch verdecke ich den Fernseher, der links-oben an der Wand mithilfe eines Metallarms befestigt ist. Über das Tuch befestige ich ein gerahmtes Bild mit der mittelalterlichen Darstellung des Erzengels Michael. Es zeigt, wie er mit dem Feuerschwert den Drachen auf den Boden zwingt, ohne ihn zu töten.

Deinen Beistelltisch »schmücke« ich mit einem Foto des Auferstandenen, ein Ausschnitt aus dem bekannten Grünewald-Altar-Gemälde, dessen Original in Colmar zu besichtigen ist. Daneben stelle ich auf ein Stück Samtunterlage einen recht großen solitären Bergkristall. Eine kleine Flasche Rosenöl zur Pflege Deines Gesichtes ist auch dabei. Das kleine Arrangement mutet beim Anblick liebevoll, seelisch zentrierend an und gibt dem haltsuchenden Blick in einem unpersönlichen, von medizinischer Sterilität geprägten Raum einen kraftspendenden Ruhepunkt.

Eigentlich ist meine Besuchszeit bereits abgelaufen, und ich bereite mich langsam darauf vor, meinen Weg nach Hause anzutreten. Da fällt Dir ein, daß ich doch bitte den Eimer mit den frisch gepflückten Brombeeren mitnehmen möge. »Welche Brombeeren?« frage ich. »Die stehen da oben auf dem Rollwagen, ich habe die Pfleger schon mehrmals darum gebeten, sie doch in den Kühlschrank zu stellen, aber das haben sie noch nicht getan. Bestimmt sind einige inzwischen nicht mehr gut.« Während ich auf den milchig-durchsichtigen Eimer zugehe der offensichtlich keine Früchte enthält, wohl aber mit einer blauen Flüssigkeit gefüllt ist, frage ich Irmtraut, woher die Brombeeren kommen würden. »Die habe ich aus Spanien mitgebracht. Ich hörte in einer Radiosendung, daß man herrliche Brombeeren an einem bezaubernden Steilhang am Meer ernten könne und bin sofort dahin. Es war wirklich sehr schön, ich habe uns einen Eimer voll mitgebracht!«

Ich bringe den Eimer zu Dir ans Bett und sage: »Mizzi, hier sind keine Brombeeren drinnen, das sind Hygienetücher zum Abwischen«. »Nein, das stimmt nicht, was ist denn dann so blau?« »Das ist die Farbe der Desinfektionsflüssigkeit, mit der die Tücher getränkt sind.« »Nein, das kann nicht sein, gib den Eimer mal her!« Du setzt Dich aufrecht hin, nimmst den Eimer in die Hände und inspizierst ihn selbst. Auch ziehst Du eines der aus dem Deckelschlitz herausragenden Einmaltücher heraus. »Die Brombeeren müssen da drinnen sein, schließlich habe ich die da selbst reingetan. Mach den Eimer doch mal auf, die müssen da drinnen sein!« »Der Eimer ist verschweißt, der geht nicht auf! Schau genau hin: Hier siehst Du die Hygienetücher und wie sie in einer blauen Flüssigkeit liegen.« Ich schwenke den Inhalt mehrmals, sodaß der Pegelwechsel der Flüssigkeit zu verfolgen ist.« Komisch,« sagst Du, »ich kann mir das nicht erklären. Vielleicht wurden die Brombeeren inzwischen auch weggeworfen, weil sie nicht mehr gut waren!« Ich stelle den Eimer auf den Rollwagen mit den Pflege- und Versorgungsutensilien zurück und überlege mir, wie es nun weitergehen soll.

Da sich bezüglich des gegenwärtigen Aufenthaltsortes immer wieder Deine Verwirrung offenbart und das zu Konflikten führt, die schwer zu lösen sind, entschließe ich mich dazu, Dir ein eigenes Mobiltelefon zu besorgen. Mit dem kannst Du mich dann jederzeit anrufen.

Die Idee trifft bei Dir auf Unverständnis: »Wozu benötige ich ein Telefon, schließlich bist Du doch nur ein Stockwerk unter mir! Du kannst doch einfach zu mir hochkommen, wenn ich rufe! Dafür braucht man doch kein Telefon.« »Aber mit dem Telefon kannst Du mich auch erreichen, sollte ich mal unterwegs sein und Dich nicht hören können. Das ist doch gut für uns beide!« Der Vorschlag scheint von Dir akzeptiert zu werden, und so verspreche ich, morgen eines vorbeizubringen.

Die Besuchszeit ist bereits sehr überschritten und ich bekomme eine Aufforderung des Personals, bald zu gehen. So ist es nun wieder Zeit zum Abschied. Nach einem Gebet umarmen und küssen wir uns, ich streiche Dir liebevoll über Gesicht und Stirne. Dabei fällt mir sofort auf, das diese sehr heiß und etwas feucht erscheint ... Was noch niemand in diesem Moment ahnen kann ist, daß Du in wenigen Stunden schwer an einem uroseptischen Infekt und einer Lungenentzündung mit hohem Fieber erkranken wirst und ein weiteres Mal nur knapp dem Tod entrinnst.

Als ich schweren Herzens Dein Bett verlasse, wir winken uns an der Zimmertüre nochmals zu, gehe ich zum gegenüberliegenden Pflegestützpunkt und spreche mit einem der Pfleger. Auch dort ist bereits der Anstieg der Körpertemperatur aufgefallen, man habe schon Paracetamol zur Temperatursenkung verabreicht.

Ich kündige weiterhin beim Pflegestützpunkt an, daß ich meiner Frau morgen ein Mobiltelefon vorbeibringen werde, damit sie mich anrufen kann. Die Antwort des Pflegers erstaunt mich sehr: »Wollen sie sich das wirklich antun? Ihre Frau wird womöglich ununterbrochen bei ihnen anrufen und das auch nachts!« Ich antworte in einer Stimmlage, die meinen Ärger über eine solche Äußerung nicht verbirgt: »Dann ruft mich meine Frau eben ununterbrochen an, wenn das ihrem Bedürfnis entspricht. Das ist nicht Ihr Problem.«

Anschließend verlasse ich die Klinik, es ist inzwischen später Nachmittag geworden. Mein Herz ist voll von Gefühlen der Liebe zu Dir, der Dankbarkeit für das größte Geschenk meines Lebens, aber auch der Sorge und einer inneren Unruhe. Es ist erstaunlich, was ein Organ wie das Herz, welches innerhalb der Medizin ausschließlich die Funktion einer Saug-Druckpumpe zur Aufrechterhaltung des Blutkreislaufes zuerkannt bekommt, an Gefühlsverarbeitung zu leisten vermag. Denn jedes menschliche Organ hat neben seiner rein biologischen Bedeutung noch eine andere: Es ist auch Sitz einer höheren geistig-seelischen Fähigkeit.

Mein verehrter langjähriger Lehrer Dr. med. Otto Wolff, ein wahrer Arzt, Wissenschaftler und Universalist erster Güte, begann damals in den 80er Jahren den Vortrag über das »Herz als spirituelles Organ« mit: »Sehr geehrte Damen und Herren, ich begrüße sie zu dem heutigen Abendvortrag sehr pumpig.« Diese Einleitung machte die Absurdität der rein mechanistischen Betrachtungsweise des Herzorgans deutlich.

Wieder am »seidenen Faden«

Es ist ein Mittwoch, der 33. Tag nach der Hirnblutung. Eigentlich will ich meiner Frau wie versprochen ein Mobiltelefon bringen, damit wir uns miteinander unterhalten und austauschen können.

Ich habe alles gut vorbereitet und bin zwischen zwei Patiententerminen zu einem Elektrohandel geeilt. Dort erwerbe ich eines mit großer Displayfläche und einfach zu bedienender Tastatur. Der Akku ist voll aufgeladen, das Telefon auf Empfang gestellt und mit einer Prepaid-Karte versehen, die es Irmtraut ermöglicht, stundenlang zu telefonieren. Auf einer der großflächigen Schnellwahltasten habe ich meine Nummer programmiert.

Am späten Nachmittag fahre ich rasch zur Reha-Klinik, nachdem mir gestern die Genehmigung von der Pflegedienstleitung erteilt wurde, meiner Frau das Mobiltelefon persönlich überreichen zu dürfen.

Nach dem gestrigen Tag hätte ich Dich wach und munter erwartet. Zu meiner Erschütterung bist Du aber überhaupt nicht ansprechbar. Stattdessen liegt Dein hochfieberhafter Körper im Bett, Kopf und Körper naß von Schweiß. Mit meiner Hand berühre ich Deine Stirn, gebe Dir ein Kuß, und sage Dir ins Ohr: »Mizzi, ich bin da«. Aber es gibt keine Reaktion. Während ich an Deinem Bett stehe, tritt ein Herr reiferen Alters in blauer Arbeitskleidung an mich heran. Ich hatte ihn bei den letzten Besuchen bereits wahrgenommen und hielt ihn für einen der Pfleger.

Die Klinikleitung vertritt nach meiner Auffassung ein merkwürdiges Konzept, nach dem Pfleger und Ärzte die gleiche Bekleidung tragen und damit in ihrem Tätigkeitsfeld nicht voneinander zu unterscheiden sind. Dadurch weiß man weder als Angehöriger noch als Patient, wer für die Pflege bzw. die medizinisch-ärztliche Versorgung zuständig ist. Ich hatte mich in der Vergangenheit bereits gewundert, nur Pfleger, nie aber Ärzte auf der Station zu sehen.

Der vermeintliche Pfleger erweist sich jedoch als der Oberarzt der Station. Herr Doktor E. bittet mich dringend um ein Gespräch. Innerlich aufgewühlt folge ich ihm, wir verlassen die Station und gehen in eines der auf dem Gang befindlichen Ärztezimmer. Er nimmt meinen äußerst besorgten Gesichtsausdruck wahr und geht gleich darauf ein: »Nicht nur Sie machen sich Sorgen um Ihre Frau, auch ich bin in größter Sorge. Es ist ernst!«

Er klärt mich darüber auf, daß Irmtraut vermutlich an einem schweren uroseptischen Infekt leide, der wahrscheinlich durch Kontamination des Blasenkatheters mit Kolibakterien als aufsteigender Infekt in den Körper eingetreten sei. Weiterhin sei bei ihr eine Lungenentzündung diagnostiziert. Es bestünde das Problem, daß trotz intravenöser Verabreichung von Breitspektrumantibiotika, fiebersenkenden Medikamenten sowie zusätzlicher Maßnahmen wie kühlender Wadenwickel die Körpertemperatur von annähernd 40 °C einfach nicht sinken würde. Das aktuelle Blutbild weise überaus hohe Entzündungswerte auf, einzelne Werte seien über das 20-fache der maximalen Normalwerte angestiegen. Die Ergebnisse der Blutkulturen stünden noch aus. Da die bereits seit gestern angeordnete Antibiotikatherapie das Erregerspektrum anscheinend nicht abdecke, habe er sich vorhin spontan dazu entschlossen, diese abzusetzen und stattdessen zwei Reserveantibiotika anzuwenden, die jetzt schon infundiert würden. Die Ergebnisse der Blutkulturen in der Anzüchtung des Keimes würden zu lange auf sich warten lassen, um danach die entsprechenden Antibiotika auszuwählen. Es gäbe zwar die Möglichkeit einer höheren Nebenwirkungsrate, aber er hoffe sehr darauf, den Keim damit erfolgreich bekämpfen zu können.

Seine Befürchtung ist, daß es bei nicht ansprechender Therapie zu schweren Komplikationen bis hin zu einem Multiorganversagen kommen kann. Zur Zeit würden meiner Frau mehrere Liter Flüssigkeit per Infusion verabreicht, um möglichst viele Keime aus dem Nierensystem zu spülen, damit der Körper nicht weiter belastet würde. Es folgt dann eine Aussage, die mir noch von der Neurochirurgie im Ohr liegt: »Wir müssen jetzt warten und hoffen, ... daß sich die Urosepsis zurückbildet. Ich werde alles tun, was in meiner Macht steht, um Ihrer Frau zu helfen. Darauf können Sie sich absolut verlassen. Ich werde die ganze Nacht für sie in sofortiger Bereitschaft sein«.

Nach unserer Unterredung verabschieden wir uns, ich bedanke mich und spreche ihm mein volles Vertrauen aus. Das mitgebrachte Telefon nehme ich erst mal wieder mit nach Hause. Wer weiß, wann Du es wirst benutzen können. Ich begebe mich auf den Heimweg, und während ich zurückfahre, wächst meine Sorge und steigert sich ins Unermeßliche.

Was für eine Nachricht, damit hatte ich nicht gerechnet. Als ich wieder zu Hause bin, ist es später Nachmittag, die Erschöpfung ist zu groß, um mich auf den Beinen zu halten. Daher lege ich mich erst einmal ins Bett. Ich spüre meinen innerlichen Zerfall. Körperlich und auch seelisch bricht mein Kreuz entzwei, alles schmerzt, so als hätte ich einen inneren Bruch erlitten. Es ist mir nicht mehr möglich, die Angst zu tragen, auch die kraftspendende Meditation versagt in ihrer Wirkung durch die momentane komplette Erschöpfung.

Gegen Abend ist es dann der Hunger, der mich dazu zwingt, das Bett zu verlassen. Mein Magen knurrt laut vor sich hin und schmerzt wegen der Leere. Der Volksmund sagt: »Essen hält Leib und Seele zusammen«. Wie immer erweist sich die Richtigkeit von Volkswahrheiten. Wie ein alter Mann schleppe ich mich zu unserer kleinen Pizzeria. Donato bereitet mir seine hausgemachte Lasagne, wie immer mit Spinat und einem Hauch von Knoblauch.

Mein Heimweg mit der Mahlzeit in der Tüte führt mich diesmal am Haus von Christian und Michaela vorbei. Christian ist ein origineller Mensch, der anscheinend immer gute Laune hat und seine Passion zum Beruf machte: Er sammelt Emailleschilder des letzten Jahrhunderts, wahre Schönheiten in allen möglichen Größen und Qualitäten. Irmtraut kennt ihn schon seit ihrer späten Jugend, als seine Sammelleidenschaft begann. Die ersten Schilder holte er meistens von Kleingärtnern, die damit ihre Pflanzbeete voneinander abgrenzten, nicht bedenkend, daß die Werbeschilder für so etwas eigentlich viel zu schön und wertvoll sind.

Michaela war früher fürs Fernsehen tätig. Auch wenn wir uns nicht oft sehen, so sind die Besuche bei den beiden immer interessant und originell. Sie haben zudem eine gute Kaffeemaschine, die bei richtiger Handhabung einen sehr leckeren Latte Macchiato zubereitet. Das gibt jedem Besuch noch ein i-Tüpfelchen.

Da ich in meiner Not Zuspruch und Trost suche, klingele ich bei den beiden. Schnell zeigt sich, daß ich unpassend komme. Christian ist gerade beruflich beschäftigt, was aber viel wesentlicher ist: Er hält aus Angst vor Ansteckung strikt die Corona-Regeln ein. Das bedeutet Abstand von seinen Mitmenschen. Den kann ich im Moment aber nicht gebrauchen, denn was ich benötige, ist menschliche Nähe und die Umarmung einer Freundin oder eines Freundes, von denen ich ins Herz geschlossen werden kann. Nachdem ich aus Hunger einige Bissen von meiner Nudelspezialität zu mir genommen habe, verlasse ich die beiden kurze Zeit später, denn hier ist im Moment kein Ort für Trost und Geborgenheit.

Diese Begegnung hat einen nachhaltigen Riß in meinem Herzen hinterlassen und stellt unsere Freundschaft in Frage: Mein Beruf ist es, Therapeut, Heilpraktiker, Arzt, vor allem aber Mensch zu sein. Wenn ein Mitmensch in Not ist, kann ich nicht anders, als ihm zu helfen. Mein Freund hat mich in meiner Not nicht in den Arm nehmen können, weil er Angst vor Corona hat. Daß er Vorsicht walten läßt, verstehe ich gut. Aber ist es nicht auch ein Ausdruck mangelnder Liebe zu einem Freund, wenn man ihm eine Umarmung versagt, aus Angst vor einer theoretisch möglichen Ansteckung? Es ist, als ließe man einen Dürstenden verdursten, weil man befürchtet, von ihm eine Krankheit übertragen zu bekommen.

Nachdem ich die beiden verlassen habe, schleppe ich mich mit den schweren Gliedern eines Greises eine Querstraße weiter entlang durch den Ort. Weil ich nicht weit von Monika und Rüdiger entfernt bin, klingele ich auch hier. Monika kommt zum Hoftor und begrüßt mich. Ich sage: »Monika, hast Du etwas Zeit für mich, ich brauche mal eine Krisenintervention«. Ich sage das so, weil sie von Beruf unter anderem auch Kriseninterventionsmanagerin nach schwersten Unfällen bei der Feuerwehr ist.

Die beiden sind mit Freunden zum Abendessen verabredet, stehen »ausgehfein« vor mir und haben eigentlich keine Zeit, weil sie jetzt losfahren müssen. Monika heißt mich dennoch herzlich willkommen, kündigt bei den Freunden telefonisch eine Verspätung an und schenkt mir damit fünfzehn Minuten. Wir setzen uns auf die Gartenbank und sie hört aufmerksam meinem Bericht von den Geschehnissen zu. Ich lasse sie wissen, wie erschöpft, verängstigt und schwer ich mich fühle und daß heute nachmittag mein ganzes Kreuz zusammengebrochen sei.

Da sagt sie: »Jens Du hast die Irmi vier Wochen lang unendlich tapfer begleitet. Es ist doch nicht verwunderlich, wenn nach den Wochen dieser Stärke jetzt auch die Schwäche durchbricht«. Es sind nur wenige Sätze, die aber soviel Verständnis und Mitgefühl mitschwingen lassen, daß sich meine Seele in diesem Moment dazu entschließen kann, in Fluß zu kommen. Als ich bitterlich bei ihr zu weinen beginne, nimmt sie mich in ihre Arme, und mein Kopf legt sich auf ihre Schultern. Meine Seele hat in der Not einen Mitmenschen getroffen, der ihr Leid entgegennehmen konnte. Nach wenigen Minuten hat sich der intensive Tränenfluß beruhigt. Es ist, als lege sich ein heilender Teppich von Stille und Ruhe über mein aufgewühltes Herz. Ich bedanke mich bei ihr ganz herzlich für die geschenkte Zeit und gehe den kurzen Weg zurück nach Hause. Jetzt mit mehr Kraft und Zuversicht als noch vorhin. Um 20.30 Uhr falle ich bereits ins Bett. Vorher wurde noch, wie immer, eine Kerze an »Deinem Altar« sowie bei mir am Bett angezündet. Weil eine Heilbehandlung heute abend auf Grund mangelnder Kräfte nicht möglich ist, bitte ich den Christus, meiner geliebten Frau beizustehen. Dann schlafe ich erschöpft ein.

Am nächsten Morgen, ich habe elf Stunden Schlaf hinter mir, bin ich noch nicht bei Kräften. Immer noch seelisch zerbrochen bin ich zu schwach, Irmtraut zu unterstützen. Der ganze Körper ist erfüllt von Angst, er zittert und vibriert innerlich. Meine Bitte geht an den Christus, Irmtraut zu tragen und mir meine Schwäche trotz seines Beistandes zu vergeben.

Da wird mein Blick plötzlich geöffnet und ich kann erkennen, daß ich Irmtraut mit all meinen Kräften die 3 ½ Wochen über den Abgrund getragen habe und sie dadurch jetzt wieder auf die Erde gefunden hat. Mit dieser inneren Einsicht strömt eine Kraft in mich ein, die mir zudem eine große Erleichterung schenkt.

Auch der heutige Tag ist eine Zitterpartie. Noch am Morgen teilt man mir mit, das Fieber sei mit annähernd 40°C nach wie vor sehr hoch, trotz aller senkenden Maßnahmen. Gegen Abend jedoch erhalte ich die gute Nachricht, daß die Körpertemperatur jetzt stetig im Sinken begriffen sei. Das bedeutet, daß der uroseptische Infekt mithilfe der beiden Reserveantibiotika erfolgreich therapiert werden konnte. Weiterhin seiest Du auch wieder ansprechbar. »Ihre Frau hat als erstes nach Ihnen gefragt und danach, wo das Telefon sei, das sie ihr versprochen haben!«

Auch nach so vielen Jahren die wir uns kennen, ist Irmtraut für mich immer wieder ein Phänomen: Da überlebt ein Mensch eine massive Hirnblutung mit zwei Hirninfarkten vor 33 Tagen, übersteht eine akute Urosepsis mithilfe von Antibiotika, erwacht mit noch hohem Fieber und fragt als erstes nach dem Ehemann sowie dem versprochenen Mobiltelefon. Das ist ... schon irgendwie extrem ...

Weil ich von der Praxistätigkeit bereits ermüdet bin und sich auch mein Seelengerüst nach dem gestrigen Tag in einem labilen Zustand befindet, fährt mich Elizabeth am Abend in die Klinik, um das Mobiltelefon bei Dir abzugeben.

Weil ich keine weitere Besuchserlaubnis erhalten habe, nimmt eine Pflegeschwester der Station das Gerät in Empfang. Sie nimmt von mir eine kurze Einführung entgegen, alles steht zudem auf einem Zettel in verständlicher Anweisung. Sie verspricht mir, Dir das Telefon jederzeit zu reichen, wenn du danach verlangst.

Nach dem kurzen Aufenthalt an der Klinikpforte chauffiert mich unsere treue Freundin wieder nach Hause.

Nach einem schnellen Abendessen begebe ich mich mit etwas mehr Energie heute wieder in die Meditation, dann das Gebet und die Heilbehandlung.

Kaum liege ich im Bett, fällt kurz darauf der Schleier der Nacht über mich ... ich schlafe tief und fest ...

Um 00.30 werde ich unerwartet durch mein klingelndes Mobiltelefon, das sich direkt neben mir befindet, aus der Phase des Tiefschlafes geweckt. Auf dem Display erscheint: »MIZZI«. Ich bin durch den Adrenalinschub plötzlich hellwach, drücke die grüne Taste, stelle auf »Laut«. Deine Stimme zu hören erscheint mir unfassbar, ich bin überglücklich und besorgt zugleich. Die Worte sind dermaßen kratzig, verschwommen und lallig, daß ich Dich kaum verstehen kann. Das Telefon ist offensichtlich nicht nahe genug an Deinem Mund. Es ist ein anstrengendes Gespräch und schmerzvoll zugleich, eigentlich nichts von dem verstehen zu können, was Du sagst. Nach einigen Minuten finde ich mich damit ab. Vielleicht ist das auch nicht so wichtig, wesentlich ist, daß wir miteinander verbunden sind, auch wenn es Nacht ist.

So erzähle ich Dir, was ich gemacht habe, berichte von Deinem Infekt und meinem Besuch und allem möglichen, was mir in dem Moment einfällt. Zwischendurch erzählst Du mir Dinge, die ich beim besten Willen nicht verstehe, auch bei mehrmaligem Nachfragen.

Nach vielleicht 30 Minuten beenden wir unser Telefonat. Ich sage Dir, wie lieb ich Dich habe, und hier verstehe ich auch Deine verschwommen-lallende Antwort: »Ich liebe Dich auch, mein Schatz!«

Ich falle wieder in einen tiefen, erholsamen Schlaf, ein weiterer Anruf erfolgt diese Nacht nicht mehr.

In der Angst gefangen

Auch am nächsten Tag sinkt das Fieber beständig. Allerdings zeigen sich bei meiner Frau zunehmend innere Unruhezustände. Sie kann nachts trotz entsprechender Medikamente nicht schlafen und entwickelt massive Ängste, von denen man mich jedoch trotz der regelmäßigen Telefongespräche nicht in Kenntnis setzt. Diese münden schließlich in einem konkreten Fluchtversuch mit anschließender, ärztlich verordneter Bettfixierung.

Aber alles der Reihe nach:

Nach wie vor habe ich einen streng strukturierten 16 Stunden Tag. Dieser beginnt stets um 6.00 Uhr mit Meditation, anschließendem Gebet und der mentalen Osteopathie, deren Zielsetzung sich weitgehend nach Irmtrauts gesundheitlichen Notwendigkeiten richtet.

So habe ich während der Zeit in der Akutabteilung der Reha-Klinik wesentlich das Zwerchfell, die Rippenmuskulatur sowie die Bronchien behandelt, um eine bessere Atmungsaktivität zu fördern. Weiterhin gehört zu meiner Therapie stets die Harmonisierung von Nieren- und Lebertätigkeit, sowie die Behandlung der Gefäße zur Durchblutungsförderung und weiteren Heilung des Gehirnorganes. Zum Abschluß jeder stattgefundenen Behandlungssitzung verbinden wir unsere Energiekörper miteinander zu einer Einheit. Während Du in meinen Armen liegst, spreche ich ein Gebet. Danach lösen wir uns voneinander und jeder geht seiner Wege.

Im Anschluß an die morgendliche Behandlung erkundige ich mich stets auf der Station nach Deinem Befinden, trinke dann Kaffee und esse ein Croissant.

Um 9.00 Uhr beginnt in der Regel die Praxistätigkeit, welche kleine Pausen zur Erholung bzw. zur Erledigung anderer Tätigkeiten zwischen den Terminen läßt und gegen 18.00 Uhr beendet ist.

Danach findet ein abendlicher Anruf auf der Station statt, anschließend führt mich mein leerer knurrender Magen zur besagten kleinen Pizzeria bei uns im Dorf. Dann erfolgen noch mehrere Anrufe bei Freunden und nahestehenden Menschen, um ihnen von Irmtrauts Zustand zu berichten. Gegen 21.00 Uhr ziehe ich mich vom Alltag zurück, entzünde an Deinem Altar eine frische Kerze für die Nacht und beginne wiederum mit Meditation, Gebet, Heilbehandlung. Im allgemeinen beende ich diese gegen 22.00 Uhr und falle müde in einen tiefen, sehr guten Schlaf.

Meine regelmäßigen Gespräche jeweils morgens und abends mit Irmtrauts Pflegerinnen und Pflegern erwecken bei mir einen insgesamt positiven Eindruck von ihrer Befindlichkeit. Regelmäßig kämen Krankengymnasten, Ergotherapeuten, Logopäden ans Bett. Man beobachte allerdings eine deutliche Unruhe, besonders nachts. Trotz entsprechender Medikamente sei der Schlaf gestört, dadurch sei meine Frau morgens noch lange müde und könne nicht aktiv die Therapieübungen ausführen. Was man mir allerdings die ganze Zeit über als Information vorenthält ist, daß sie Nacht für Nacht stundenlang nach mir laut ruft, mit der Bitte, ich möge doch kommen.

Am Morgen des 38. Tages, es ist ein Samstag, berichtet man mir, meine Frau habe einen Fluchtversuch unternommen, indem sie das Sicherungsgitter des Bettes überstiegen und sich alle Schläuche gezogen habe. Man habe sie fixieren müssen.

Die Nachricht schlägt bei mir ein wie eine Bombe. Ich bin auf der anderen Seite jedoch erleichtert zu erfahren, daß die Fixierungen bereits wieder abgenommen wurden. Da ich heute zur Mittagszeit einen Besuchstermin habe, wird sich einiges klären.

Bereits beim Betreten der Station spricht mich eine Pflegerin an und auch sie teilt mir mit, daß man meine Frau vergangene Nacht habe fixieren müssen, nachdem sie sich vorher alle Schläuche herausgezogen habe und aus dem Bett gestiegen sei, um die Klinik zu verlassen. Die Nachtschwester erkannte im Monitoring des Stationszimmers, daß etwas nicht in Ordnung sein kann und fand bei der sofortigen Kontrolle zu ihrem vollkommenen Entsetzen die Patientin vor dem Bett stehend. Es war für sie unfaßbar, wie jemand nach so langer passiver Liegezeit das Gitter überklettern kann und vor dem Bett steht, ohne zu stürzen. Sie habe dann umgehend Hilfe hinzugezogen, um meine Frau wieder ins Bett zu befördern, wobei jedoch auf unerwartet massiven Widerstand getroffen wurde: Es benötigte mehrere Pfleger, um den Fluchtwillen zu brechen. Da dies alles eine große Selbstgefährdung darstellte, habe man nach Rücksprache mit der Ärztin den Schritt der Bettfixierung für unumgänglich gehalten.

Innerlich sehr erschreckt frage ich nach, warum man nicht von dem Mobilfunktelefon Gebrauch gemacht habe, das meiner Frau seit zwei Tagen zur Verfügung stehe und welches sie auch bedienen kann. Die Antwort ist, man würde die Angehörigen da heraus halten wollen, woraufhin ich äußerst verärgert antworte: »Ich will nicht herausgehalten werden, wenn es meiner Frau seelisch schlecht geht. Ich will, daß Sie mich in Zukunft anrufen«.

Noch sind zwei Ärzte in Irmtrauts Zimmer und legen eine neue Magensonde sowie einen Blasenkathether. Beim Verlassen des Zimmers sprechen auch sie mich auf den Fluchtversuch sowie die damit verbundene Gefahr der Eigenverletzung an. Man müsse sich überlegen, ob man nicht kurzfristig eine PEG-Sonde (das ist ein Schlauch, der unter Narkose durch die Bauchdecke in den Magen geführt wird und dort dauerhaft bleibt) legen solle, weil sich die Patientin nun schon zum zweiten Mal den Magenschlauch zur Ernährung herausgezogen habe. Darauf entgegne ich unmißverständlich, daß meine Frau in wenigen Tagen eigenständig wird essen können und für diese Zeitdauer eine weitere OP nicht in Frage komme. Außerdem würde ich für die Zukunft erwarten, angerufen zu werden, sollten wieder derartige Zwischenfälle stattfinden.

Schließlich darf ich in Ihr Zimmer, und was ich dort erlebe, bricht mit das Herz. Es liegt da ein Mensch, dem sichtbar die tiefste Verzweiflung und Angst in das Gesicht eingeschrieben ist. Deine ersten Worte bei unserer Begegnung sind: »Du mußt mich hier rausholen! Bitte, bitte hole mich hier raus! Die binden mich hier fest und machen mich kaputt!« Ich beuge mich zu Dir, umarme Dich, halte Deinen Kopf, streichele Dein Haar.

Es ist kaum möglich, Dich zu beruhigen, ich lasse Dich einfach erzählen. Und so berichtest Du, wie es gestern abend dazu kam, Dir die Nasensonde selbst gezogen zu haben: Das Pflaster, das den Schlauch am Nasenrücken fixiert, hat dermaßen gejuckt, sodaß Du dort gekratzt hast. Dabei habe sich ein Stück des Pflasters gelöst, dessen nun freies Ende die ganze Zeit sich vor Deinen Augen bewegte und sehr störend war. Dann hättest Du das Pflaster abgelöst, nicht wissend, daß daran der Schlauch der Magensonde hängt, und mit dem Pflaster sei der Schlauch herausgegangen.

Das verursachte im weiteren Verlauf eine Kettenreaktion. Denn das Herausziehen des Schlauches fand schon zum zweiten Mal statt. (Beim ersten Vorfall dieser Art war meine Frau noch gar nicht richtig bei Sinnen) Das wurde als aggressiver Akt einer Verweigerung von Seiten der Pflege verstanden, und so entschloß man sich nach Rücksprache mit der Stationsärztin dazu, Deine Hände in Fäustlinge zu stecken, um weitere Aktionen dieser Art zu verhindern.

Daraufhin warst Du fortwährend damit beschäftigt, die Bänder wieder zu lösen, welche die Fäustlinge am Handgelenk festschnürten. Die Hände konnten nach unermüdlicher nächtlicher Arbeit wieder befreit werden, mehr wolltest Du nicht. Deine Aktivitäten der Autonomie waren allerdings der Nachtschwester nicht entgangen. Als sie die befreiten Hände sah, soll sie mit den Worten »diesen Kampf gewinne ich« erneut die Fäustlinge angelegt haben, diesmal noch fester geschnürt und mit Tape verklebt.

Das aber empfandest Du als maximal bedrohliche Gefangennahme. Deine Entscheidung war ab jetzt getroffen, von dem Ort zu fliehen, dessen Menschen

Dich böswillig der Freiheit berauben wollten. In unermüdlichem Willen hast Du wiederum die Bänder gelöst, Dich von den Fäustlingen befreit und das Bett verlassen. Das wiederum ist der Nachtschwester am Monitor aufgefallen, sie suchte Dein Zimmer auf und holte nun Verstärkung: Es erschien die Stationsärztin persönlich und es war dir klar: »Die wissen, daß ich fliehen will und werden mich nun festbinden«. Genau das geschah auch: Mit Fäustlingen an den Händen wurdest Du zu Deiner Sicherheit an das Bett fixiert. Das geschah allerdings nicht ohne massiven Widerstand Deinerseits, sodaß Pfleger hinzugerufen werden mußten, um Deinen Kampfgeist zu brechen.

Ich kenne Deine Entschlossenheit, Dein freiheitsliebendes Wesen, welches vergleichbar dem einer Katze ist, die sich nicht einsperren läßt. Die endlos erscheinende Nacht, in der Du Dich in den Händen von Menschenschändern statt von Ärzten und Pflegern wähntest, war voll von Angst und Panik. Du hast laut nach mir um Hilfe gerufen, Du hast sogar nach unserem Freund und Nachbarn Johannes, der Polizist ist, geschrien. Du hast geschrien daß man dir helfen soll, weil Du gegen Deinen Willen festgehalten und angebunden wirst – und das in Deutschland.

Auch wenn mir bei Deiner Erzählung bewußt ist, daß eine situative Orientierungsstörung vorliegt, so weiß ich dennoch, das Deine Geschichte der Wahrheit entspricht.

Die ganze Besuchszeit über bittest Du mich inständig, Dich da herauszuholen. »Wenn die mich nochmal festbinden, sterbe ich! Bitte nimm mich mit, ich will doch nur bei Dir sein. Ich will doch nur in Ruhe schlafen.« Aber ich muß Dich verlassen, auch wenn mir das Herz blutet und es mich innerlich zerreißt. Ich verspreche, daß man Dich nicht mehr anbinden und Dir auch keine Fäustlinge mehr anlegen wird. Heute verlasse ich Dein Zimmer wieder in großer Sorge. Hier läuft einiges falsch, zumindest was meine Frau betrifft. Leider kann ich Dich heute nicht beruhigen. Du bleibst mit Deinen Ängsten allein gelassen. Auch daß ich bald wieder zu Besuch komme, ist Dir kein Trost.

Ich bin emotional zwiegespalten, weil ich einerseits die Pfleger und Ärzte verstehen kann, bin andererseits aber auch sehr wütend, weil man mich von dieser Eskalation nicht unterrichtet hat. In einem nächtlichen Telefonat mit Irmtraut wäre das garantiert zu verhindern gewesen.

Ich mache dem Arzt unmißverständlich klar, daß es von nun an keine Fäustlinge oder Bettfixierungen mehr zu geben hat! Sollte irgendetwas vorfallen, so bin ich mit dem Mobilfunktelefon, das meiner Frau hinterlegt ist, anzurufen. Ich würde dann mit ihr sprechen und die Situation garantiert regeln. Die Antwort darauf ist mir bereits bekannt, aber nicht minder erschreckend: »Dann müssen sie damit rechnen, daß sie die ganze Nacht mit ihrer Frau sprechen müssen«. Darauf antworte ich mit preußischer Strenge: »Dann telefoniere ich die ganze Nacht mit meiner Frau, wenn sie es braucht. Das ist nicht Ihr Problem!«

Diagnosestellung »Durchgangssyndrom«

Während der ganzen Heimfahrt denke ich an die Gemütsverfassung meiner Liebsten und bin mir bewußt, daß hier ein Prozeß vollkommen aus dem Ruder zu laufen droht. Ich fühle, wie Irmtraut seelisch stirbt, wenn sich nicht etwas ändert.

Zu Hause angekommen, rufe ich sofort unseren Freund und internistischen Facharzt Martin an. Ich habe Glück, er geht ans Telefon und ich berichte ihm von Irmtrauts psychischem Erscheinungsbild. Dann stelle ich ihm eine konkrete Frage: »Martin, wenn ich Irmtraut nach Hause hole und sie hier weiterbetreue, würdest Du uns medizinisch als Hausarzt begleiten?« Seine eindeutige Antwort ist ein »Nein«. Zum einen würde er morgen in Urlaub fahren und sei gar nicht anwesend, zum anderen rate er mir dringend von meinem Vorhaben ab. Irmtraut sei nach wie vor intensiv krankenhauspflichtig, sie würde in dem Zustand von den Ärzten nicht freigegeben werden. Zudem könne ich die Verantwortung, die ich mir aufbürden würde, gar nicht tragen. Denn sollte etwas passieren, würde ich es mir nie verzeihen. Er diagnostiziert bei Irmtraut ein sogenanntes »Durchgangssyndrom«, etwas, wovon ich heute das erste Mal höre. Das bezeichnet einen mentalen Verwirrungszustand, der bei Patienten nach langen Komazuständen beziehungsweise Narkosen nach Operationen gelegentlich auftreten kann und der im allgemeinen nach einigen Wochen wieder verschwindet. Er kenne solche Erscheinungsbilder aus seiner Zeit als Klinikarzt und wisse, daß die Patienten gelegentlich schwere Angstzustände hätten, sich von Pflegern bedroht und von den Angehörigen verlassen fühlten. Später aber, nach Abklingen des Zustandes, könnten sie das Erlebte kognitiv verarbeiten und ordnen. Er würde auf jeden Fall eine medikamentöse Therapie empfehlen, damit kenne er sich aber nicht aus.

Nach Beendigung unseres Telefonates bin ich erleichtert, weiß ich doch nun, daß Irmtrauts Verwirrung eine medizinische Erklärung und damit eine Diagnose hat.

Was mich im selben Moment jedoch verwundert, irritiert und verärgert ist dies: Warum erfahre ich das von Martin und nicht von einem der Ärzte dieser Klinik? Denn ich habe bereits vor über einer Woche auf der Station der Ärztin gegenüber geäußert, daß meine Frau einen hohen Angst- und Streßpegel habe und ich die Befürchtung hätte, daß hier etwas aus der Bahn laufe. Das war auch der Grund, warum ich bei der Pflegedienstleitung eine Anfrage auf Intensivierung der Besuchsmöglichkeiten stellte.

Und weiterhin erinnere ich mich, daß mir der Arzt der vorherigen Abteilung bei Irmtrauts Verlegung auf die jetzige Station bereits von ihren Desorientierungen und Verwirrungen berichtete, seine Beobachtung aber offensichtlich nicht weitergeleitet hat.

Ich komme zu der Vermutung, daß bei Irmtraut zu diesem Zeitpunkt bereits ein beginnendes Durchgangssyndrom vorlag, das von Pflegern und Ärzten nicht bemerkt wurde.

Der nächste Anruf gilt meiner Studienfreundin Frauke. Sie ist Oberärztin der Psychiatrie und hat leitende Funktionen in zwei Kliniken. Von Ihr als Frau vom Fach erhoffe ich mir Hilfe. Zunächst bestätigt sie die Verdachtsdiagnose und weist mich darauf hin, daß es sich dabei um eine Erkrankung handelt, deren Nichtbehandlung zu schweren psychischen Störungen führen kann. Weiterhin rät auch sie mir dringend davon ab, Irmtraut in diesem Stadium nach Hause holen zu wollen, da eine solche psychische Symptomatik ein absolutes Einweisungskriterium sei. Sie gibt mir konkrete Anweisungen bezüglich der medikamentösen Behandlung und rät, sofort damit zu beginnen.

Mit diesen Informationen wende ich mich unverzüglich telefonisch an die Klinik. Unter der Nummer des Arztes meldet sich niemand mehr, es ist Samstag nachmittag.

Anschließend wähle ich die Nummer des Pflegestützpunktes, woraufhin sich eine Schwester meldet. Ich schildere ihr den Sachverhalt und bitte darum, mich mit dem diensthabenden Arzt zu verbinden. Sie wehrt meinen Wunsch ab und gibt zur Antwort, daß jetzt Wochenende sei und die Ärzte die Angelegenheit am Montag, also zwei Tage später besprechen werden. Erneut dringe ich darauf, einen diensthabenden Arzt der Klinik zu sprechen, und abermals versagt sie mir meinen berechtigten Wunsch.

Leider muß ich jetzt sehr deutlich werden. Ich teile ihr Folgendes mit: »Also, meine Frau leidet akut an einem Durchgangssyndrom, das eine sofortige Behandlungsindikation darstellt. Sollten Sie sich weiterhin weigern, mich mit einem Arzt zu verbinden, werde ich die Klinik wegen Unterlassung einer notwendigen Behandlung verklagen. Ihr Name wird von mir dabei an erster Stelle genannt werden! Überlegen Sie sich gut, ob Sie sich das antun wollen«. Nun bekommt sie weiche Knie und sagt mir endlich zu, sofort einen Arzt zu kontaktieren. Es widerstrebt mir, Menschen zu drohen. Aber das hier ist wesentlich! Schließlich geht es um meine Frau.

Wenige Minuten später ruft mich die diensthabende Bereitschaftsärztin an. Sie bestätigt die Behandlungsnotwendigkeit des Durchgangssyndroms und äußert vorsichtig die Möglichkeit, daß es nicht rechtzeitig diagnostiziert worden sei. Der Ärztin teile ich die Therapieempfehlung mit, aber sie ordnet ein Medikament an, das nicht deckungsgleich mit dem von Frauke genannten ist. Sie besteht zunächst auf ihrer Anordnung.

Nach Beendigung des Telefonates melde ich mich wieder bei Frauke. Sie erklärt mir, warum ihre Medikamentenwahl die richtige und damit leitlinienkonform sei. Denn das psychische Erscheinungsbild von Irmtraut gleiche zwar dem einer Psychose, es sei aber keine. Es handele sich vielmehr um ein Delir. Für Psychose und Delir seien unterschiedliche Neurotransmitter verantwortlich, und das Medikament der Klinikärztin werde bei Psychosen eingesetzt, während das von ihr vorgeschlagene auf delirante Zustände wirke.

Mit dieser Information kontaktiere ich erneut die Bereitschaftsärztin und bitte aus genannten Gründen um Einsatz des von meiner Kollegin genannten Medikaments. Zunächst beharrt sie auf ihrer Verordnung und fühlt sich verständlicherweise von mir in ihrer Kompetenz angegriffen. Ich akzeptiere daher ihre Medikamentenwahl, stelle aber auch unmißverständlich klar: Sollte sich herausstellen, daß es sich bei dem von ihr angeordneten Medikament um eines handelt, das nicht konform der Behandlungsleitlinien sei, würde es eine Klage gegen die Klinik nach sich ziehen.

Daraufhin willigt sie verärgert in meinen Vorschlag ein. Es wird mir versichert, daß Irmtraut in den nächsten Minuten die erste Gabe des nun vereinbarten Medikamentes erhalten wird.

Das nicht diagnostizierte Durchgangssyndrom bei Irmtraut erweist sich als kein Einzelfall. Mehrere Wochen später erfahre ich von einer 80 Jahre alten Dame, einer ehemaligen Patientin, daß auch sie daran litt. Dieselbe Klinik hat es nicht erkannt und somit nicht behandelt. Es trat infolge einer komplizierten Herzoperation bei langandauernder Narkose auf. Sie war mindestens 4 Wochen wegen ihrer körperlichen Abwehrreaktionen an das Bett fixiert! Natürlich geschah das mit dem Einverständnis ihrer Kinder, die den Ärzten ihr Vertrauen geschenkt hatten. Man kann daran realisieren, daß auch in nahmhaften Kliniken gelegentlich wesentliche Krankheitsbilder verkannt werden. Diese neurologische Reha-Klinik scheint eindeutig in Hinblick auf Diagnose und Therapie des Durchgangssyndroms an einem Wissensdefizit zu leiden.

Das Märchen von der Befreiung der Königin

In dieser Nacht »reise« ich nach entsprechenden Vorbereitungen mit meinem Astralleib zu Irmtraut, um ihren Zustand zu verstehen und in ihrem Gefangensein durch Ängste helfend zur Seite zu stehen.

Die Bilder dieser geistigen Reise hat unser Künstlerfreund Björn nach meinen Angaben in einem Aquarell dargestellt. Was ich auf der übersinnlichen Reise geschaut und erlebt habe, wurde in Bildform wiedergegeben.

Die im geistigen Raum erlebten Bilder eignen sich dazu, sie als Märchen zu erzählen.

Es waren einmal eine Königin und ihr Gemahl, der König. Sie regierten ihr Land mit großer Bedachtsamkeit. Eines Tages aber, sie feierten ihre Vermählung das viermal siebente Jahr, erkrankte die Königin so schwer, daß niemand wußte, ob sie je ihren Thron wieder würde besteigen können. Die Kunde verbreitete sich schnell, und aus allen Richtungen des Reiches eilten Menschen herbei, um zu helfen. Auch die besten Ärzte kümmerten sich um das Wohl der Königin, und nach zwei mal sieben Tagen konnte sie dem Reich des Todes entrissen und in die Welt des Lebens zurückgerettet werden. Darüber waren alle sehr erfreut, außer dem Herrscher der Unterwelt, denn auch er begehrte die Königin und hätte sie gerne in seinem mächtigen Reiche gewußt. Er behielt von ihr, als sie ihm von den Geistern des Lichtes entrissen und in die Welt der Lebenden hinübergetragen wurde, als Pfand einen Teil ihrer Seele, auf daß sie in ewiger Angst lebe. Diesen hielt er nun in seiner Gefangenschaft und hatte damit Macht über sie.

Der König, dem seine in größter Furcht lebende Gemahlin zurückgebracht wurde, entschloß sich aber, auch den Rest ihrer Seele aus dem Reich der Unterwelt zu befreien.

Er zog seine Rüstung an und bewaffnete sich mit dem Schwert des Feuers, welches das Siegel des Erzengels Michael am Griff trug. So begab er sich von der Oberwelt auf die Suche nach dem verborgenen Zugang zu den Höhlen, in denen der Herr der Unterwelt lebte und in welcher er die Seele der Königin in Gefangenschaft hielt.

Der König, den seine innere Stimme führte, fand nach kurzer Zeit eine Stelle, an der sich zwischen zwei Felsen eine schmale Öffnung befand, welche sich als Zugang zur Treppe in die Tiefen der Unterwelt erwies. Er stieg Stufe für Stufe in die Dunkelheit hinab, dann folgte er einem Gang, der sich schließlich in verschiedene Wege aufzweigte. Welchen Weg sollte er nun einschlagen? Er wartete und lauschte. Durch einen der Gänge vernahm er einen leisen Hilferuf, diesem folgte er nun. Nach einiger Wegstrecke erweiterte sich dieser zu einem großen

Gewölbe. In dem nur spärlich erhellten Raum erkannte er am gegenüberliegenden Ende seine Gemahlin. Sie wurde von einem Wesen, das einer Krake ähnlich war, bewacht und gefangen gehalten. Die vielen, tentakelartigen Gliedmaßen hatte es wie einen Käfig so um sie gelegt, daß es daraus kein Entkommen geben konnte.

Das Krakenwesen bemerkte den König sofort, verströmte bedrohlich dunklen Rauch und wollte mit der Königin davoneilen. Doch er war schneller, sein Feuerschwert durchblitzte den Raum und durch die Spitze des Schwertes traf ein so mächtiger Lichtstrahl den Kopf des Wesens, daß dieses seine Fangarme öffnen mußte. Während die Gefangene fallen gelassen wurde, flüchtete es in einen der Gänge.

Der König war froh, seine Gemahlin gefunden zu haben und hob die Ohnmächtige empor auf seine Arme. Er lauschte erneut in die Stille der Dunkelheit. In dieser Halle der Unterwelt vernahm er das leise Rauschen eines Baches. Diesem Geräusch folgte er, bis ein Weg sichtbar wurde, von dem er hoffte, daß er der richtige sei und beide zurück in die Welt der Lebenden führe. Am Ende gelangte er, seine Gemahlin tragend, tatsächlich an einen unterirdischen Bach. Hier übergab er sich den Fluten. Ein wilder Strom ergriff die beiden, die tosenden Wellen entrissen ihm für einen Moment das Bewußtsein von Zeit und Raum. Schließlich mündete der unterirdische reißende Wasserlauf in einem großen See mitten im Tageslicht, sie waren wieder in der Oberwelt angekommen.

In kurzer Entfernung vor ihnen lag eine kleine Insel, auf die er sich mit seiner Frau, die noch immer ohne Bewußtsein war, schwimmend rettete. Beide hatten nun zwar wieder festen Boden erreicht, aber mit großem Erschrecken wurde er gewahr, daß diese Insel auf einem unendlich weiten See schwamm und sich stetig vom Festland entfernte. Noch konnte er das verschlossene eiserne große Bogentor des gegenüberliegenden Ufers erkennen, das den Zugang zurück zur Welt der Menschen bedeutete. Es hatte ein übergroßes Schloß, zu dem er keinen Schlüssel besaß. Aber der hätte ihm auch jetzt nichts genützt, denn die Insel war inzwischen in einer unüberbrückbaren Distanz zum Festland. Sie trieben in die Weite des Nichts. Der König bekam große Angst, denn er wähnte sich und seine Frau nun verloren. Was sollte er tun, wie käme er zurück?

Da erinnerte er sich eines machtvollen Gedankens, der, wenn er nur intensiv genug gedacht würde, vielleicht in das Reich der Menschen zurückführen würde. Dieser Gedanke bedeutete einen Aufruf an die Seele, er war sowohl einfach als auch unermeßlich tiefgründig, denn in ihm lag der Sinn allen Seins begründet. In diesem Moment überwand er die große Furcht vor dem Verlorensein im

Nichts und begann, diesen Gedanken als Satz laut und deutlich zu sprechen: »OH MENSCH, ERKENNE DICH SELBST«.

Da ward der Himmel aufgetan, ein Regenbogen spannte sich von oben nach unten herab und bildete eine Treppe. Als der König diese betrat, erwachte im selben Moment die Königin aus ihrer Ohnmacht. So konnten beide nebeneinander die Himmelsleiter emporsteigen. Oben angekommen wurden sie von den Geistern des Lichtes in Empfang genommen. Das glückliche Paar nahm nebeneinander Platz auf zwei prächtigen goldenen Stühlen. Dann erschien vom Himmel der König des Lichtes mit seiner Gefolgschaft und segnete die beiden, während Blütenblätter von bunten Blumen herabregneten.

Anschließend wurde das Paar an die Regenbogentreppe auf der anderen Seite geleitet, wo sie jetzt die sichere Rückkehr zur Welt der Menschen antreten konnten.

In ihrer Heimat auf der Erde angekommen, empfingen die Menschen den König und die Königin mit großer Freude. Das Paar konnte nun wieder in Weisheit zum Wohle vieler weiterregieren.

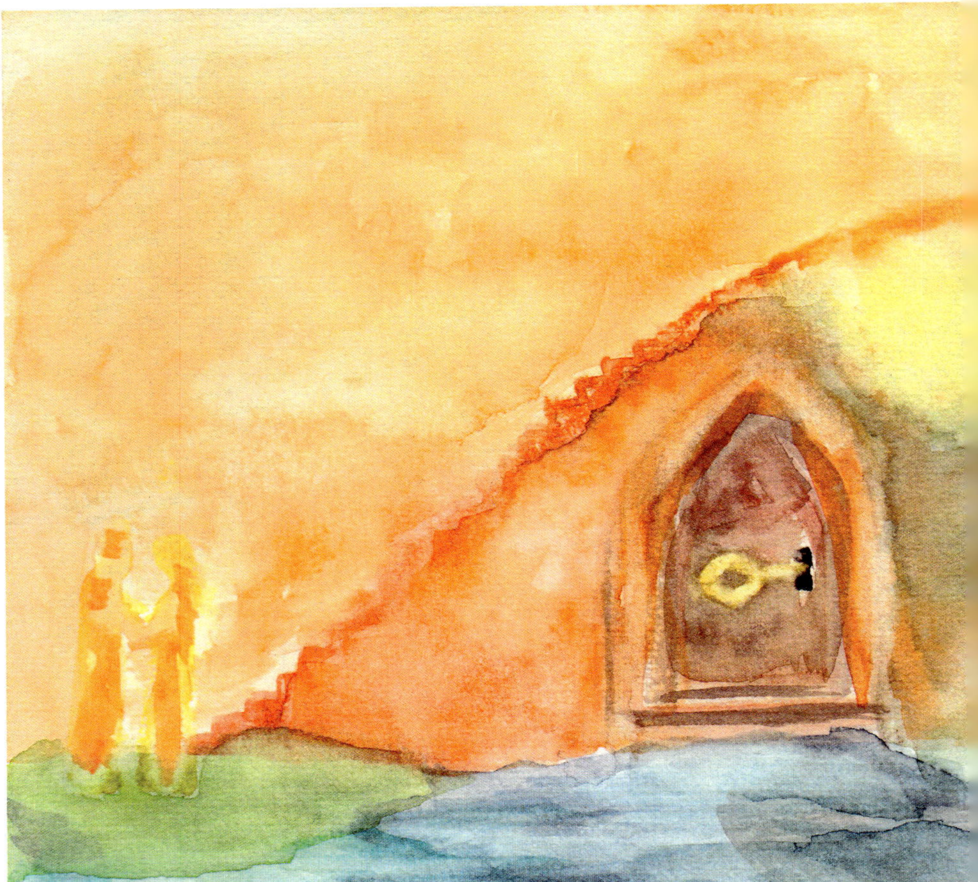

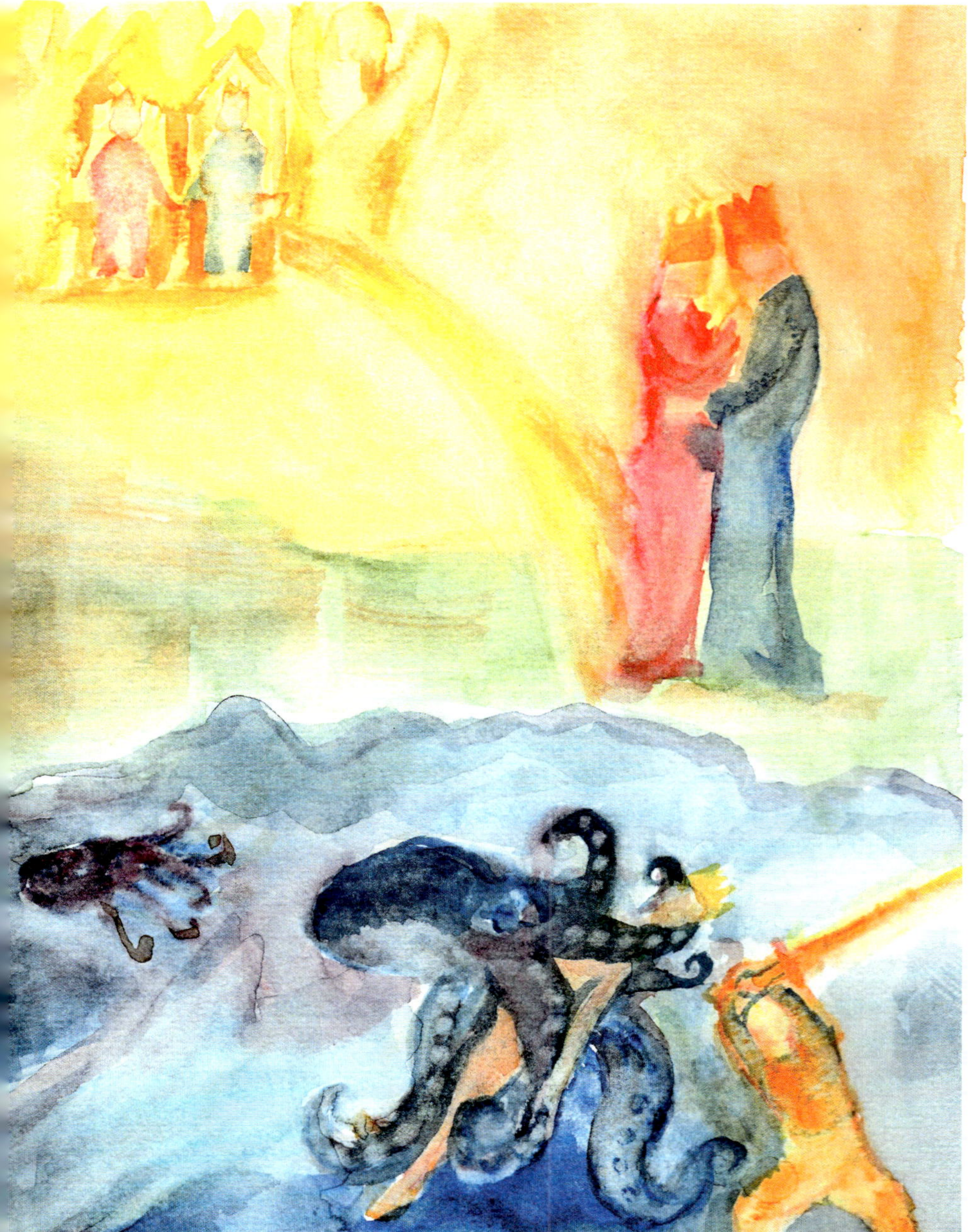

Alles beginnt sich zu ordnen

Heute ist Sonntag. Bei meinem vormittäglichen Anruf auf der Station gibt es Neuigkeiten bezüglich der Befindlichkeit meiner Frau. Nach der gestrigen Diagnosestellung »Durchgangssyndrom« mit der sofortigen medikamentösen Therapieeinleitung, teilt mir die Stationsschwester voll Freude mit, daß meine Frau erstmalig gut geschlafen habe. Sie reagiere zudem viel ruhiger und angstfreier. Sie verhalte sich klarer und orientierter und arbeite mit den Pflegekräften und bei der Bewegungsgymnastik erstmalig aktiv mit. Jetzt erfahre ich auch, daß sie erstmalig in dieser Nacht nicht mehr wie sonst Stunde um Stunde nach mir gerufen habe.

Diese Aussage, die ich soeben das erste Mal höre, versetzt mir einen Stich ins Herz. Es zeigt, wie sehr Irmtraut mich gebraucht hätte, um Halt und Orientierung in der verlorenen Situation zu finden. Unverständnis erlebe ich für das Verschweigen dieser wesentlichen Angelegenheit seitens der Ärzte und des Personals. Und das, obwohl ich mich jeden Tag zweimal, jeweils morgens und abends nach ihrer Befindlichkeit erkundige.

Auf meine Anfrage, warum man mich davon nicht schon in der Vergangenheit in Kenntnis gesetzt habe, wird mir erwidert, man würde Angehörige mit solchen Dingen nicht belasten wollen, um keine Beunruhigung zu verursachen. Damit müsse die Station klarkommen, das sei ihre Aufgabe.

Was soll man dazu sagen? Die Klinikleitung scheint die Auffassung zu vertreten, daß es angemessen ist, die Angehörigen aus allen psychisch schwierigen Situationen herauszuhalten und nimmt dabei als Konsequenz die seelische Destabilisierung der Patienten in Kauf. Ein sehr fragwürdiges Konzept.

Aber was soll ich nun machen, wie darauf reagieren? Ich entscheide mich, es so stehen zu lassen: Geschehen ist geschehen, Vergangenheit ist Vergangenheit, und für uns geht es jetzt darum, in die Zukunft zu blicken.

Zwei Tage später, es ist Dienstag, der 39. Tag bzw. 5½ Wochen nach dem schweren Ereignis, habe ich wieder eine Besuchserlaubnis. Diese Begegnung wird sich am Ende als die schönste herausstellen, die wir seit dem schicksalhaften Tag miteinander erlebt haben.

Nach der routinemäßigen Corona-Eingangskontrolle suche ich Deine Station auf, melde mich beim Pflegestützpunkt an, gebe die Kontrollzettel ab und bekomme grünes Licht, um Dein Zimmer zu betreten.

Du sitzt im Rollstuhl, lachst mir mit einem sonnigen Gesichtsausdruck entgegen. Dein strahlendes Wesen verzaubert mich. Was für eine Begrüßung, was für eine Freude! Sofort fällt mir auf, daß die Magensonde aus der Nase entfernt wurde. Die

Trachealkanüle ist noch am Hals plaziert. Wir umarmen uns ganz innig, und ich spüre mit innerer Gewißheit, daß Du jetzt wirklich wieder »da« bist. Dein Blick erscheint so klar und es ist deutlich zu erkennen, daß Du viel präsenter bist.

Dann beginnt unser intensiver Gesprächsaustausch. Die erste von Dir gestellte Frage bezieht sich auf den Ort, an dem Du Dich jetzt befindest. Es macht deutlich, daß sich etwas an Deiner Wahrnehmung und Orientierung verändert haben muß. Ich nenne den Namen des Ortes und Du stellst fest: »Ich bin also nicht bei uns in Friedrichsdorf?«

»Nein«, antworte ich, »Du bist hier in einer intensiv-medizinischen Reha-Klinik für Neurologie in Bad Salzhausen, ungefähr 40 km von uns entfernt.« Vor einigen Jahren besuchten wir bereits den hübschen kleinen Kurort. »Oh ja, das ist ein sehr schöner Ort, da waren wir schon einmal. Wir haben aber keine Klinik dieser Art hier gesehen.« In Deiner Aussage meine ich ein leichtes Mißtrauen anklingen zu hören. »Ja,« sage ich, »wir haben damals den Ortskern nicht verlassen. Die Klinik liegt etwas außerhalb.« Sie beschreibt aus der Erinnerung die Gebäude entlang des Kurparks, an denen wir damals entlang liefen. Ich beschreibe ihr, an welcher Stelle wir der Straße hätten weiter bergauf folgen müssen, um diese Klinik sehen zu können. Du nennst mir dann den Straßennamen, der vom Pflegepersonal als Klinikadresse genannt wurde und ich bestätige ihn. Danach bist Du innerlich befriedet.

Es folgen nun weitere Fragen bezüglich der vergangenen Aufenthaltsorte, denn in Deiner Erlebnis- und Vorstellungswelt war die Neurochirurgische Klinik nicht in Offenbach sondern in Spanien gelegen. Auch dieser Aspekt der anderen Realitätswahrnehmung kann nun dem »hier und jetzt« angeglichen werden. Es erweist sich alles viel einfacher im Gespräch, denn es wird Dir verständlich, warum es mir nicht möglich war, bei Dir zu sein. Wir befanden uns nicht im gemeinsamen Haus in Friedrichsdorf.

Dieser Dienstag-Besuch ermöglicht ein so schönes harmonisches Miteinander, daß jeder von uns im Glück erstrahlt. Vieles beginnt sich zu klären und neu zu ordnen. Das von den anstrengenden Erlebnissen der Vergangenheit aufgewühlte Seelenleben kann nun Vertrauen und Ruhe finden.

Voll Freude und Erleichterung erzählst Du, seit gestern wieder selbständig essen zu können und daß es Dir auch schmeckt. Das Essen sei gut, nicht der übliche »Kantinenfraß«, den man sonst oft in Krankenhäusern bekommt.

Anschließend berichtest Du mir von einigen Deiner geistigen Erlebnissen: So ist die vor vielen Jahren verstorbene alte Nachbarin erschienen. Sie habe vor Dir gestanden, mit der Küchenschürze, die Arme verschränkt. Dazu gesellten sich dann Deine ebenso verstorbene Großmutter sowie Mutter und Vater. Sie waren alle da. Was eine schöne Zusammenkunft.

Auch hast Du unseren im letzten Jahr verstorbenen Künstlerfreund Heinz Messerli aus der Schweiz wieder getroffen. Es sei so wie früher gewesen, mit klugen Gesprächen und dem speziellen Humor.

Weiterhin erzählst Du von Deinen Erlebnissen während der Zeit im Koma und danach. Besonders beeindruckend seien die leibfreien Reisen durch unfaßbar schöne Landschaften und über das endlos weite, tiefblaue Meer gewesen. Die Schilderungen mit dem Meer kommen mir dabei recht bekannt vor …

Die Zeit miteinander vergeht wie im Fluge, zwischendurch helfe ich Dir ins Bett, weil das Sitzen im Rollstuhl anstrengend geworden ist. Es sind so viele Erlebnisse, die wir uns an diesem Tag zu erzählen haben. Es ist heute das erste Mal nach gefühlt sehr langer Zeit, daß wir uns als »Erdenmenschen« erneut begegnen und austauschen können. Immer wieder halten wir unsere Hände.

Am heutigen Tage gewährt man uns viel Zeit miteinander. Je nach Besetzung der Station gestalten sich die Besuchszeiten unterschiedlich. Je nach Pflegerin oder Pfleger wird man auf die Beendigung des Besuches zum Teil schon nach einer Stunde aufmerksam gemacht. Manche verhalten sich strikt nach den Regeln. Andere sehen das eher entspannt, weil sie in einem frühzeitigen Abbruch des Besuches keinen Sinn erkennen können. Als Besucher stört man nicht und blockiert auch keinen Pflegeablauf. Der einzige Unterschied ist, daß Kranke und Angehörige mit der verlängerten Besuchszeit viel glücklicher sind. Eine Stunde ist wahrlich nicht viel, wenn man einen nahestehenden Mitmenschen im Rahmen von Corona nur zweimal wöchentlich sehen darf.

Nach sagenhaften zweieinhalb Stunden verlasse ich Dein Bett. »Oh mein Gott war das schön!«

Während wir uns mit freudigen Herzen innig verabschieden, fällt es mir plötzlich ein: »Oh Mizzi, ich habe eine Patientin vollkommen vergessen, die für 18.00 Uhr einbestellt war«. Jetzt aber war es schon später und ihre Telefonnummer ist nicht auf dem Mobilfunktelefon gespeichert.

Trotz meiner sonst preußischen Gewissenhaftigkeit, was Termine und Absprachen angeht, ist es mir diesmal nicht so schlimm. Ich würde die Patientin später anrufen, ihr alles erklären und sicherlich ihr volles Verständnis haben. Zudem kommt sie ganz aus der Nähe.

Ich richte Dein Kissen, damit Du gut gebettet bist, stelle alles zur Nacht passend auf den Tisch, lege das Mobiltelefon in erreichbare Nähe. Den mitgebrachten frohen, bunten Blumenstrauß positioniere ich in Dein Blickfeld. Dann umarmen wir uns noch einmal innig und anschließen folgt die glückliche Verabschiedung.

Was für eine wunderschöne Heimfahrt, »Oh what a wonderful day. Thank you, oh my lord!«

Ich genieße seit langem mal wieder die Autofahrt mit Richard in vollen Zügen. So heißt mein Jaguar Sportcoupé von 1967. Vor 14 Jahren machte ich ihn mir nach überstandener schwerer Rheumaerkrankung selbst zum Geschenk. Das ist aber eine längere Geschichte und die geht so:

Ich berichtete schon zu Beginn des Buches, bereits als Junge ein Auto- und Techniknarr gewesen zu sein. Anfang der siebziger Jahre war mir so ziemlich jedes Modell bekannt. Mit zwölf Jahren fand ich auf einem Sperrmüll einen kleinen Schwarzweißfernseher, den ich als Trophäe mit nach Hause nahm, in der Hoffnung, er würde funktionieren. Und das tat er: Stecker rein, etwas warten, bis die Verstärkerröhren vorgewärmt sind, dann an den Drehknöpfen UHF und VHF die Senderwahl einstellen, Antenne justieren … er funktionierte über Jahre hinweg sehr gut. Mit meiner Sperrmüll-Errungenschaft schaute ich damals Serien wie »Fury« und »Lassie«, »Daktari«, »Die kleinen Strolche« und meine erste Kriminalserie: »Jerry Cotton, der beste Mann vom FBI«. Jerry fuhr darin einen Jaguar E-Type, der mir auch von den Autoquartetten bekannt war und den ich unglaublich schön fand.

Jahrzehnte später, ich war in meinen Vierzigern, flammte diese Erinnerung aus dem Reich der Träume plötzlich wieder auf. Ich befand mich mit Irmtraut in unserem Winterurlaubsort in Key-West/Florida. Wir saßen in der Green Parrot Bar, hörten gerade sehr emotionale Livemusik des etwa 80-jährigen schwarzen Bluessängers Howlin' Wolf, Irmtraut tanzte. Ich genoß einen Gin Tonic und blickte auf die Whitehead Street. Vor der Bar parkte gerade ein solcher Jaguar, in den der Fahrer einstieg. Er startete den Motor, dann fuhr das Auto meiner Kindheitsträume in seiner Eleganz und Geschmeidigkeit wie eine Katze davon.

Danach entschloß ich mich, den Traum wahr werden zu lassen. Ich nutze meinen Oldtimer seitdem weitgehend auch im Alltag. Mit einem solchen Fahrzeug unterwegs zu sein, ist immer wieder ein Erlebnis. Es bedeutet Autofahren pur, ohne Schnickschnack: Keine Elektronik und alles reparabel. Die klassischen Kippschalter aus schwarzem Bakelit erzeugen beim Bedienen ein vertrautes, altmodisches klacken. Die über 50 Jahre alten Conolly-Ledersitze haben einen typischen Geruch. Das sind einzigartige emotionale Höhepunkte, die man kaum in einem modernen Automobil erleben kann.

Ich fahre nun in glücklicher Stimmung über die schönen Landstraßen und durch kleine Ortschaften der Wetterau, die sich in östlicher Richtung an die Ausläufer des Taunus anschließt. Die Wärme, der milde Wind und zudem ein grandioser Sonnenuntergang ... was für ein friedlicher Moment.

Zuhause angekommen rufe ich sofort die Patientin an. Ich drücke ihr mein Bedauern für das Versäumnis aus. Sie hat großes Verständnis und freut sich mit mir über die Genesung von Irmtraut.

Im Anschluß gehe ich wieder zur kleinen Pizzeria, die Brüder Dennis und Donato erfreuen sich an meiner Hochstimmung und bereiten mir das gewohnte Gericht zu. Auf dem Wege nach Hause sehe ich Rüdiger von weitem, er kommt gerade von der Arbeit und winkt mir zu. Fröhlich-beschwingt gehe ich auf ihn zu, er strahlt mich herzlich an und sagt: »Dir scheint es gut zu gehen, Du läufst wie ein junger Mann«. Er lädt mich in den Garten ein, es ist ein lauer Sommerabend. Auch Monika kommt kurz darauf, und während wir beieinander sitzen und etwas trinken, berichte ich von meinem Treffen. Es ist ein beglückendes Gefühl, mit lieben Menschen Freude und Erleichterung zu teilen, die zuvor auch alles Schwere miterlebten.

Unsere Begegnung ist zeitlich begrenzt. Denn wie immer gegen 21.00 Uhr, bereite ich mich auf die mentalosteopathische Behandlung vor.

Dann begebe ich mich zu Bett, wie immer umhüllt mich sogleich der Schlaf ... und ich bin weg.

Das erste Kaffeetrinken

Von den Verwirrungen des Durchgangssyndroms gänzlich befreit, wird die Kommunikation zwischen Irmtraut und mir immer entlasteter, entspannter und lustiger. Wir können uns jetzt auch am Telefon normal miteinander verständigen, sodaß die Pflegerinnen und Pfleger nun von meinen Anrufen verschont bleiben, in denen ich mich nach dem Befinden meiner Frau erkundige. Was für eine Erleichterung für alle Beteiligten.

Als ersten Besuchswunsch äußert Irmtraut, ihren Bruder Klaus zu sehen. Er wohnt etwa 2½ Autostunden nördlich von uns in Witzenhausen, das liegt nicht weit von Kassel entfernt, am Rande des schönen, noch weitgehend naturbelassenen Kaufunger Waldes. Mit ihm hat sie bereits telefoniert und wir vereinbaren einen Samstagnachmittag, den ich von der Pflegedienstleitung als Besuchstermin bestätigt bekomme.

Mein Schwager lebt in einer eher einsamen Gegend, was Kultur und Großstadttrummel angeht. Dafür ist er dort aber umso reicher von den Kräften der Natur, von Flora und Fauna umgeben. Klaus ist ein Naturmensch, von Kindheit an begabt mit einer außerordentlichen Beobachtungsfähigkeit, die ihn später auch zu seinem Beruf als professioneller Fotograf von einzigartigen »Naturwundern« führt. Durch sein ruhiges, bescheidenes Wesen, das als Beobachter beim Betreten der Landschaft keine Störungen verursacht, sind ihm seltene Aufnahmen verschiedener Vogel- oder anderer Tierarten gelungen. Wenn er sich durch Wald und Flur bewegt, scheint er über eine »Tarnkappe« zu verfügen, sonst wäre das nicht möglich. Er kennt die Laute und den Gesang aller heimischen Vögel und mit ihm auf eine Wanderung zu gehen, ist stets bereichernd. Worüber der unbedachte Laie einfach hinwegschreitet oder hinweghört: Klaus entgeht nichts. Mit ihm in der Natur erlebe ich, wie »unterentwickelt« meine Kenntnisse über die heimische Flora und Fauna sind.

Klaus reist am Samstagmittag mit der Bahn an. Das macht er immer so, weil ihn die Hektik auf den Autobahnen zu sehr streßt. Er überrascht mich mit einem »Genuß-Koffer« besonderer Art. Heute abend will er mich mit kulinarischen Köstlichkeiten aus seiner Region verwöhnen. Die Produkte sind aus gesunder Tierhaltung und eigenem Gemüseanbau. Alles hat er bereits vorbereitet, ich brauche heute abend nur zu genießen.

Während wir uns in der Küche unterhalten, bereite ich das gemeinsame Kaffeetrinken mit Irmtraut vor. Ich packe die große Picknicktasche gefüllt mit:

Einer Thermoskanne frisch gebrühtem Kaffee, der mit einer diskreten Note von Haselnuß- und Vanillearoma verfeinert wird. Dann benötigen wir Zucker, flüssige Sahne für den Kaffee sowie eine Schale mit geschlagener Sahne für den Kuchen. Weiterhin drei Teller, unsere Sarotti-Tassen, Wassergläser und Mineralwasser sowie Besteck. Klaus steuert den Apfelkuchen bei, gut belegt mit klassischen Apfelsorten wie »Gelber Edelapfel« und »Kaiser Wilhelm«. Das Rezept mag seine Schwester besonders gerne. Das wird ein Fest geben! Durch die große Freude die uns erfüllt, befinden wir uns in einem Zustand leichter seelischer Euphorie.

Dieser Nachmittagsbesuch bedeutet für uns alle einen Höhepunkt, weil Irmtraut, befreit von allen Schläuchen, uns freudig entgegenstrahlen wird. Die abschließenden Schlucktests gegen Ende der Woche verliefen positiv, sodaß gestern auch die Trachealkanüle entfernt wurde. Weiterhin waren auch Versuche unternommen worden, den Toilettengang selbständig, d. h. ohne Windel und Blasenkatheter, möglich zu machen.

So machen wir uns auf dem Weg. Draußen ist es warm und wir öffnen die altmodischen Schiebefenster des Renault 4, der uns heute in die Klinik fährt. Klaus kennt diese Gegend gut. Durch Braunkohleabbau in früheren Zeiten sind hier Seen entstanden, die auch Zugvögeln und anderen seltenen Arten einen Raum des Überlebens in unserer übertechnisierten Welt ermöglichen. Als begeisterter Ornithologe hat er hier bereits geforscht, und es sind ihm besondere Fotoaufnahmen gelungen. Während uns das kleine Auto freundlich durch die Landschaft bewegt, erfahre ich von ihm wieder einmal viel Wissenswertes.

In der Klinik angelangt, melden wir uns am Empfang, man kontrolliert die Korrektheit der Anmeldung, wir füllen die notwendigen Corona-Fragebögen aus, dann gibt es »grünes Licht« zum Passieren.

Wenige Minuten später ist er da … dieser unbeschreibliche Moment, der noch vor drei Wochen gemäß der medizinisch-wissenschaftlichen Prognose ausgeschlossen wurde: Wir betreten gemeinsam das Zimmer. Du sitzt aufrecht im Bett, einer Comtesse gleich mit einem Kopfputz geschmückt, leicht geschminktes Lippenrot und dezenter Lidstrich. So werden wir von Dir erwartet und angestrahlt. »Mein Gott, siehst Du schön aus«, sage ich, »das hätte ich so nicht erwartet!« Auch Klaus nicht. Der ist vollkommen von den Socken, hat Glückstränen in den Augen und umarmt Dich erst einmal inniglich. Er hat seine geliebte Schwester wieder. Wie essentiell wichtig einem ein Mensch ist, wird oft erst dann bewußt, wenn er nicht mehr da ist.

Nachdem auch wir uns begrüßt haben, feiern wir gemeinsam eine glücklich-zufriedene Kaffeerunde. In unserer Mitte steht ein prächtiger Dalienblütenstrauß, den Dein Bruder aus seinem Garten mitgebracht hat. Weil alles so außerordentlich mundet, hast Du auch einen guten Appetit. Umgekehrt kannst Du leicht aufs Essen verzichten, wenn es von minderwertiger Qualität ist.

Ich weiß nicht mehr genau, worüber wir uns unterhalten haben. In Erinnerung ist mir aber, daß Du ausführlich dem Bruder von den »Reisen« berichtet hast: Deinem Schweben über das endlose, tiefblaue Meer. Den traumhaften Flügen über ferne Landschaften. Den Zeitreisen in das New York der 1920er Jahre mit der Mode der sogenannten »Belle Epoque« und Deinem »Besuch« der Hagia Sophia in Istanbul, in der Du die vom Staatsoberhaupt Erdogan zugehängten Gemälde der Heiligen von deren Verhüllung befreitest, indem Du in Deinen Rundflügen die Tücher hochgehoben hast. Lebendig erzählst Du, wie Erdogan sich jedesmal duckte, als Du in dem christlichen Bau, der auf seine Anweisung hin nun als Moschee genutzt wird, wie ein Blitz dicht über ihn hinweggeflogen bist.

Unsere Zeit vergeht schnell und diesmal haben wir nicht das Glück, auf einen Pfleger mit großem Herzen und einem geschlossenen Auge zu treffen. Wir sind gehalten, uns nach der vorgegebenen Besuchsdauer zu richten, können aber noch eine Verlängerung von 20 Minuten erwirken.

So beginnen wir langsam, alles wieder einzupacken. Nach einem Abschied mit guter Laune verlassen wir die Klinik und fahren wieder nach Hause.

Auf dem Heimweg drückt Klaus immer wieder seine Fassungslosigkeit darüber aus, wie gut es seiner Schwester geht, nach allem was sie durchgemacht hat: »Und sie ist so blitzgescheit wie eh und je.«

Zu Hause angekommen, es ist bereits früher Abend, darf ich die Kochkünste meines Schwagers genießen. Der Küchenchef empfiehlt heute: Filetsteak, medium gebraten. Dazu Bohnen und Pellkartoffeln aus eigenem Anbau. Als Beilage gibt es einen am Morgen geernteten Kopfsalat mit feinem Dressing. Es geht nichts über ein aus frischen Zutaten liebevoll zubereitetes Gericht.

Nach diesem ereignisreichen Tag gehen wir müde, zufrieden und beseelt zu Bett.

Am nächsten Tag muß Klaus schon wieder zurück. Nach einem gemeinsamen Frühstück begleite ich ihn noch zum Bahnhof. Sein Besuch hat uns drei wieder einmal mehr verbunden.

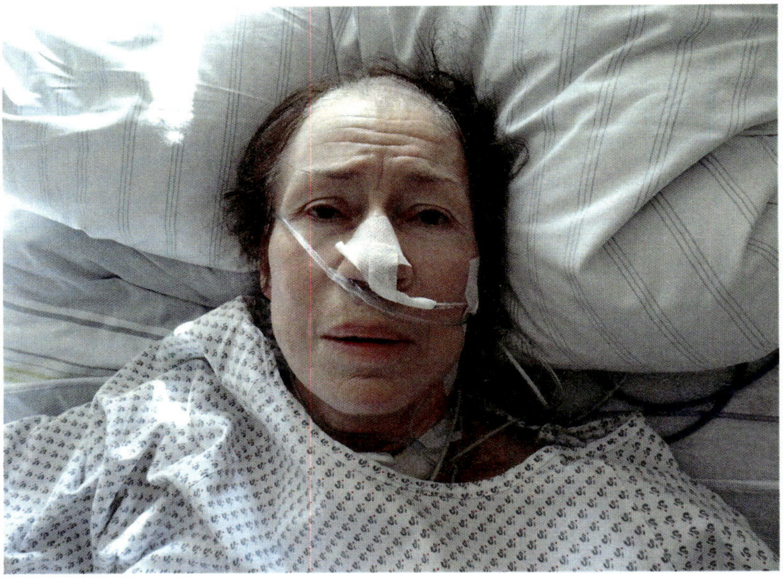

Irmtraut im Durchgangssyndrom. Merkwürdig, daß niemandem vom Personal die ins Gesicht geschriebene Verzweiflung aufgefallen sein soll … - mir brach es das Herz …

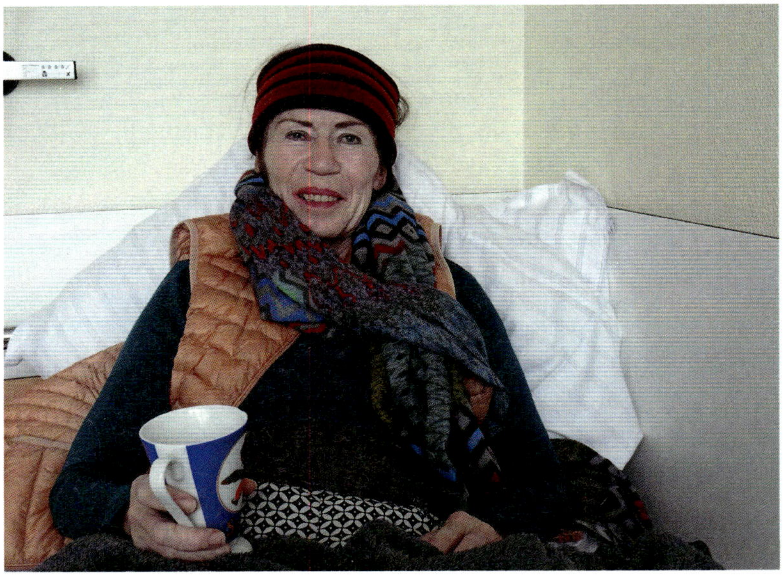

Irmtraut etwa eine Woche später … kaum zu glauben … ein anderer Mensch

Der schöne Ausblick

Es ist zwei Tage her, daß ich mit Klaus seine »auferstandene Schwester« besuchte. Heute, es ist ein Montag, wird Irmtraut auf eine neue Station verlegt. Damit beginnt der dritte und letzte Abschnitt des Aufenthaltes in der neurologischen Klinik.

Vor der Verlegung haben wir gegen 00.30 Uhr noch einmal miteinander telefoniert. Als das Mobiltelefon neben mir am Bett klingelt, schrecke ich aus dem Tiefschlaf. Der Adrenalinspiegel schießt sofort in die Höhe. In derselben Sekunde bin ich wach, so wie ein Arzt im Bereitschaftsdienst. Auf dem Display erscheint der Name, der mein Herz höher schlagen läßt: »MIZZI«. Du berichtest sehr erschrocken und verunsichert davon, daß man Dich in ein anderes Zimmer verlegt habe. »Ich soll doch morgen auf die neue Station kommen, warum verlegen die mich jetzt nochmal auf ein anderes Zimmer? Das war so nicht besprochen, was hat man mit mir vor?« Ich kann es mir auch nicht vorstellen und glaube eher, daß Du etwas desorientiert ist.

Das Problem haben wir relativ schnell gelöst: Da ich Irmtrauts Krankenzimmer durch die Besuche gut kenne, beschreibe ich ihre Räumlichkeiten. Sie soll bestätigen, wenn dem so ist:

Rechts von ihr ist der kleine Schrank auf Rollen, auf dem der Blumenstrauß steht und über dem viele Fotos von uns an der Wand befestigt sind.

Danach folgend befindet sich die Türe zum Badezimmer, anschließend in der Ecke der Kleiderschrank.

Geradeaus von ihr ist die Zimmertüre mit Blick auf den Gang, darüber eine große runde Uhr.

Links vom Bett ein weiterer Schrank auf Rollen, der mit Pflegeutensilien bestückt ist und auf dem der blaue Hygienetucheimer steht, von dem Du in der Zeit des Delirs überzeugt warst, er sei mit frisch gepflückten Brombeeren gefüllt. An dieser Stelle lachen wir beide herzlich.

Über dem Rollschrank befindet sich an einem Wandarm befestigt der Fernsehbildschirm, über den ich ein ornamentiertes Tuch und ein gerahmtes Bild des Erzengels Michael gehängt habe. Zuletzt frage ich: »Siehst Du den Erzengel Michael am Fernseher befestigt?« Du bestätigst das und die Überzeugung, nun doch im gewohnten Zimmer zu liegen, löst alle innere Anspannung und Sorge auf.

Ruhe tritt wieder ein. Alles hat seine Richtigkeit, die Welt scheint wieder in Ordnung, wir beide können nun friedvoll weiterschlafen. Wie gut, daß wir mit dem Mobiltelefon zueinander sprechen können.

Mit der heutigen Verlegung kommt Irmtraut in die eigentliche Reha-Abteilung, um wieder mehr Autonomie im Alltag zu erlangen. Ziel dieser Station ist es, nach der »Abnabelung« vom Gerätemonitoring die neurologisch bedingten Defizite durch Übung, Training, Krankengymnastik, Logopädie und Ergotherapie so zu verbessern, daß die Integration in das allgemeine Leben erleichtert wird. Patienten lernen hier, je nach Zustand und Vermögen wieder zu essen, sich selbstständig zu waschen, die Toilettengänge zu verrichten, ihre Gliedmaßen zu bewegen, das Gehen auch am Rollator und das Sprechvermögen. Für viele der hier stationär aufgenommenen Patienten bedeutet das härteste Arbeit und große Disziplin, um die verloren gegangenen Fähigkeiten neu zu trainieren.

Die größte Hürde, so denke ich mir, stellt in schweren Fällen die Überwindung der eigenen Enttäuschung über den unerwarteten Verlust gewohnter Möglichkeiten dar. Man stelle sich einmal vor, selbst durch einen Schlaganfall oder eine Hirnblutung betroffen zu sein und dadurch das Sprechvermögen sowie die Fähigkeit zum Essen oder die freie Beweglichkeit verloren zu haben. Wie bei einem Kind ist vieles von Anfang an ganz neu zu erlernen. Das muß erst einmal verkraftet werden.

Das Schicksal hat es mit Irmtraut und mir unendlich gut gemeint, sie muß nichts neu erlernen und hat annähernd alle ihre Fähigkeiten behalten. Nur eine wesentliche wurde durch die Hirnblutung und die zwei ausgedehnten Infarkte eingebüßt: Die Erinnerung an Musikmelodien ist ausgelöscht, das Hören von Klängen erscheint unangenehm entfremdet. Irmtraut schildert, wie die Patienten in den Nachbarzimmern extrem schrille und schräge Musik hören und drückt ihr Unverständnis darüber aus. Daß es jedoch an ihrem Hörvermögen liegt, werden wir erst später bemerken als sie wieder zu Hause ist.

Auf der neuen Station bewohnt sie ein Einzelzimmer mit Fensterfront und Balkontüre, die den Blick auf eine schöne, hügelige Landschaft mit Wald und Wiesen erlauben. Ebenso im Sichtfeld befindet sich ein altes bäuerliches Gehöft, in dem ein Reiterhof untergebracht ist sowie die Ortsstraße, über welche verschiedene Fahrzeuge in die kleine Stadt einfahren und diese auch wieder verlassen. Der Ausblick hat Ähnlichkeit mit einer Kinoleinwand: Wenn Irmtraut aufrecht im Bett sitzt, gibt es immer etwas interessantes zu erblicken.

An einem der Morgen ruft sie mich sehr früh in der Dämmerung an, um mir begeistert mitzuteilen, daß gerade die Sonne als tiefroter Ball aufgeht und mit den intensiv gefärbten Wolkenbildern einen unglaublich schönen Himmel malt. Ich teile die Freude mit ihr, wissend wie heilsam es für ihre Seele ist, nach so langer Zeit wieder aus einem Fenster in die Schönheit der Natur schauen zu können.

Wir verbringen in dieser letzten Woche drei wunderschöne Treffen miteinander, meist gemeinsam auf dem Bett sitzend oder liegend und »fernsehend«. Dabei genießen wir den von zu Hause mitgebrachten, frisch zubereiteten Kaffee aus der Thermoskanne in unseren Lieblingstassen sowie Kuchen mit üppig Schlagsahne. Alles bringe ich wieder in einem Picknickkorb mit, inklusive der gelben Melittateller, einer kleinen Tischdecke und dem Besteck, weil zum vollendeten Genuß immer auch die Ästhetik dazugehört.

In den Gesprächen tauschen wir unsere sehr unterschiedlichen Erlebnisse der vergangenen Zeit aus. Es ist auch der Beginn meiner eigenen »Traumaverarbeitung«. Wir unterhalten uns über Alltägliches, unsere Freunde zu Hause, Irmtrauts zwischenmenschliche Kontakte in der Klinik, die Qualität der Betreuung durch das Personal.

Diese Station hat eine Besonderheit im Vergleich zu den beiden vorherigen Abteilungen: Während man dort am Fleiß und der Arbeitsfülle der Pflegekräfte keinen Zweifel hatte, erweckt hier das Personal eher den Eindruck, nicht wirklich engagiert zu sein. So beschreibt Irmtraut, daß in all den Tagen ihr Bett ungemacht bleibt und drei Tage lang das Bad offensichtlich nicht geputzt wird, benutzte Handtücher und Waschlappen liegen auf dem Fußboden.

In den zehn Tagen auf dieser Station erhält meine Frau lediglich drei!! krankengymnastische Behandlungen. Erst in der Mitte der Zeit stellen sich zwei Ergotherapeuten vor. Sie wollen ihr beim Duschen und Anziehen helfen.

Das Einzige was regelmäßig stattfindet, ist das Abholen der Tabletts vom Frühstück, Mittag- und Abendessen sowie die Ausgabe der Medikamente.

Was meine persönliche Erfahrung betrifft, so kann ich bestätigen, daß meine Kontakte zu den Pflegerinnen und Pflegern hier eher unpersönlich und unverbindlich sind, ganz im Gegensatz zu den vorhergehenden Stationen.

Auf einen Aspekt bezogen zeigt sich die Mehrzahl des Betreuungsteams jedoch besonders engagiert und auf das Äußerste diszipliniert: Uns nach 60 Minuten auf dem Zimmer aufzusuchen und mitzuteilen, daß die Besuchszeit nun vorbei sei. Auch wird moniert, daß man nicht den geforderten Sicherheitsabstand einhalte! Zusätzlich werden wir belehrt, daß die Maskenpflicht auch auf dem Zimmer gilt und einzuhalten sei. Eine Schwester hat die Angewohnheit, die Befolgung der Corona-Anordnungen als ihre höchste Priorität mit besonderem Nachdruck zu kontrollieren und verhält sich dabei wie die Axt im Walde. Und da ich ein demütiger und einsichtiger Mensch bin und ihr nicht widerspreche, läßt sie dann in Großherzigkeit doch Gnade vor Recht walten und schenkt uns zusätzlich 15 Minuten für einen Abschied. »Aber nicht länger«, sagt sie, »ich komme wieder!«

Neben den vielen Aspekten, die im Ausnahmezustand des staatlich verordneten Lockdowns sichtbar werden, zeigt es sich in manchmal erschreckender Weise, wie »machtlose« Mitmenschen ganz plötzlich zu aktiv-aggressiven Kontrolldiktatoren mutieren können. Es ist eine Beobachtung aus dem praktischen Leben, daß, wenn die Sonne am Horizont sich dem niedrigsten Stand nähert, selbst ein Zwerg zum Riesen wird – zumindest was seinen Schatten angeht. Aber das kennt man ja schon aus Kinderbüchern wie »Jim Knopf und die Wilde Dreizehn« von Michael Ende. Nur war hier der Scheinriese Turtur, vor dem sich die meisten fürchteten, ein guter, liebevoller Charakter.

Wie überall gibt es aber auch Menschen, die gegen den Strom schwimmen und damit bei sich selbst bleiben. Während einem meiner Besuche betritt eine Schwester das Zimmer und ist ganz berührt, wie glücklich und verbunden wir nebeneinander auf dem Bett sitzen. »Oh, das hätte ich auch gerne! Liebe ist etwas Schönes.« Sie freut sich mit uns und bietet an, ein Foto »von dem schönen Paar« mit meiner Kamera aufzunehmen, die auf dem Beistelltisch liegt. »Sie dürfen das aber niemandem verraten!« Sie verläßt lächelnd den Raum, und sagt: »Ich habe nichts gesehen.« Damit meint sie die Tatsache, daß wir beide nicht den geforderten Corona-Sicherheits-Abstand einhalten, der von den anderen Pflegekräften der Station angemahnt und eingefordert wird.

Ich bin der Auffassung, daß die Menschheit der westlichen Welt eher an einem Mangel menschlicher Wärme und Liebe stirbt als an Corona. Durch staatliche Verordnung wurden Millionen alter Menschen in die seelische Vereinsamung verbannt, Kinder der Kindheit beraubt sowie soziale Bindungen von Freundschaften und Familien zerrissen. Das alles auf dem Boden fragwürdiger Wissenschaftserkenntnisse, mangelhafter Statistik und ohne medizinisch fachübergreifenden Diskurs der unterschiedlichen Sichtweisen und Untersuchungsergebnisse.

Immer, wenn ich nach einem Besuch diese Station verlasse, benötige ich etwa fünf Minuten zum Autoparkplatz, dann nochmal einige Minuten zur Ortsdurchfahrtstraße, die Irmtraut von ihrem Balkonfenster aus überblicken kann.

Zum Abschied kann sie mir vom Balkon aus nochmals winken, da die Straße nur etwa 80 Meter entfernt vorbeiführt. Ich halte dann das Auto am Straßenrand an, lasse die Seitenscheibe herab und erwidere die Geste. Einmal steige ich aus dem Auto, forme meine Hände zu einem Trichter vor dem Mund und rufe Ihr mit voller Kraft zu: »Ich liebe Dich!« Die Botschaft scheint sie quer über die sommerliche, noch nicht gemähte Wiese erreicht zu haben. Denn Sie erwidert mit einer Handbewegung, die ein großes Herz in die Luft malt.

Das Winken als Ritual zum Abschied hat durch den unerwarteten Tod meiner Schwester Sandra in meinem Leben eine besondere Bedeutung erhalten. Es stellt die letzte bewußte, physisch sichtbare Geste von Menschen dar, bevor sie sich voneinander trennen und ihrer Wege gehen. Weil wir im Leben nie genau wissen können, ob es vielleicht ein letztes Mal ist, vollziehe ich einen Abschiedsmoment immer bewußt.

Die mangelnde therapeutische Begleitung und Betreuung in der kurzen Zeit auf der Reha-Abteilung ersetzt Irmtraut durch selbständige Unternehmungen. Sie stellt die Tabletts auf den Geschirrwagen im Gang, duscht am frühen Morgen, holt den Morgenkaffee ab, macht ihr Bett und kümmert sich um ihren Muskel- und Kräfteaufbau durch eigenständiges Training. Sie bekleidet sich in ihrer originellen Weise, schminkt sich und macht Spaziergänge durch die Klinik und nach draußen.

Sie besucht das Personal der vorherigen Station im anderen Gebäudetrakt. Die können kaum glauben, wie orientiert, körperlich und mental unversehrt und schön die Patientin dasteht, die noch einige Tage vorher nicht adäquat ansprechbar und verwirrt war. Was für das Stationsteam noch weniger zu fassen ist: Diese noch vor kurzem vollkommen desorientierte Frau kennt alle zehn Pflegerinnen und Pfleger beim Namen und weiß zu berichten, worüber gesprochen wurde, während sie von ihnen betreut wurde. Es werden situative Mißverständnisse aufgeklärt, die zu einigen problematischen Entscheidungen wie z. B. der Fixierung am Bett führten. Am Schluß kommt es zum herzlichen Abschied aller Beteiligten: Die »Wunderpatientin« und das Personal umarmen sich herzlich. Den Corona-Auflagen zum Trotz siegt hier die Menschenliebe über staatlich verordnete Distanz.

Auf der Station nimmt Irmtraut weiterhin Kontakt zu einsamen Patienten auf, die ohne Zweifel einen intensiven Bedarf an aktiven Reha-Maßnahmen hätten, aber notwendige Therapien vermissen. Sie sitzen oft wie abgestellt auf den Stühlen ihres Zimmers und starren vor sich hin. Teilweise liegen sie auch stundenlang in den Betten und schauen auf die Bildschirmfläche des angeschalteten Fernsehers. Wieder andere bewegen sich mit Rollstühlen oder Rollatoren über den Gang der Station. Die Menschen freuen sich über das kurze Gespräch mit Irmtraut, ihren Zuspruch, die ermunternden Worte.

Es finden mehrere Arztvisiten statt, in denen der soweit gute Verlauf dokumentiert wird. Da einige Blutwerte seit über zehn Tagen kaum gesunken sind, werden Ultraschalluntersuchungen von Leber, Gallenblase und Bauchspeicheldrüse angeordnet, deren Bildgebung aber keine ungewöhnlichen Abweichungen ergeben. Auch eine anschließende Hepatitisserologie auf Hepatitis A, B und C fällt negativ aus. So werden die Erhöhungen zunächst als ein möglicher Leberschaden infolge der Antibiotikainfusionen und der Narkosemedikamente interpretiert.

Um leberschädliche Nebenwirkungen von Medikamenten auszuschließen, wird nun alle Arznei abgesetzt: Damit entfallen der Blutdrucksenker, die Schlafmittel, das Epilepsiemittel zur Vermeidung von Krämpfen nach Hirnblutungen und Schlaganfällen sowie die Medikation gegen das Delir. Es gibt keine unerwünschten Erscheinungen durch das Absetzen, sodaß Irmtraut von nun an »clean« ist.

Erst sieben Monate später wird aufgrund der weiterhin deutlich erhöhten Leberwerte durch einen Hepatologen die korrekte Diagnose einer »sekundär sklerosierenden Cholangitis« gestellt werden. Das ist eine seltene entzündliche Erkrankung der Gallenwege. Diese wurde wahrscheinlich durch den uroseptischen Infekt ausgelöst, bei dem es infolge beginnender Durchblutungsstörungen zur Schädigung des Gallensystems durch Sauerstoffmangel kam. Es war möglicherweise der Beginn eines Multiorganversagens, ausgelöst durch die Sepsis, das rechtzeitig gestoppt werden konnte.

Am allerletzten Morgen erhält Irmtraut einen Abschiedsbesuch von Herrn Dr. E., dem Oberarzt der vorherigen Station. Er sieht sie aufrecht im Bett sitzen, das Feuilleton der Frankfurter Rundschau lesend und sagt nach seinem »Guten Morgen«: »Sie lesen jetzt schon?« Meine Frau antwortet daraufhin, daß es doch so früh gar nicht mehr sei. Der Arzt meint jedoch nicht die Uhrzeit sondern vielmehr die Tatsache, daß sie nach einem massiven Hirntrauma mit zwei Schlaganfällen und nach einer erst vor wenigen Tagen überstandenen Urosepsis mit höchst kritischem Verlauf sowie dem Zustand vollkommener Desorientierung und Verwirrtheit, der zur Notwendigkeit der Bettfixierung führte, jetzt in einem Zustand unfaßbarer Normalität vor ihm sitzt und liest.

Es kommt zum Austausch persönlicher Wertschätzung und als er Irmtraut berichtet, wie lebensbedrohlich die Sepsis war, realisiert sie seine ganze emotionale Beteiligung in seiner Stimme, an der aufsteigenden Röte in seinem Gesicht sowie der Gänsehaut auf den Unterarmen. »Ich habe mir größte Sorgen um sie gemacht und wußte nicht, ob wir das schaffen. Aber eines weiß ich: Wäre die Wirkung der Reserveantibiotika nur ½ Stunde später eingetreten, hätten Sie das nicht überlebt«.

Die Klinikleitung hätte meine Frau gerne für weitere vier Wochen zur Reha im Hause behalten. Die zusätzliche Behandlungsdauer wäre gegenüber der privaten Krankenversicherung nach einer so schweren Hirnverletzung plausibel zu rechtfertigen gewesen.

Da ich jedoch bereits bei der Verlegung zur Reha-Abteilung dem behandelnden Chefarzt ankündige, daß ich eine schnellstmögliche Entlassung meiner Frau wünsche, werden die entsprechenden Kontroll- und Abschlußuntersuchungen erheblich beschleunigt. Meine Absicht ist es, Irmtraut so bald wie möglich nach Hause zu holen und die Reha-Maßnahmen dort selber durchzuführen.

Dafür habe ich bereits eine Praxisschließung von vier Wochen eingeplant, in der wir genügend Zeit mit- und füreinander haben. Es soll auch wie ein »Urlaub« von den Anstrengungen unserer letzten Zeit sein. Damit das finanziell möglich ist, habe ich in der gesamten Krankenhauszeit meine Praxis weitergeführt und stringent durchgearbeitet. Jeder, der in einer selbständigen Berufsausübung steht, weiß um das Problem des Geldflusses: Keine Arbeit bedeutet kein Einkommen. Im Krankheitsfall sowie im Urlaub fehlt dem Selbstständigen der Luxus einer gesicherten Lohnfortzahlung. Alles liegt in der eigenen Verantwortung. Wie die Bezeichnung es ausdrückt: Man arbeitet selbst und ständig, die Stunden dürfen oft nicht gezählt werden. Der große Vorteil einer Selbständigkeit ist allerdings: Man hat keinen Vorgesetzten, der einen darin bevormundet, was man wie zu tun oder zu lassen hat. Das ist wichtig, wenn der Beruf auch Berufung und Passion ist.

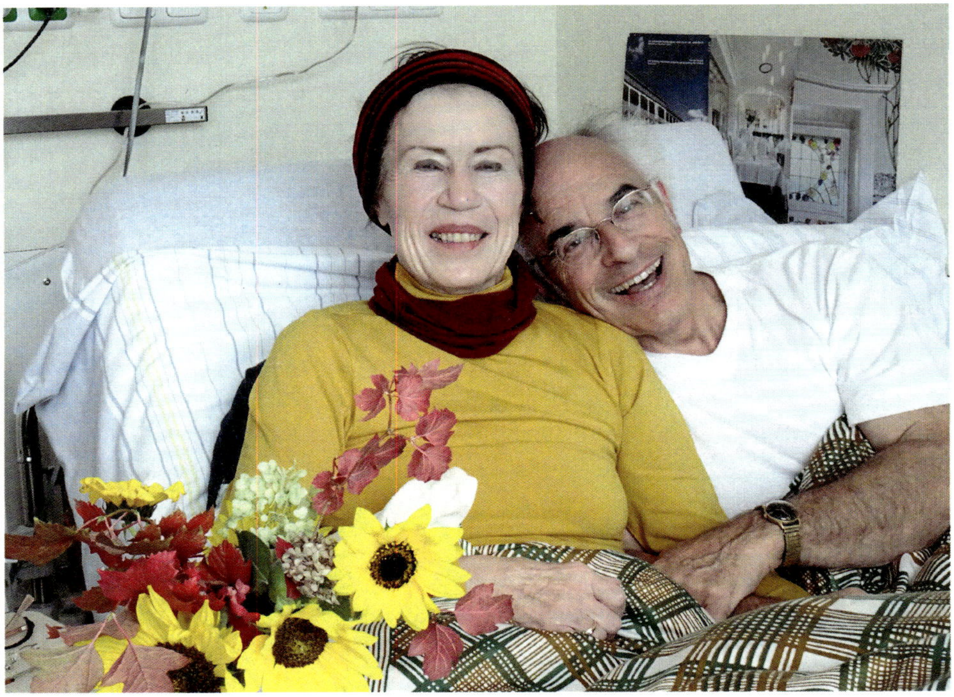

Letzte Tage in der Reha … Kaffeetrinken im Bett … Eine liebevolle Pflegeschwester bietet uns an, ein Erinnerungsfoto zu machen.

Vorbereitungen zur Heimkunft

Der nun viel rascher bevorstehende Umzug in heimatliche Gefilde bedeutet für mich einen logistischen sowie körperlichen Kraftakt. Ich habe neben der Praxistätigkeit nur wenig Zeit, Irmtrauts Rückkehr entsprechend vorzubereiten.

Weil aber in meinen Adern die Reminiszenz preußischen Blutes der Vorfahren fließt, stellen Disziplin und Arbeitsstruktur kein Problem dar.

Nach den siebeneinhalb Wochen von Ausnahmezustand befindet sich unsere Wohnung zwar nicht im Zustand eines Messie-Haushalts, die Vernachlässigung an Pflege ist aber deutlich sichtbar. Nur Dein Altar mit den stets frischen Blumen ist davon ausgenommen.

Weil ich Irmtraut einen würdigen Empfang bereiten will, folgt deshalb ein intensiver Großputz: Böden werden gewischt, Teppiche gesaugt, das Bad einer Grundreinigung unterzogen. Die Fenster inklusive Rahmen und Fensterbänken erfahren Säuberung. Die Glasscheiben erweisen sich nach dem Putzen auch bei entsprechenden Lichtverhältnissen tatsächlich als schlierenfrei rein. Die Betten werden frisch bezogen, die Matratze zum Lüften aufgestellt, Bettrahmen abgesaugt. Anschließend werden einige Waschmaschinenfüllungen gewaschen, um den Wäschestau abzubauen.

Bereits vor drei Wochen habe ich für den »Fall der Fälle« bei meinem langjährigen Apotheker und Freund Zellstoffbettunterlagen, Maxiwindeln und Katheter mit Urinbeuteln geordert. Diese will ich nun bei ihm abbestellen, weil Irmtraut diese Hygieneartikel nun nicht benötigt. Das war zur Zeit der Bestellung noch nicht klar. Als ich ihn anrufe sagt mir der kluge Mann mit seinen persischen Wurzeln, den ich wegen seiner hervorragenden selbst hergestellten homöopathischen Medikamente als meinen »persischen Alchimisten« bezeichne: »Ich habe das erst gar nicht bestellt. Ich dachte mir: Warte erst einmal ab, was überhaupt gebraucht wird. Ich hatte immer den Eindruck, daß Deine Frau gut behalten zurückkommen wird«.

Ja, so laufen die Dinge, wenn man mit Menschen verbunden ist, die intuitiv sind, einen kennen und die mitfühlen und mitdenken.

Zwischendurch bestellt Freundin Elizabeth für mich (also für Irmtraut) einen Rollator im Internet, den ich fertig zusammenschraube und bereitstelle.

Da ich nicht genau weiß, wie gut meine Frau schon laufen kann, haben mir Freunde den Rollstuhl der ehemals pflegebedürftigen, inzwischen aber verstorbenen Mutter, ausgeliehen. So sind wir auch für größere Spaziergänge gewappnet.

Der Rollstuhl erscheint etwas pilzig, er hat Stockflecken und diverse Verunreinigungen am Bezug, Spinnenweben künden von seiner längeren Standzeit. Das gute Stück erfährt daher eine Komplettreinigung in der Autowaschbox.

Tastendruck 1: Der heiße Hochdruckstrahl aus der Lanzette angereichert mit parfümierten Waschdetergentien prallt dermaßen stark auf das Gefährt, daß ich Mühe habe, ihn nicht umkippen zu lassen. Ha, das macht Spaß bei soviel Schaum, hier haben die Ablagerungen wahrlich gelitten ... sie müssen weichen. Dann folgt noch das Abstrahlen unter Hochdruck mit Osmosewasser unter Tastendruck 5, damit es keine Kalkränder gibt ... und siehe da: Blitzsauber und hygienisch steht er nun da, samt seiner Polster und Fußhalter. In einem so porentief reinen Zustand befand er sich wahrscheinlich letztmalig in seinem Neuzustand.

Und riechen tut er sehr intensiv ... nach diesem künstlichen Parfüm, mit welchem der Reinigungsschaum »veredelt« wurde. Sonst hätte er vielleicht auch das Prädikat »Intensivreinigungsschaum« nicht verdient. Für mehrere Wochen wird beides, nämlich besagter Rollstuhl und der Renault 4, der ihn transportiert, eine »Duftnote« mittragen, wie wir es normalerweise höchstens von Leihautos her kennen.

Das »Chauffeurfahrzeug«, der 1984er Renault 4 mit dem schwarz-weißen Schachbrettdach und der leuchtend roten Karosserielackierung, erfährt bei dieser Gelegenheit ebenso eine Wäsche mit dem bereits erwähnten Reinigungsschaum aus der Hochdrucklanzette, danach Säuberung mit der Schaumbürste, anschließend erfolgt das Abstrahlen mit neutralem Wasser und im Anschluß gibt es das Heißwachs für den Glanz. Zum Abschluß wird mit Osmosewasser nachbehandelt, damit es auch hier keine Wasserflecken bei der Trocknung gibt. Unser Allwetter-Gefährt und Gefährte strahlt nun wie lange nicht mehr. Und da es bei uns »außen hui, innen pfui« nicht gibt, geht die Reinigung noch weiter. Den Innenraum sauge ich aus, klopfe Teppiche ab, wische die Instrumententafel und Türverkleidungen. Jetzt ist »unser Kleiner« in einem würdigen Zustand, das »Wunderkind« nach Hause zu befördern.

Der krönende Abschluß der Vorbereitungen in unserer Wohnung besteht im Arrangement von zwei Blumensträußen, einer ist aus Irmtrauts Garten zusammengestellt. Für den anderen besorge ich Sonnenblumen vom Selbstpflückfeld hier bei uns in der Nähe.

Nach drei Tagen Schuften bin ich körperlich ziemlich erledigt, aber richtig glücklich und zufrieden. Morgen gegen 13.00 Uhr hole ich meine Herzdame ab ... ich kann es kaum glauben.

Wieder zu Hause (54. Tag)

Dann ist es soweit. Nach dem letzten Termin in der Praxis setze ich mich um genau 12.00 Uhr ins Auto. Ich will garantiert pünktlich um 13.00 Uhr, wie vereinbart, Irmtraut in ihrem Zimmer zur Abholung in Empfang nehmen.

Wenn ich meinen Zustand beschreibe, so entspricht er dem eines »gerupften«, aber sehr glücklichen Huhnes.

Die Erschöpfung der letzten Wochen ist ausgeprägt, denn die 14 Stunden ununterbrochener täglicher Arbeit kosteten Lebenskräfte.

Der Praxisbetrieb lief nach außen hin weiter. Obwohl das sehr anstrengend war, tat es dennoch gut. Meine Tätigkeit hinderte mich daran, in ein Gedankenkreisen um das eine große Problem zu verfallen. Für mich selbst ist es erstaunlich, daß trotz der psychischen Belastungen die Arbeit an den Patienten so konzentriert war. Einige hätten, so sagten sie mir später, absolut nichts gemerkt, ich sei so gewesen wie immer. Ich hatte die Wahrnehmung, die Praxistätigkeit deutlich reduziert zu haben. Im nachhinein zeigte aber der Terminplaner ein ganz anderes Bild. Ich frage mich, wie das zu schaffen war, (denke dabei auch an die endlose und aufopfernde Arbeit von Eltern mit kleinen Kindern) und lasse meine Tätigkeiten nochmal vor meinem inneren Auge vorbeiziehen:

Meine tägliche Heilarbeit von jeweils zwei Stunden an Irmtraut. Die wochenlang regelmäßigen Telefonkontakte mit Ärzten und Pflegern. Der tägliche, intensive Telefondienst mit etwa 7–10 Menschen, um sie »auf dem Laufenden« zu halten.

Und nicht zuletzt: Jede mögliche Zeitlücke, die der eventuellen Erholung hätte dienen können, galt notwendigen Minimalpflichten im Haushalt.

Dennoch: Bei guten Freunden erlebte ich zwischendurch immer auch Momente echter Entspannung.

Während der Fahrt bin ich erfüllt von einer Mischung vielseitigster Gefühle, bestehend aus starker Aufregung und Nervosität, glücklicher Erwartung, himmlischer Beseeligung, Schmetterlingen im Bauch. Auch Angst vor Verlust ist mit im Spiel.

Als ich auf die Minute genau Irmtrauts Zimmer betrete, ist außer dem Koffer auf dem Bett, der von den Abreisevorbereitungen zeugt, niemand im Raum.

Aber sowas kenne ich bereits, sie ist selten »pünktlich« in meinem Sinne, dafür aber immer »rechtzeitig«. Unsere Philosophie unterscheidet sich in manchen Lebensbereichen deutlich voneinander. Ich bin beispielsweise immer »pünktlich«! Das ist ein Prinzip von mir. Dennoch verpasse ich öfters die »Rechtzeitigkeit«. Zum Beispiel beim Zahnarzt: Da bin ich zum vereinbarten Termin anwesend und warte 20 Minuten umsonst. Irmtraut kommt vielleicht verspätet zum Termin ist aber so rechtzeitig, daß sie keine Wartezeit hat. Sie hat noch nie in ihrem Leben etwas Wesentliches versäumt, war immer zur rechten Zeit am rechten Ort. Ich lebe viel mehr aus der Struktur heraus, sie mehr aus dem Erlebnisfluß. Sie ist die Künstlerin, ich bin der Techniker. Wir haben in unserer Ehe viel darum gerungen, gewisse Unterschiedlichkeiten nicht zum Spaltpilz werden zu lassen. So etwas kann Ursache massiver Streitigkeiten sein, die in einer Trennung enden. Wir haben uns stets darum bemüht, den Anderen so zu akzeptieren wie er ist, haben gelernt, tolerant zu werden. Toleranz ist eine Tugend, die einem nicht durch Gleichgültigkeit zufällt. Sie entsteht, indem man die Andersartigkeit erträgt und auch daran leidet. Sie ist die Frucht eines eigenen Seelenschmerzes. Die Kraft dem Fremdartigen zuzustimmen erwächst dadurch, daß man den damit verbundenen Schmerz zuläßt und akzeptiert. Auf diese Weise sind Irmtraut und ich über die Jahre der Übung Seelenverbündete geworden. Ein Zustand, in dem die Andersartigkeit des Gegenübers keine Bedrohung mehr darstellt, sondern ein unterschiedliches Lebensverständnis, verbunden mit anderen Lösungsstrategien. Es kann den einzelnen Menschen enorm weiterbringen, wenn er lernt, sich etwas von seinem Gegenüber anzueignen. Auch das stellt eine Form der Bewußtseinserweiterung dar. Durch Irmtrauts »Anderssein« habe ich in meinem Leben viel dazugelernt und Fähigkeiten erwerben dürfen, die ich ohne diese Erfahrung nicht hätte dazugewinnen können. Jeder Mensch ist für sich gesehen eine Einmaligkeit, er ist aber auch Träger von Einseitigkeit. Die Paarbeziehung gibt uns die Chance, die Einseitigkeit zu überwinden und eine Vielseitigkeit zu entwickeln.

Ich nehme auf dem im Krankenzimmer befindlichen Sessel Platz und genieße die schöne Aussicht, irgendwann in den nächsten Minuten wird sie schon kommen. Dann, nach einer Weile wird die Klinke der Zimmertüre gedrückt, ich drehe mich zum Eingang um, die Türe geht langsam auf… und da steht sie, die Frau meines Herzens, so schön bekleidet, so fein geschminkt, so wohl und gesund erscheinend.

Ein tiefster Herzenswunsch ist in Erfüllung gegangen, einer, der doch in unerreichbarer Ferne schien. Hätte man mich in der Zeit unserer größten Not gefragt, was ich geben würde, um sie wieder wohlbehalten zurückzubekommen, so kann ich aufrichtig sagen: Alles! Ich hätte wirklich alles gegeben! Und jetzt sind wir wieder zusammen, es ist uns von der geistigen Welt geschenkt worden. Einfach so! Und warum ausgerechnet uns? Ein Geschenk, das größte meines Lebens, dessen Ausgleich meine tiefe, immerwährende Dankbarkeit sein wird.

Irmtraut kam deshalb etwas verspätet, weil sie sich noch von einigen Patienten der Station, mit denen sie in Kontakt getreten war, verabschiedet hatte. Auf den vorherigen Stationen hatte ich das Bedürfnis, mich mit einem üppigen Präsentkorb, gefüllt mit diversen WELEDA-Pflegeprodukten und einer Dankeskarte mit großzügiger Geldzuwendung an die Station für das Engagement zu bedanken. Hier einigen wir uns darauf, wegen eines Mangels an Enthusiasmus und Zuwendung des Personals darauf zu verzichten. Die Verabschiedung von der Station fällt auch eher förmlich und unpersönlich aus.

Dann laden wir alles ins Auto, es ist wie bei einem Umzug: Die Federbettdecke, das Federkopfkissen, das tragbare Radio-CD Gerät, den Reisekoffer und eine Reisetasche sowie einen noch üppig blühenden Strauß.

Bevor wir die Klinik verlassen, lädt mich meine »Wiederauferstandene« noch in die Cafeteria ein. Gestern habe sie dort so eine gute Schwarzwälder Kirschtorte mit einem ausgesprochen leckeren Latte Macchiato genossen, das müßten wir unbedingt wiederholen. Gesagt, getan. In der Tat, beides ist wirklich unglaublich gut. Ich frage mich oft, warum ein Kaffee in der Gastronomie so unterschiedlich schmecken muß. Warum kann eine Schwarzwälder Kirschtorte nicht einfach überall ein Genuß sein? Was ist so schwer daran, Dinge gut zu machen?

Dann geht es am frühen Nachmittag heimwärts. Entlang besagter kleiner Straßen, hübscher Ortschaften, kleiner Seen. Es ist inzwischen herbstlich geworden, und die Blätter beginnen sich zu färben.

In unserem Ort fahren wir am Haus von Monika und Rüdiger vorbei, sie sehen uns ... besser gesagt: hören uns, denn die alten Autos haben alle ein unverwechselbares Motorgeräusch. Sie winken, wir halten an, steigen aus und umarmen einander. Dann bitten sie uns herein und schließlich verbleiben wir dort etwa zwei Stunden. Am Feuer des Kamins genießen wir die Wärme, trinken Tee, tauschen Erlebnisse aus. Beide finden Irmtraut fast unverändert und gut aussehend. Außer den kurzgeschnittenen grauen Haaren scheint sie ganz die Alte zu sein. Beide teilen die Freude und unser Glück in einer ganz intensiven Weise, wie es nicht viele Menschen äußern können.

Dann geht's nach Hause! Es ist inzwischen später Nachmittag, die Sonne scheint in die Zimmer und erhellt diese mit südländischem Flair. Wir sind sehr müde, legen uns erst einmal in das frisch bezogene Bett und genießen diesen wunderbaren Moment des wieder Miteinanderseins.

Die Begegnungen des Tages sind aber noch nicht zu Ende. Wir erhalten eine Einladung von unserer Freundin Elizabeth. Sie und ihr Sohn Julian haben für uns gekocht. Julian ist Meister darin, paniertes Wiener Schnitzel in perfekter Weise knusprig, goldbraun zu braten. Dazu wird ein gemischter Salat gereicht.

Jedes Essen sollte es wert sein, ein Dankesgebet zu sprechen, ein solch köstliches umso mehr. Ich spreche für uns ein Tischgebet auf bretonisch, übersetzt lautet es:

»Erde die uns dies gebracht, Sonne die es reif gemacht, liebe Sonne liebe Erde, eurer nicht vergessen werde«.

Vor hundert Jahren noch gehörte das gesprochene Gebet zu jeder Mahlzeit. Die Menschen wußten, daß auch das Essen von Gott kommt und daß mit dem Beten die Speise gesegnet wird. Heute scheinen viele Konsumenten der Auffassung zu sein, es komme von Aldi, Lidl, Rewe oder Norma, und das dazu sehr billig. Wo ist da noch Raum für einen Dank?

Bei der geselligen Runde am Eßtisch haben wir schöne Gespräche. Gegen Mitternacht beenden wir unser Beisammensein. Das war ein sehr langer, intensiver Tag. Eigentlich so, als sei nie etwas geschehen.

Für die Zeit nach Irmtrauts Heimkehr ist meine Praxis vier Wochen lang geschlossen. Lediglich an einem Tag in der Woche habe ich für wenige Patienten, die dringend therapeutische Unterstützung brauchen, geöffnet. Den Rest der Zeit machen wir ein Reha-Programm zuhause.

Dazu gehören Massagen, Dehnungs- und Mobilisierungsübungen, Bewegungen an der frischen Luft. Wir gehen viel spazieren. Die ersten beiden Rundgänge erweisen sich als besonders beeindruckend. Denn wir spazieren zu dritt: Irmtraut, ich und der Rollstuhl. Von diesem macht sie keinen Gebrauch, denn trotz der langen Liegezeit ist ihr Körper schon soweit gekräftigt, Entfernungen von zwei Kilometern ohne Pause durchhalten zu können. So fahre ich den Rollstuhl spazieren, einfach nur zur Sicherheit, falls sie ihn doch mal als Unterstützung zum Hinsetzen benötigt. Aber es zeigt sich, daß er ebenso überflüssig ist, wie der erworbene Rollator. (Den braucht Freundin Elizabeth zehn Monate später, als sie sich ihr Fußgelenk verstaucht) Immer wieder überkommt mich das Gefühl, das alles nicht fassen zu können: Meine Frau sollte bestenfalls als Wachkomapatientin mit Halbseitenlähmung aus der schweren Krankheit hervorgehen und nun läuft sie, zwar noch etwas geschwächt, neben mir her. So, als sei nie etwas geschehen ... Auch das muß ein Mensch erst einmal seelisch verkraften.

In den ersten Wochen lese ich ihr morgens aus meinem Tagebuch vor, nachdem wir unsere rituelle Tasse Kaffee getrunken haben. Hier sind viele Momente des Schreckens, der Angst, und des Leides aber auch der Freude direkt auf das Papier geflossen. Auf dieser Basis war es auch möglich, dieses Buch zu schreiben. Es ist erstaunlich, wie schnell manche Erlebnisse verblassen, obwohl man denkt: »Das vergißt du nie.« Aber manches vergißt man doch, weil die enorme Flut an Eindrücken den Erinnerungsspeicher zum Überlaufen bringt.

Meine Frau hat durch das Vorlesen unmittelbar Anteil an einem Geschehen, das in seiner Bedrohlichkeit vollkommen an ihr vorbeizog.

Sie erinnert sich exakt an den Moment des plötzlichen, maximalen Kopfschmerzes, dem ein »Knall« im Kopf vorausgegangen war. Auch an ihren verzweifelten Ruf nach mir, weil sie wußte, daß soeben etwas sehr Schlimmes passiert sein mußte. Mit ihrem Satz: »Ich will ohnmächtig werden, um den Schmerz nicht auszuhalten!« schwand das Bewußtsein dahin, zumindest was den irdischen Teil des Geschehens anging.

Alle ihre weiteren Erinnerungen entstammen einer anderen Realität, einer, in der sie sich während oder kurz nach dem Koma befand: Diese wunderbaren Traumbilder von eigenständigen Flügen über ein unfassbar blaues Meer. Erlebnisse, die in ihrer Bildhaftigkeit und Klarheit alles übertreffen, was irdisch erlebbar ist.

Jetzt sind wir wieder »gelandet«, in der normalen Realität, die alle Menschen hier auf der Erde miteinander teilen.

Irmtraut hatte zu keiner Zeit nach ihrem Erwachen aus dem Koma ein Krankheitsempfinden. Es kam ihr auch nicht in den Sinn, daß mit ihr etwas nicht stimmen könnte. Eine Angst, es würde sich so etwas wiederholen, liegt ihr vollkommen fern. Sie fühlt sich gesund und normal. Nur meine Erzählungen geben ihr einen Eindruck davon, wie weit sie sich bereits über dem Klippenrand befunden hatte.

Singen will gelernt sein

Den einzigen feststellbaren Schaden, den Irmtraut durch die ausgedehnten Gehirninfarkte erlitten hat, ist der Verlust des Musikverständnisses. Wie das ist, kann ich mir nicht so richtig vorstellen. Sie beschreibt, daß Musik jedweder Art bis zur Unkenntlichkeit verzerrt klingt, weshalb sie diese nicht wiedererkennt. Und das auch, wenn ihr der Titel des Stückes bekannt ist.

Erstmalig fällt uns das besonders auf, als wir in der Fußgängerzone einen uns bekannten Straßenmusiker treffen und sie bemerkt: »Der spielt ja heute entsetzlich, was ist mit dem denn los. Das klingt alles so schrill, blechern und verschwommen«. Als ich erwidere, daß er wie immer sehr schön spiele, beginnt es ihr zu dämmern: Bereits in der Reha wollte sie auf dem mitgebrachten CD-Spieler Klavierstücke von Erik Satie hören und wunderte sich, was ich ihr da fälschlicherweise für eine CD eingelegt hatte. Auch erinnert sie sich nun, daß ebenso die Radio- und Fernsehmusik aus den anderen Patientenzimmern so merkwürdig klang, sie aber die Ursachen nicht mit dem eigenen Hörvermögen in Verbindung brachte.

Um mögliche Hilfe zu erhalten, besucht sie zunächst den HNO-Arzt. Dieser diagnostiziert eine bereits bekannte leichte Schwerhörigkeit, kann sich und uns aber den Verlust des Musikverständnisses nicht erklären.

Die anschließende Konsultation zur Abklärung bei einer Neurologin, die ein EEG anfertigt, kommt zu dem Ergebnis, daß soweit alles unauffällig sei. Trotz langer Berufserfahrung habe sie ein solches Phänomen noch nicht erlebt.

Ebenso bringt das Telefonat mit dem behandelnden Oberarzt in der Neurochirurgie des SANA-Klinikums Offenbach keine Erklärung. Auch dort ist so etwas bisher unbekannt.

Mir hat es zum Verständnis geholfen, als Vergleich ein Beispiel aus der Welt der Computer heranzuziehen: Wenn man auf seinem Rechner eine Musikdatei gespeichert hat, sind die einzelnen Stücke in einem gesonderten Titelverzeichnis aufgelistet. »Klickt« man diese an, erfolgt die entsprechende Verknüpfung, die Musik wird abgespielt. Im Falle von Irmtraut ist zwar der Titelspeicher intakt, aber die Musikdatei teilweise gelöscht oder gar leer. So hat sie zwar ein Gedächtnis für die Titel, aber keine musikalische Erinnerung dazu.

Nach allem, was geschehen ist und was prognostiziert wurde, erscheint dieses Defizit eigentlich nicht der Rede wert zu sein. Irmtraut könnte durchaus mit dem Verlust leben, und sie macht zunächst keine Anstalten, an einer Verbesserung dieses Zustandes zu arbeiten. Sie sagt: »Dann lebe ich halt ohne Musik, ich kann auch darauf verzichten!« »Aber ich will darauf nicht verzichten,« ist meine Entgegnung, »was soll ich denn in einem Konzert, wenn ich es mit Dir nicht teilen kann?«

So beginnen wir weiter nach therapeutischen Lösungen zu suchen und erhalten von unserer Freundin Nadja, sie ist Logopädin, die Anregung, es vielleicht mit der Tomatis-Therapie zu versuchen. Von dieser Therapie habe ich schon einmal gehört, bin aber noch nie Patienten begegnet, die mir von einer Erfahrung damit berichteten.

Das therapeutische Verfahren geht auf den 1920 geborenen und im Jahre 2001 verstorbenen französischen HNO-Arzt Dr. med. Alfred Tomatis zurück. Er entwickelte die sogenannte Audio-Psycho-Phonologie (APP), eine Methode, bei der Hörprogramme mit Musik oder Klängen über Kopfhörer dem Patienten zugespielt werden. Die Musik wird im Abspielgerät elektronisch gefiltert und verändert, sodaß Klangkontraste mit einem Wechsel von tiefen zu hohen Frequenzen und umgekehrt hergestellt werden. Weiterhin hört der Patient diese Musik abwechselnd mal per Schalleitung über die Ohren, mal mittels eines anderen Lautsprechers per Resonanz über die Knochenleitung. Dieses Hin und Her zwischen niedrigen und hohen Frequenzen sowie Knochen- und Schalleitung fordert das Gehör dazu heraus, sich anzupassen und führt zu einer nachweisbaren Stimulation der verschiedenen Hirnareale während der Sitzungen.

Diese Therapieform wird schulmedizinisch nicht anerkannt, aber was hat das schon zu sagen. Ich selbst arbeite seit über drei Jahrzehnten erfolgreich mit Methoden, die von der sogenannten wissenschaftlichen Medizin als unwirksam abgelehnt werden, weil aus ihrem Verständnishintergrund heraus diese nicht nachvollziehbar sind.

Die Suche führt zu einer erfahrenen wie auch sympathischen Therapeutin, in relativer Nähe zu uns gelegen. Allem voran stellt sie einen eigenen Hörtest, der zu einer interessanten Diagnose führt: Die Hörschwäche bei Irmtraut wird bestätigt, allerdings ergänzt sie, daß die Knochenleitung des Schalls gegenüber der eigentlichen Schalleitung zu stark dominiere. Das führe zu einer extremen Geräuschempfindlickeit und mache schreckhaft, da diese Reize vom Nervensystem schlecht herausgefiltert werden können. Auch notwendige Hörgeräte würden damit als unangenehm empfunden, weil sie hierfür schlecht einstellbar seien und unangenehme Geräusche zu stark verstärkt würden. Allen ihren Aussagen können wir aus Erfahrung zustimmen.

Im Anschluß erarbeitet sie für Irmtraut ein 24-Tage Programm mit 24 CD's. Jeden Tag bedeutet das, zwei Stunden den Klängen zu lauschen. Das Gerät leiht sie uns, sodaß die Hörtherapie bei uns zu Hause stattfinden kann. Die Musik besteht aus Werken von Mozart und aus der Gregorianik, die in oben genannter Weise elektronisch gefiltert werden.

Da wir uns bewußt sind, daß es sich um einen therapeutischen Versuch handelt, haben wir keine besonderen Erwartungen und sind in Bezug auf einen Erfolg ergebnisoffen. Und siehe da, die Hörsitzungen tun ihre Wirkung. Im anschließenden Hörtest zeigt sich eine deutliche Verbesserung des Hörens in Bezug auf das Verhältnis von Schall- und Knochenleitung. Auch die Toleranz im Hören von Musik hat sich deutlich normalisiert, es klingt nicht mehr so fremd, auch werden Klänge langsam wiedererkannt.

Als besonders erheiternd und lustig erweisen sich unsere »Gesangsstunden«, die wir meistens beim Spazierengehen auf dem teilweise winterlich verschneiten Feld vollziehen. Hier üben wir die Tonleiter, welche Irmtraut vollkommen vergessen hat. Sie weiß nicht wie sie klingt, wo die Töne beginnen und sie kann auch keine halben von ganzen Tönen unterscheiden. Das, obwohl sie viele Jahre Klavier spielte. So singen wir das C-D-E-F-G-A-H-C von unten nach oben und wieder von oben nach unten. Dabei übernehme ich die Rolle des Musiklehrers, der mit seinen Handbewegungen die »Leitersprossen« andeutet, um damit das An- und Absteigen der Töne sichtbar zu machen. Im »fortgeschrittenen« Stadium singen wir »Hänschen klein« oder »Alle meine Entchen«. Unser Zusammenklang wird mit dem Üben immer besser. Besonders witzig aber ist es, wenn Irmtraut alleine singen soll: Es klingt so herrlich falsch und erinnert an ein Kind, welches das erste Mal ein Kinderlied gehört hat und dieses jetzt aus seiner Erinnerung und nach eigener Phantasie nachsingt. Oft müssen wir beide herzlichst lachen, weil es so urkomisch ist. Auf jeden Fall haben wir viel Spaß dabei.

Unser Üben führt zum Erfolg. Nach einigen Wochen können wir auch wieder »Viel Glück und viel Segen auf all deinen Wegen … « den großen und kleinen Geburtstagskindern am Telefon oder direkt vorsingen. So erringen wir mit gemeinsamen Willenskräften das zurück, was verlorengegangen schien. Inzwischen beschreibt Irmtraut die Klänge wieder als annähernd normal: Klassik ist erneut ein Genuß, Erik Satie mit der »Gnossienne« geht wieder ans Herz, auf Blues und Rock kann wie früher getanzt werden und auch die Stimme von Elvis wird in ihrer Sinnlichkeit erlebt.

Mir fällt zu unseren Bemühungen der Baumarkt-Werbespruch «Geht nicht, gibt's nicht!« ein. Der entspricht durchaus meiner Lebensdevise. Hätte ich in meinem Leben auf die Menschen gehört, die der Auffassung waren, »das geht nicht«, dann hätte ich viele interessante Momente und Abenteuer verpaßt. Meistens entstammen solche Auffassungen der Bequemlichkeit, der Faulheit sowie der Trägheit des

Herzens. Die meisten Menschen die so etwas sagen, haben es noch nicht einmal probiert.

Bis zum heutigen Tag erlebe ich mich als Problemlöser. Es ist unglaublich interessant, selbst zu erfahren, ob etwas Unmögliches doch möglich ist. Wenn es klappt, ist das Erfolgserlebnis auf jeden Fall sehr belebend. Nur sehr selten komme ich zu dem Schluß »Es geht beim besten Willen nicht.« Das entspricht dann dem Hissen der weißen Fahne. Aber gelegentlich muß man sich auch einmal ergeben.

Weitere Genesung und Zwischenfälle

In den folgenden Wochen tritt bei Irmtraut immer mehr Stabilität ein: Sie erholt sich ausgesprochen gut und gewinnt tatsächlich alle ihre Kräfte zurück, sowohl mental als auch körperlich.

Es finden zwischendurch aber auch Ereignisse statt, die bei mir starke Beunruhigungen auslösen und deren innerseelische Verarbeitung jedes Mal eine längere Zeitperiode benötigt.

Dazu gehören beispielsweise die gelegentlichen Sprachausfälle meiner Frau, von denen sie im folgenden halben Jahr sechs hat, also durchschnittlich einen pro Monat. Welche Faktoren das genau auslösen, ist nicht genau zu ergründen, wahrscheinlich ist es eine Kombination von Reizüberflutung, Müdigkeit, Hunger bzw. Bauchfülle nach dem Essen, was Einfluß auf die Hirndurchblutung und den Blutzuckerspiegel hat.

Die Symptomatik ist stets dieselbe: Ihre Sprechversuche sind vergleichbar einer zähen Knetmasse: Lippen und Kiefer bewegen sich in Artikulationsbemühungen, sie hebt dann die Schultern und signalisiert mit den Händen, daß im Moment nichts geht.

Beim ersten Ausfall des Sprach- und Artikulationsvermögens hat es mich regelrecht aus meiner seelischen Mitte geschleudert. Panik steigt auf mit der Intention, sofort einen Notarzt herbeizurufen. Auf der anderen Seite ist da der erfahrene Arzt in mir, der sich die möglichen Ursachen überlegt: Ein neuer Schlaganfall, ein epileptisches Geschehen im Rahmen des stattgefundenen Schlaganfalls, eine TIA (= transsitotische ischämische Attacke). Das sind kurzzeitige Durchblutungsstörungen des Gehirns mit Ausfallerscheinungen, die aber innerhalb kurzer Zeit wieder verschwinden und auch in bildgebenden Verfahren wie MRT oder CT keine Läsionen des Gehirns aufzeigen.

Ich entscheide mich für ein kurzes Abwarten, Irmtraut legt sich zwischenzeitlich hin, und nach wenigen Minuten ist das Sprachvermögen wieder vollkommen hergestellt. Also ist Schlaganfall ausgeschlossen, bleiben noch TIA oder fokal epileptischer Anfall von kurzer Dauer. Auf jeden Fall suche ich daraufhin die Adressen nahegelegener »Stroke-Units« aus dem Internet und studiere die schnellstmöglichen Anfahrstrecken. Es braucht immer mehrere Tage, bis ich mich von solchen Schreckmomenten erhole. Seit mehreren Monaten sind keine Ausfälle dieser Art mehr aufgetreten.

Ein weiterer nachhaltiger Schreck wird verursacht während der Begutachtung des Kontroll-CT's von Irmtrauts Kopf. Das Ganze ist eine merkwürdige Geschichte für sich:

Eigentlich fordert es die Leitlinie der Medizin, drei Monate nach chirurgischem Verschluß eines Aneurysmas eine Kontrollaufnahme zu veranlassen, um die Dichtigkeit des Gefäßes nachzuprüfen und eventuelle Leckagen aufzuspüren. So folgen wir den Anweisungen der Neurochirurgie des Sana-Klinikums Offenbach und bitten im November um einen Termin in der Radiologie. Ein solcher wird im Moment aber nicht vergeben, Sperrung wegen Corona. Damit sind zwar die Ärzte nicht einverstanden, aber sie unterstehen dem staatlichen Verordnungszwang.

Ein Telefonat mit dem Oberarzt der dortigen Abteilung nach einem der Sprachausfälle ist nicht sehr ergiebig. Meine Frau brauche sich bezüglich des Aneurysmaverschlusses keine Sorgen zu machen, es scheint doch alles in Ordnung zu sein. Sollte irgendein Akutfall eintreten, kann sie einfach in der Notaufnahme vorgestellt werden, dann würde eine sofortige Aufnahme erfolgen.

Weitere drei Monate später bitte ich erneut um einen Termin zur radiologischen Kontrolle. Auch dieser kann wegen der Corona-Restriktionen nicht stattfinden.

Da uns die Nachkontrolle aber wichtig ist, suchen wir ein anderes radiologisches Zentrum in Frankfurt auf. Hier erhält meine Frau kurze Zeit später im Februar 2021 einen Termin, es erfolgt ein CT mit Injektion eines Kontrastmittels, welches zur Gefäßdarstellung essentiell ist. Die Bilder der dreidimensionalen Gefäßrekonstruktion in VRT-Technik lassen auf einen korrekten Verschluß des Aneurysma schließen. Wäre dem nicht so, würde sich Kontrastmittel auch im Gebiet um den Verschluß herum im Hirngewebe anreichern.

Was mich dann aber erschreckt, ist das Infarktgebiet im rechten Temporallappen zu sehen, welches eine Ausdehnung von etwa 6x3x4cm hat. Das ist ein relativ großes Areal von toten Nervenzellen im Kopf von Irmtraut. Es entsteht in mir eine merkwürdige Verwunderung bezüglich unsere »Edelorganes«, wie ich es bereits nannte. Da gibt es Menschen, die erleiden eine Minimalläsion im Hirn und beklagen Maximalverluste als Folge, andere haben Maximalläsionen und nur Minimalverluste zu verzeichnen. Ich wundere mich über dieses sensible Organ, das auf ununterbrochene, maximale Blutversorgung so essentiell angewiesen ist. Die Gehirnarterien versorgen Endstromgebiete, bei einem Verschluß gibt es somit keinen weiteren Blutzufluß, d. h. Kollateralkreislauf. Was ist das für eine intelligent gestaltete Nervenkonstruktion, eingeschlossen und verborgen im Schädelknochen, bei dessen Ausfall nichts mehr funktioniert. Und obwohl (oder vielleicht gerade weil) es so ein labiles System darstellt, hat es sich evolutionär bewährt und trägt das Bewußtsein der Menschheit.

Nach diesem radiologischen Bildbefund den ich lebendig in mir trage, wache ich an mehreren Morgen auf, betrachte die rechte Schädelseite von Irmtraut und denke mir: »Dahinter ist tote, abgestorbene Nervensubstanz und dennoch ist sie so ganz normal«. Das ergreift mich mit einer merkwürdigen Fassungslosigkeit und einem leichten Schauer, es hat etwas Unheimliches.

Die CT-Aufnahmen mit dem Befundbericht des Radiologen sowie einem persönlichen Begleitschreiben mit der Bitte um ein Arztgespräch, geben wir einige Tage später selbst in der Sana-Klinik Offenbach ab.

Wenn man auf das Gelände einfährt, ist wie bereits beschrieben, geradeaus ein moderner aber ästhetisch gestalteter großer Bau, der in einem roten Farbton gehalten ist.

Davor auf der linken Seite ein altes, mehrstöckiges ockerfarbenes Gebäude aus Backsteinen von etwa 1900. Rechts gegenüberliegend befindet sich der alte, graue Betonbau des Krankenhauses, er ist offensichtlich nun eine verlassene Ruine.

Als Irmtraut das sieht, ruft sie aus: »Hier war ich, das ist die Klinik in Spanien, genau so habe ich sie gesehen. Und auch das alte Backsteingebäude, daran erinnere ich mich ganz genau.« Nun, wenn dem so ist und daran braucht es keinen Zweifel zu geben, ist das nur möglich, wenn Irmtraut während des Komas oder kurz darauf diese Wahrnehmungen mit einem leibfreien Bewußtsein auf einem ihrer »Flüge« machen konnte. Denn von dem Krankenzimmerfenster der Intensivstation aus ist dieser Anblick nicht möglich. Alle Transportgänge befinden sich im Innenbereich des Gebäudes und geben keine Aussicht dieser Art frei. Auch die Zufahrten der Krankenwagen und Fahrdienste nicht, das habe ich nachgefragt.

Nur zwei Tage nach Abgabe der Unterlagen erhalte ich einen Anruf aus dem Sekretariat der dortigen Radiologie mit einem baldigen Termin für die Diagnostik. Ich sage der Sekretärin: »Ich wünsche keinen Radiologietermin sondern eine telefonische Besprechung mit dem Neurochirurgen, der meine Frau behandelt hat«.

Diese findet einige Tage später statt, mit hörbarem Unmut. Auf die zugesandten Befunde sowie medizinische Fragen in meinem Begleitschreiben geht der Spezialist nicht ein. Er besteht darauf, daß meine Frau in seiner Klinik mit einem Katheterverfahren untersucht werden soll, nur das bedeute die 100-prozentige Sicherheit, es sei der Goldstandard. Und da sie ja auch Privatpatientin sei, gäbe es keine finanziellen Probleme mit der Krankenversicherung.

So ist das also: Zuerst gibt es keine Termine wegen Corona und wenn die Felle davonzuschwimmen drohen, geht es doch? Das ist eine echte Enttäuschung in unserer sonst so positiven Erfahrung mit dem Offenbacher Klinikum.

Um die Aussage bezüglich der diagnostischen Sicherheit des Katheterverfahrens zu besprechen, wende ich mich wieder an den erfahrenen radiologischen Facharzt in Frankfurt. Er bestätigt die Aussage aus Offenbach, fügt aber hinzu, daß die »maximale Sicherheit« der Diagnose mit einem relativ hohen Komplikationsrisiko durch das Katheterverfahren in die Gehirnarterien eingetauscht würde. Es könnten Vasospasmen bzw. Gefäßverschlüsse ausgelöst werden. In der diagnostischen Sicherheit wäre sein CT-Verfahren mit hochauflösender VRT-Technologie nur 3 % unter dem »Goldstandard«.

Dieses ruhige Gespräch unter Kollegen gibt Irmtraut und mir das volle Vertrauen. Sie lehnt ein Katheterverfahren zu rein diagnostischen Zwecken sowieso ab: »Ich laß mir doch jetzt nicht freiwillig einen Schlauch einfach so in den Kopf hineinschieben. Da überlebe ich ein Aneurysma und erleide möglicherweise massive Schäden durch den Katheter. Nein danke«. Damit ist das Thema erledigt. Eine weitere Nachkontrolle ist in zwölf Monaten avisiert.

Als ein »Sorgenkind« erweist sich aber die Leber. Über Monate hinweg stagnieren die Werte auf einem deutlich erhöhten Niveau. Und das, obwohl Irmtraut bereits seit Wochen hinweg diverse Medikamente der Naturmedizin einnimmt, darunter auch einen hochdosierten Mariendistelextrakt. Die Mariendistel ist in der Volksheilkunde über Jahrhunderte hindurch ein bekanntes Leberheilmittel. Inzwischen ist wissenschaftlich belegt, daß die Inhaltstoffe Silymarin und Silibinin bei Leberzellschädigung wirksam sind. Sie werden auch in der Schulmedizin als Zellschutz verabreicht, wenn eine sonst tödlich verlaufende Knollenblätterpilzvergiftung vorliegt. Unser Freund und internistischer Hausarzt Martin diagnostiziert im April als erster eine Hepatitis E, gleichzeitig erkennt er im Ultraschall des Organs kleine Strukturveränderungen, deren Ursprung er abklären lassen will. Er empfiehlt uns einen Hepatologen, also einen Spezialisten für Lebererkrankungen aufzusuchen.

Der erste Vorstellungstermin findet kurz darauf statt. Der Hepatologe, ein Mann in den Mittfünfzigern, ist freundlich zugewandt und, was sehr positiv ist: ohne Chefgehabe und Allüren. Er hört gut zu, schaut sich dann die Liste der Leberwerte und ihren Verlauf der letzten sechs Monate an und sagt: »Also, ich will mich nicht zu sehr über das Geländer beugen. Aber ich glaube zu wissen, was Sie haben, denn es passen Werte und Vorgeschichte zusammen: Ich vermute bei Ihnen eine sekundär sklerosierende Cholangitis.«

Dann erklärt er uns, daß diese Erkrankung noch nicht gut erforscht ist und es nicht so viele Fälle gibt, um die Ursache sicher bestimmen zu können. Sie tritt sowohl bei Patienten auf, die lange im Koma lagen und künstlich beatmet wurden als auch bei solchen, die eine schwere Sepsis durchgemacht haben. Man vermutet, daß es in beiden Fällen zu Sauerstoffmangelzuständen kommt. Da die Werte im Zusammenhang mit der Urosepsis angestiegen sind, ist die Ursache wohl hierin zu sehen. Anscheinend gab es dabei den Sauerstoffmangel im Gallensystem der Leber, wodurch sich die Gallengefäße zunächst entzündeten und anschließend sklerotisierten, d. h. verhärteten. Infolgedessen kommt es zu Abflußstörungen der Gallenflüssigkeit, die ins Leberzellgewebe zurückstaut, woraufhin dieses dann entzündlich reagiert. Die Prognose bei einer schweren Form ist nach derzeitigem Stand der medizinischen Erkenntnis nicht günstig und kann in extremen Fällen bis zur Leberzirrhose führen. Bei meiner Frau vermutet der Arzt eine mildere Ausprägung. Er empfiehlt zur Sicherung seiner Verdachtsdiagnose zunächst als weiterführende Diagnostik ein sogenanntes Scherwellenelastogramm. Dieses arbeitet ähnlich einem Ultraschall, nur wird hierbei die Organelastizität gemessen: Ist die Leber gesund, ist die Elastizität normal. Sind die darin befindlichen Gallenwege sklerotisch verhärtet, erscheint das Organ in der Messung steifer. Weiterhin werden als diagnostische Verfahren die Endoskopie sowie die Leberbiopsie genannt.

Wenige Tage später erfolgt die entsprechende Untersuchung durch das beschriebene Verfahren, und die Verdachtsdiagnose der sekundär sklerosierenden Cholangitis bestätigt sich. Es handelt sich um eine leichte Form. Von einer Biopsie, die medizinisch-statistischen Zwecken dient, nehmen wir Abstand. Eine Verlaufskontrolle durch dasselbe Verfahren soll in mehreren Monaten stattfinden.

Nun wird auch verständlich, warum die Naturheilmittel nicht entsprechend angeschlagen haben: Es ist weniger ein Schaden der Leberzellen an sich als vielmehr des Gallengangsystems. Daraufhin wird die Therapie angepaßt und einige Wochen später zeigt sich der Erfolg, indem die entsprechenden Werte im Blut deutlich sinken.

Krise und Lösung

Was meine seelisch-körperliche Befindlichkeit angeht wird mit der Zeit zunehmend deutlich, daß der Weg zurück in den Alltag nicht so einfach vonstatten geht, wie ich es gedacht hätte. Es treten Störungen in meinem »Betriebsystem« auf, man kann es auch mit dem medizinischen Begriff »vegetative Labilität« oder als »gesteigerte Nervosität« bezeichnen.

Mir fehlen seelisch und körperlich die entsprechenden Kräfte, meine Praxis im gewohnten Umfang weiterzuführen. Es tritt deutlich schneller eine Ermüdung bis Erschöpfung auf, die gesamte Belastbarkeit hat nachgelassen. Ich bin schreckhafter, erreiche die Streßschwelle viel früher als gewohnt und reduziere deshalb zunächst die Woche auf drei Arbeitstage. Meinen Klienten und Patienten erkläre ich, eine Altersteilzeit eingelegt zu haben.

Die Ursache für den Energieverlust liegt zum einen im Schrecken und der Angst, die mich am 14. August 2020 überrollten. Zum anderen in der ganzen kräftezehrenden Zeit danach. Ich habe alles gegeben, wirklich alles. Nun ist meine Batterie in einem mangelhaften Ladezustand.

Mit unserem neuen Lebensabschnitt beginnt für mich zudem eine Zeit seelischer Zerrissenheit, die sich in den folgenden Monaten immer weiter steigert. Der Grund dieser inneren Zerrissenheit mag merkwürdig erscheinen: Daß Irmtraut unvermittelt wieder in eine vollkommen normale Welt eintauchen kann, so als wäre nie etwas geschehen.

Das Gegenwärtige und Vergangene passen in meinem seelischen Erleben gar nicht zusammen. In mir lebt noch immer die Angst, es könnte dasselbe wieder geschehen. Ich sehe dann in den Bildern meiner Schreckenserinnerungen ihre weggetretenen Augen, wissend wie nah sie dem Reich des Todes war. Dann beginnt mein Inneres vor Angst ganz fein zu zittern, wie die Blätter eines Pappelbaumes im Wind. Ich weiß nicht, ob ich so ein Geschehen nochmal aushalten könnte. Die kraftspendenden Meditationen aus der Zeit der Katastrophe, die Kraft und Halt gaben, lösen jetzt allein bei der Erinnerung daran Streß statt Ruhe und Gelassenheit aus.

Wenn ich bedenke, daß ich mich annähernd drei Wochen mit Irmtraut gemeinsam in der geistigen Welt befand, ist das nun ein vollkommen entgegengesetztes Welterleben. Es handelt sich um Erfahrungen in einer Qualität, die in vielerlei Hinsicht unbeschreiblich sind: Dort oben waren wir »Eins«, alles war »Eins«. Die Welt der geistigen Wesen um mich herum war in einer solch starken Intensität wahrnehmbar, an die unsere Erlebnisse »hier unten« nicht heranreichen.

Nachdem der Ausnahmezustand vorüber ist und wir beide wieder in unseren irdischen Leibern »gelandet« sind, ist das nicht mehr möglich. Wir leben nun im Reich der »Normalität«, d. h. auch der Einschränkungen durch die physische Begrenzung: Zwei Leiber, zwei Gedanken, zwei Willen.

So unfaßbar es ist: Du bist einfach wieder hier bei mir.

Ich sage oft zu mir: »Jens, Du hattest als Mensch an dem Geschehen eines Wunders direkt Anteil. Du müßtest voll der Freude, des Mutes und der Zuversicht sein, bei dem was Du erlebt hast.« Ja, ich kann meine verstörten Gefühle selbst nicht einordnen.

Wenn ich dann in mich hineinspüre, ist deutlich wahrzunehmen, daß soetwas wie ein »Riß« in meinem Herzen entstanden ist, der es erschwert, mich selbst zu fühlen und in meiner Mitte zu sein. Er ist dadurch bedingt, daß mir zur Zeit ein wesentlicher Brückenschlag nicht möglich ist und sich infolge dessen die Seele in einem Spagatzustand über einem Graben befindet.

Auf der einen Seite dieses Grabens erlebe ich mich als einen auf dem festen Boden der Realitäten stehenden Menschen, der mit den Gesetzmäßigkeiten der Welt und des Alltags vertraut ist. Also der Welt, die wir alle miteinander teilen. Ich habe Maschinenbau gelernt, ich habe Medizin studiert und weiß durchaus, was möglich und wahrscheinlich ist.

Ich wache nun »Gott sei es gedankt«, glücklicherweise wieder jeden Morgen neben meiner Frau auf, deren Überleben gemäß dieser Gesetzmäßigkeiten unmöglich und unglaublich ist. Aber sie ist da. Wenn ich ihr zum Aufwachen über Kopf und Haare streiche und zuflüstere: »Guten Morgen, mein Vögelchen, danke daß Du bei mir bist. Es ist wieder ein schöner Tag, die Sonne scheint«, dann ist es in meinem Realerleben so unfaßbar, sie wirklich physisch zu sehen und ihre Wärme zu spüren.

Und da ist auf der anderen Seite des Grabens die geistige, die ganz andere Welt. Eine, deren Gesetzmäßigkeiten sich von den irdischen grundsätzlich unterscheiden. An der ich während der Zeit des Koma und danach intensiven Anteil hatte und in der ich mit ihr lebte. Deren Existenz sich mir von Kindheit an offenbarte und aus der heraus ich viele übersinnliche Erfahrungen erleben durfte. Es ist die Welt, die unsere herkömmlichen Gedankenstrukturen sprengt, aus der heraus das Unmögliche möglich wird, welche die Quelle der Wunder ist. Das real Erlebte erscheint mir wie ein Traum, wirkt surreal, unwirklich. Obwohl es stattgefunden hat.

Jede dieser Welten für sich gesehen macht es möglich, sich darin aufzuhalten und zu bewegen. Mit beiden war ich auf besondere Weise für mehrere Wochen konfrontiert, habe mal in der einen, mal in der anderen gestanden. Was aber unmöglich ist, und das ist jetzt mein Problem: Es ist nicht möglich, sich in beiden auf einmal zu befinden.

Ich werde mir im Laufe der Zeit bewußt, daß der Konflikt darin besteht, beide Welten nicht miteinander zur Deckung bringen zu können, weil sie so unterschiedlich sind. Hier gibt es keine wirkliche Schnittmenge, die einzige Schnittmenge beider Welten ist der Mensch selbst, er ist der Vermittler. In diesem Falle bin ich es.

Für mich stellt sich die Frage, wie mit dem Konflikt umzugehen ist. Bin ich unfähig oder ist es eine vollkommen neue Situation, für deren Umgang ich keine entsprechende Strategie kenne? Spiegelt sich darin möglicherweise auch eine zeitgemäße Aufgabe unserer Kultur wider, die sich nicht nur in Hinblick auf Maschinentechnik und IT weiterentwickeln sollte, sondern ebenso ein geistig-künstlerisch-moralisches Fortschreiten zu vollziehen hat? Möglicherweise ist es eine gesellschaftliche Aufgabe und Notwendigkeit eine solche Brücke zu bauen, welche die Ufer beider Welten miteinander verbindet und auf der man selbstverständlich stehen kann. Vielleicht ist mein anstrengender Spagat eine Vorarbeit dazu, den Brückenschlag in mir zu vollziehen.

Dieser Zustand, über einem Graben gefangen zu sein, führt verständlicherweise zu einer gewissen Paralyse der gewohnten Empfindungsfähigkeit und ist wohl die Ursache meines gegenwärtigen Konfliktes.

Im Dezember 2020, also etwa vier Monate »danach«, diagnostiziere ich mir ein »posttraumatisches Belastungssyndrom«. Es ist eine zutreffende Bezeichnung für die »Störungen« und ich hätte diese Diagnose bei jedem meiner Patienten mit vergleichbarer Anamnese auch gewählt. Damit kann ich mir zugestehen, daß ein erlebtes »doppeltes« Trauma mehrere Monate in Anspruch nehmen kann, um ganz zu heilen. Doppeltes Trauma deshalb, weil am 14. August 2020 meine Frau vor meinen Augen zuerst »verstarb« und zwei Wochen später unerwartet in die Welt der Lebenden wieder »geboren« wurde. Auch ein »Wunder« kann in einer Seele ein Erdbeben auslösen, das traumatische Wirkung hat.

Ein Trauma wird dadurch verursacht, daß extreme Eindrücke auf einen Menschen einwirken, denen er sich in diesem Moment nicht gewachsen fühlt. Die Macht des Eindrucks ist stärker als die Verarbeitungsfähigkeit der menschlichen Seele. Dadurch erfahren die Psyche und der Körper eine massive Überwältigung, was zu einer Verkrampfung bis in die körperliche Ebene hinein führt, was sich auch an einer erheblich gesteigerten Ausschüttung von Streßhormonen zeigt. Das bezeichnet die Medizin dann als »Schock«, die Psychologie als »Trauma«. Der Begriff »Trauma« bezieht sich also eher auf den seelischen Aspekt, der Begriff »Schock« auf dessen körperliche Auswirkungen.

Aus meiner Erfahrung als Therapeut kann ich sagen, daß die psychotherapeutische Bearbeitung eines Traumas nur dahingehend erfolgreich sein kann, um mit den Folgen des Schocks leichter umzugehen. Kognitiv können wir alles besser einordnen, wodurch das Leben wieder eine stabile Struktur erhält, um die Lebensaufgaben erneut aufzugreifen. Die wirkliche Auflösung der Traumafolgen bis in die tiefen Strukturen unseres Seins entzieht sich dem Verstand. Dieser kann zwar verstehen, nicht aber Heilungsprozesse bewirken.

Betrachtet man das Schockerlebnis von der übersinnlichen Ebene aus, so sieht man im Energiekörper des Patienten deutliche Verdichtungen, die als Knoten erscheinen. Diese befinden sich um den Herzbeutel herum, ragen aber meist bis in das Lungen- und Nierensystem hinein. Das ist nicht verwunderlich: Im Schock bleibt uns kurz das Herz stehen, der Atem stockt und die Nebennieren schütten im Übermaß das Streßhormon Adrenalin aus. Das sind die nachweisbaren medizinisch-physiologischen Erscheinungen auf physischer Ebene, die aber auch im »feinstofflichen Menschen« nachhaltige Spuren hinterlassen. Das ist ein Faktum, dem alle erfahrenen Osteopathen werden zustimmen können. Auf dieser Ebene bedeutet Traumaarbeit also, den feinstofflichen Organismus des Menschen wieder zu harmonisieren und ihm zur Ordnung zu verhelfen. Das kann durch Osteopathie aber auch durch entsprechend verordnete Medikamente aus dem Bereich der Homöopathie unterstützt werden.

Um meine eigene innere Nervosität und Zerrissenheit auf dieser Ebene zu heilen, suche ich selbst einen befreundeten Osteopathen auf, der meinem angespannten Körpersystem zu mehr Schwingungsfähigkeit verhilft.

Wie sehr das Erlebte in belastender Weise nachhaltig auf meine Psyche einwirkt, zeigt auch eine nächtliche Einweisung mit Rettungswagen in die nahegelegene Klinik infolge eines Panikanfalles.

Am Tag vorher, es war der 14.06.2021, also 10 Monate »danach«, hatte ich eine volle Praxis, sodaß ich häufig dieses Datum schrieb. Dabei dachte ich jedesmal daran, daß sich am 14.08., also in zwei Monaten, das Geschehen jährt. Das Datum 14.06. und der in zwei Monaten kommende 14.08. überlappten sich in meinen Gedanken und »verhakten« sich. Irgendwie muß sich die Vorstellung so in mir aufgeschaukelt haben, daß ich gegen 1.00 Uhr morgens plötzlich mit vermeintlichen Taubheitsgefühlen, Schluckbeschwerden, Unruhe und

Angst sowie Herzbeklemmungen mit Bluthochdruck und Herzrasen erwachte. Ich befürchtete, einen Herzinfarkt oder Schlaganfall erlitten zu haben. Kurzum, es war eine Panikattacke, die sich verselbständigte. Ich war nicht in der Lage, meinen Zustand zu kontrollieren. Irmtraut stand mir bei, sie sagte gleich, ich hätte einen Panikanfall, wie damals bei einer anderen extremen Streßsituation vor 10 Jahren. Aber meine Verstandeskräfte waren außer Betrieb gesetzt, mein hysterisch-hypochondrisches Gefühlsleben war am längeren Hebel. Der gerufene Rettungsdienst war schnell da, ich stieg ins Auto ein, das im Innenraum mit eiskalt-blaustichigem LED-Licht grell ausgeleuchtet war. Nach einer kurzen Untersuchung empfahl mir das Team, auch trotz des unauffälligen EKG einen möglicherweise »stillen Herzinfarkt« in der Klinik ausschließen zu lassen. Ich besprach mich kurz mit Irmtraut, die draußen vor dem Rettungswagen wartete. Sie sagte: »Ich würde hier bleiben, Du hast einen Panikanfall und keinen Herzinfarkt. Du siehst gesund und normal aus!« Meine Angst entschied sich zur »Sicherheit« aber für den Weg in die Klinik.

Die Notaufnahme war wohl recht voll, die diensthabende Ärztin mit bedürftigeren Patientenfällen beschäftigt. So lag ich eine Weile auf einer Liege in einem der Behandlungsräume, zum Teil wartend, aber auch mit kurzen Schlafmomenten.

In der Zwischenzeit war der Panikanfall »verraucht«, Verstand und Vernunft waren wieder in mich eingekehrt. Irmtraut hatte mit ihrer Einschätzung Recht, und eigentlich hätte ich es auch wissen können, daß ein Infarktgeschehen sehr unwahrscheinlich war.

Ich unterschrieb die Formulare, daß ich auf eigenen Wunsch und Verantwortung das Krankenhaus verlasse und ließ mich mit einem Taxi heimfahren.

Zuhause angekommen, es war inzwischen etwa 4.30 Uhr, kroch ich wieder unter die warme Bettdecke und erlebte ein unerwartetes Glücksgefühl. Ich konnte Irmtraut neben mir spüren, und wir schliefen weiter. Das ganze Geschehen der letzten vier Stunden erschien wie ein unwirklicher Traum.

Diese Panikattacke markiert den »Höhepunkt« meines innerseelischen Konfliktes, denn danach bemerke ich eine zunehmende Beruhigung der überforderten Gefühlswelt. Es ist als ob es sich um die Eruption eines Vulkanes gehandelt hat, der den inneren Druck über längere Zeit aufbaut, um sich dann mithilfe des Ausbruchs dessen wieder zu entledigen.

Die »Therapie« war mit über 1.200,-€ nicht gerade billig, aber in Hinblick auf den nachhaltigen Erfolg preiswert.

Danach beginnt sich alles wie von selbst zu ordnen:
Es verliert sich meine stetige Sorge, Irmtraut könnte wieder etwas zustoßen.
Es stellt sich ein Lebenszustand der Selbstverständlichkeit ein. Alles wird wieder gut, ohne ein »aber.«
Es verschwinden die erschreckenden Erinnerungsmomente, sie tauchen wieder hinab in das Reich der Vergessenheit.
Mein inneres Horrorszenario beginnt sich aufzulösen, was mich von den Ängsten befreit.

So feiern wir zwei Monate nach meinem Panikanfall unseren »ersten« Hochzeitstag in der schönen Jugendstilstadt Bad Nauheim. Unser kirchlicher Hochzeitstag ist zufällig auch der Todestag von Elvis: Es ist der 16. August. Elvis war zu seiner Militärzeit in der Nachbarstadt Friedberg stationiert, wohnte aber hier. Daher findet in Bad Nauheim ein jährliches Elvis-Festival statt, zu dem Menschen aus ganz Europa anreisen. Trotz Corona auch dieses Jahr. Es ist jedesmal ein Fest von guter Laune und Freude, mit netten und originellen Menschen. Auf verschiedenen Bühnen geben Elvis-Interpreten ihr Bestes und werden vom Publikum prämiert.

So genießen Irmtraut und ich bei sommerlichen Temperaturen in Freude und Zuversicht die gute Stimmung, führen schöne Gespräche und hören die Musik von Elvis: Einem Menschen mit unvergleichlicher Stimme, großer Vielseitigkeit im Repertoire und weit ausstrahlendem Charisma wie kaum ein anderer.

Wir haben es geschafft und sind wieder angekommen. Wir beide!

Das letzte Wort gebührt dem Wunderkind

Guten Tag, ich bin diejenige, von der dieses Buch handelt.

Ob sie es glauben oder nicht: Meinem Eigenerleben nach habe ich überhaupt nicht den Eindruck, mir sei körperlich irgendetwas lebensbedrohliches widerfahren. Dabei hing mein Leben zweimal an einem sehr dünnen Faden. Das wurde mir erst im Laufe der Zeit bewußt, als Jens davon berichtete: Entweder in unseren vielen Gesprächen oder aber während er an dem Buch arbeitete und mir Kapitel daraus vorlas. Wie bedrohlich es gewesen ist, zeigt sich für mich auch daran, wieviel Zeit mein Mann benötigte um über seine Ängste hinwegzukommen.

Ich erinnere mich noch intensiv an den letzten Moment:

Wir wollten unseren 28. Hochzeitstag in Bad Nauheim verbringen, alles war zur Abreise vorbereitet und ich stellte die Taschen vor unserer Wohnungstüre ab. Während ich mich bückte gab es einen seltsamen »Knall« in meinem Kopf, begleitet von einem vernichtenden Schmerz und dem sofortigen Wissen darum, daß gerade etwas sehr Schlimmes passiert ist. Und so rief ich laut: »Jens komm ganz schnell, es ist etwas Schlimmes passiert mit meinem Kopf!« Daß er bereits 30 Sekunden später an meiner Seite war und mit mir zu seiner nahegelegenen Praxisliege ging, erinnere ich nur schwach. Mit den Worten »ich brauche etwas Kaltes im Nacken« und »ich will ohnmächtig werden, um diesen Schmerz nicht ertragen zu müssen«, wurde es schwarz um mich herum.

Danach war ich anscheinend im »Land der Träume«, weit weg von meinem Tagesbewußtsein und damit von der Realität einer lebensbedrohlichen Situation. Häufig werde ich nach meinen Erlebnissen im Koma gefragt, ob auch Nahtoderfahrungen dazu gehören oder vielleicht Begegnungen mit nahestehenden Verstorbenen, Engeln oder gar dem Christus. Ich kann da nur antworten: »Nein, leider nicht. Was mein liebster Mann schildert, habe ich nicht in mein irdisches Bewußtsein aufnehmen können.«

Alle meine »Erlebnisse« bis zur Überführung in die Reha-Klinik kann ich als schön bezeichnen. Was ich zurückgebracht habe sind ganz und gar reale, farbige, faszinierende Träume, Traumreisen und Menschenbegegnungen. Diese leben noch heute, also 1 ½ Jahre später, so lebendig und vollständig in meiner Erinnerung, wie zur Zeit in der Klinik. Sie alle hatten Anknüpfungspunkte an mein reales Leben: Dazu gehören die Freunde, die Lebenserlebnisse sowie meine Interessen, Vorlieben und Abneigungen. Alles war in äußerst phantasievolle Zusammenhänge eingewoben. Jens kam meistens in ihnen vor. Man kann sie durchaus als »superreal« bezeichnen. Kein Detail und sei es noch so klein, ist in Vergessenheit geraten. Während normale Träume verblassen, wenn man in das Tagesbewußtsein zurückkommt, blieben sie bis heute in ihrer Brillianz erhalten. Es ist, als sei mein Bewußtsein in deutlich gesteigerter Form vorhanden gewesen. Nur kann ich nicht mit Bestimmtheit sagen, ob die Bilderwelt aus der Zeit im Koma oder danach, als ich mich länger in einem Durchgangssyndrom befand, stammen. Ich nehme aber an, daß mit der Verlegung in die Reha-Klinik die Traumerlebnisse belastend wurden.

Zu Beginn hatte ich im wahrsten Sinne des Wortes »beflügelnde« Träume. Ich flog über die unendliche Weite des blauen Meeres Spaniens, hoch darüber und manchmal so tief, daß mir die Gischt ins Gesicht spritzte.

In meiner Vorstellungswelt befand sich die Klinik in Spanien. Die Architektur und der Gründungsimpuls beruhte auf den Ideen von Rudolf Steiner, sie war in den 1920er Jahren gebaut worden. Es war ein elegantes Gebäude mit rostroter Fassade und schwarzen Fensterlaibungen. Von hier aus blickte ich auf einen großen gepflasterten Hof und diverse Nebengebäude mit Ziegeldächern. Auf den Dächern saßen besondere Störche mit interessanten schwarzen Streifen auf dem sonst weißen Gefieder. So etwas hatte ich noch nie gesehen.

Ich erkannte, daß keine Flugzeuge am blauen Himmel waren. Corona! Es würde daher noch dauern, bis ich nach Hause zurück könnte. Ich überlegte mir, doch vielleicht mit den Störchen, die ich so liebe, zu fliegen. Oder aber Jens würde mich mit meinem Peugeot-Cabriolet abholen.

Diese »spanische Klinik« habe ich mit Gänsehaut wiedererkannt, als Jens und ich zusammen zur Sana-Neurochirurgie fuhren. Er hat darüber berichtet.

Eine meiner vielen interessanten Traumreisen ging mit Jens, unserer Freundin Elizabeth und 15 türkischen Männern in einem kleinen Flugzeug nach Istanbul. Während des Fluges saßen alle auf Stühlen im Kreis. Nach der Landung standen wir Passagiere bei stürmischem Wind auf dem Flugplatz. Ich verließ die Gruppe, hob ab und flog zur Hagia Sophia, die Präsident Erdogan kurz zuvor von einem Museum zu einer Moschee umgewandelt hatte. Die christlichen Darstellungen, die sich oben in dem Rundbau an den Wänden befinden, waren mit Tüchern verhüllt. Ich flog einige Runden umher, hob die Tücher hoch um die Bilder zu betrachten. Besonders beeindruckte mich das Gemälde des »heiligen Christobal«. (Der Google-Suche nach existiert ein solches nicht). Der Präsident war selbst anwesend, als ich in der Kirche umherflog. Mit großer Geschwindigkeit schoß ich mehrmals über ihn hinweg, vor Schreck duckte er jedesmal seinen

Kopf. Das bereitete mir große Freude. Als ich zurück zu meiner Gruppe kam, flogen wir zurück nach Frankfurt.

Eine weitere spannende Reise erlebte ich auf dem Dampfer über stürmische See nach New York. Es waren die zwanziger Jahre, das zeigte der Stil von schlanken Kleidern, Kostümen und kleinen Hütchen. Ich traf befreundete Künstlerinnen, wir waren in ihren Ateliers und Ausstellungen, betrachteten Bilder und tauschten uns darüber aus. Es war die Zeit der Emanzipation, wo Frauen erstmalig aus dem Schatten der Männerwelt heraustraten und im Mittelpunkt standen. Ich war eine von ihnen.

An einem Wasserlauf war ein Fest mit der typischen Musik dieser Zeit, alle Menschen hatten gute Laune. Die Gäste tanzten und bewegten sich, natürlich auch ich, denn das Tanzen ist mein Element.

Begeistert betrachtete ich für längere Zeit einen dunkelhäutigen Musiker: Er trug einen goldfarbenen Ballettanzug, spielte auf seiner Trompete und bewegte dabei seine Füße so geschmeidig und schnell zu seiner Musik, daß es für mich ein unvergeßlicher Genuß war!

Bei einem Gang durch New York etwas später kam ich an einer Fabrik vorbei, deren Tore sich gerade öffneten. Es strömten Arbeiter zum Streik heraus, die Atmosphäre war aufgeladen, es brach eine Panik aus. Hinter einer Parkbank brachte ich mich in Sicherheit, bis die Gefahr vorüber war.

Es schloß sich eine weitere, sehr interessante Reise an: Es ging nach Paris, ebenfalls in den 1920er Jahren. Auch hier standen die Begegnungen mit Künstlerinnen im Mittelpunkt.

Eine große Freude erlebte ich dann in der »realen« Welt, als mich unsere Freundin Judith in der Sana-Klinik am Krankenbett der Intensivstation besuchte. Das war kurz nachdem ich unerwartet und entgegen aller medizinischen Prognosen erwacht war. Ich empfand tiefste Dankbarkeit dafür, daß sie so eine weite Reise auf sich genommen hatte, um mich in der anthroposophischen Klinik in Spanien zu besuchen. Ich erinnere mich noch ganz genau an ihre schönen Haare, den rosafarbenen Cashmere-Pullover und die feine Perlenkette um den Hals sowie die dazu passenden Perlen-Ohrstecker. Sie begegnete mir so freudvoll mit glücklichem Lächeln.

Was sie zu mir sprach weiß ich nicht, aber ich hörte anschließend eine Unterhaltung mit einem ihr bekannten Arzt. Der Inhalt war, daß sie und ihr Mann seit kurzem hier in Offenbach operieren und Belegbetten haben. (Dieses Gespräch bestätigte sie uns später) »Offenbach ... « dachte ich, »wie kann

Judith diese schöne Klinik in Spanien mit Offenbach verwechseln ... pah ... so ein Unsinn ... Offenbach ... von wegen!«

Es muß die Zeit gewesen sein, in der die Vorbereitungen begannen, mich in die Reha-Klinik zu verlegen. Ich wußte, es würde eine lange Reise mit dem Auto sein, weil wegen Corona keine Flüge verkehren. Zu einem Pfleger (von dem Jens bereits berichtete) hatte ich ein Gefühl starker seelischer Verbundenheit. Ich hielt ihn für einen befreundeten spanischen Arzt, den ich aus Seminaren kannte und der mich so liebevoll betreute. Er sprach unvergeßlich warmherzig zu mir: »Meine Liebe ... alles wird wieder gut. Ihr Mann sagte, sie hätten eine schwere Hirnblutung an ihrem Hochzeitstag gehabt. Es wird aber alles wieder gut. Ihr Mann erkundigt sich immer, wie es ihnen geht ... « und immer wieder dieses warmherzige »meine Liebe ... « Er sagte meiner Erinnerung nach: »Sie werden in eine sehr gute Klinik nach Deutschland verlegt, wo sie wieder ganz gesund werden.«

Zu dieser Zeit war ein Patient mit mir im Zimmer, dem es zunehmend schlechter ging. Auch ihn erwähnte Jens bereits. Ich sah, wie sein Körper immer mehr aufquoll, er wurde am ganzen Leib gelb. Ich wußte, daß er dem Tode nahe war, was mir sehr ans Herz ging. In meinen Vorstellungen war dieser schwerkranke Patient der Sohn des vermeintlichen Arztes und ich versprach ihm, ihn in die Spezialklinik nach Deutschland mitzunehmen, wenn Jens mich hier in Spanien abholt. »Mein Mann ist auch Arzt«, sagte ich ihm in meiner Vorstellung. Denn sprechen konnte ich ja noch gar nicht wegen der künstlichen Beatmung. »Vielleicht kann auch er ihm helfen. Wir nehmen ihren Sohn mit nach Deutschland, dort wird es ihm besser gehen«.

Der kranke Sohn tauchte auf der Rückreise nach Deutschland wieder auf. Jens und ich fuhren in unserem Peugeot Cabriolet, einem Zweisitzer von 1974, nach Hause als ich plötzlich mit Entsetzen feststelle: »Der Thomas ist nicht mit dabei ... Jens,wir müssen zurück und ihn holen ... ich habe es doch versprochen, ihn mitzunehmen«. Jens antwortete, wir hätten ein viel zu kleines Auto für den Transport und er würde die schwere lange Reise nicht überleben können. So fuhren wir zu zweit weiter. Es war für mich ganz schlimm, den Thomas in Spanien zurückgelassen zu haben. Wenn ich das jetzt so schreibe, treten Tränen in meine Augen, weil mein Erleben mit ihm mich so tief berüht hat.

Ich glaube, das Durchgangssyndrom hat begonnen, als meine »Träume« belastend wurden. Das war die Zeit der Verlegung in die Reha-Klinik. Während ich mich vorher beschützt und geborgen fühlte, wurden Menschen und Situationen plötzlich zu einer Bedrohung.

Als besonders leidvoll erlebte ich meine Unfähigkeit zu sprechen. Halb wach und halb im Delir des Durchgangssyndroms erlebte ich die vielen pflegerischen und ärztlichen Manipulationen mit kratzenden Schläuchen an Nase, Mund, Rachen und Hals mit Atemkanüle, Schlucktests, Sprachtests und Atemtraining als aggressive Handlung gegen meinen Willen und mein freiheitliches Sein. Ich erlebte daß ich etwas schluckte, daß ich sprechen konnte, dann wurde es mir wieder verwehrt.

Vielleicht und wahrscheinlich war mir der Sinn dieser Eingriffe nicht vermittelbar. In meinem ganzen Leid dachte ich sehnsüchtig an unsere Freundin Silvia. Diese warmherzige Frau ist Logopädin und ich wußte, sie würde mir wieder zum Sprechen verhelfen. Ich machte meinen eigenen »Therapieplan«. Erst später konnte ich Jens mitteilen, Silvia solle mich dringend besuchen. Er teilte es ihr mit, wußte aber nicht, daß es mir um die Logopädie ging. Silvia war ganz berührt davon, daß ich als erste Freundin sie sehen wollte.

Oft wollte ich fliehen von dem Ort, an dem die Menschen mich bedrohten und mein Lager so unbequem war. In »meiner Welt« habe ich es auch mehrfach geschafft auszureißen, meistens zu Fuß. Den rollenden Ständer mit der Sondennahrung führte ich neben mir her. Da ich wußte, daß ich für meine Reise noch »Proviant« brauche, ging ich zu einem Bioladen, um mir dort Infusionsbeutel mit leckerem Mango- und Orangengeschmack zu besorgen, auf die ich so richtig Lust hatte. Mit dem holperndem Ständer spazierte ich dann durch den Bad Nauheimer Kurpark, ging in ein schönes Haus, bediente den Fahrstuhl und schlief dort in einem herrlichen großen Bett. Endlich mal wieder etwas Gemütliches.

Was ich aus dem Erleben in meiner »Parallelwelt« aus Überzeugung sagen kann: Jens war immer bei mir. Ein eindrückliches Bild davon ist meine vollkommen reale »Traumvorstellung«, daß ich mich in unserem Haus »oben« in der Dachwohnung bei unserem Freund Tyll befinde, während Jens ein Stockwerk weiter »unten« ist. Ich brauche nur zu rufen und er kommt, weil er da ist und mich hört. Vom äußeren Geschehen her betrachtet entsprach das nicht der Tatsache, denn er war nicht am selben Ort und konnte mich nicht hören. Aber geistig-seelisch betrachtet stimmt es doch: Er war »unten« auf dem Boden der Realitäten, ich »oben« noch nicht bei mir angekommen. Und natürlich war er immer da und hörte mich, davon zeugt das Buch.

Jens beschreibt in seinem letzten Kapitel von dem »Riß«, der durch sein Gefühls- und Wahrnehmungsleben ging. Eine solche Kluft empfinde ich nicht. Daß es in meinem bewußten Leben »Blankoseiten« gibt, wird für mich erlebbar, als ich dieses Buch ganz zum Abschluß als Lektorin bearbeite: Da lese ich eine Geschichte, die mir so nahe geht, daß ich vielfach »oh Gott, wie schlimm« oder »wie schrecklich, was hat dieser Mann durchgemacht« sage, und mich dann in einem merkwürdigen Zwischenraum befinde, weil mir klar ist: »Das warst Du selbst, wovon das handelt!« Mein Wacherleben von dem Ereignis an sich ist kaum vorhanden … es ist nur dadurch existent, daß mein Mann es so präzise beschrieben hat. Damit rutsche ich gelegentlich in ein »Zwischenreich«, in dem Gefühlserinnerungen auftauchen. Anders ist das mit meinen so realen Traumerlebnissen, von denen ich jederzeit erzählen kann, zum Teil stundenlang, wenn es ein passender Moment ist. Sie sind ein lebendiger Teil meiner Biographie geworden, den gute Freunde durch ihr interessiertes Zuhören begleitet haben.

Was ich zum Abschluß sagen kann ist: Ich finde diesen Erlebnisbericht unglaublich und real zugleich. Er zeigt, was möglich sein kann, wenn wir bereit sind alles zu geben. Jens hat mir und für mich alles gegeben. Ohne ihn gäbe es mich als Mensch so nicht mehr.

Er hat mich zurück geliebt!

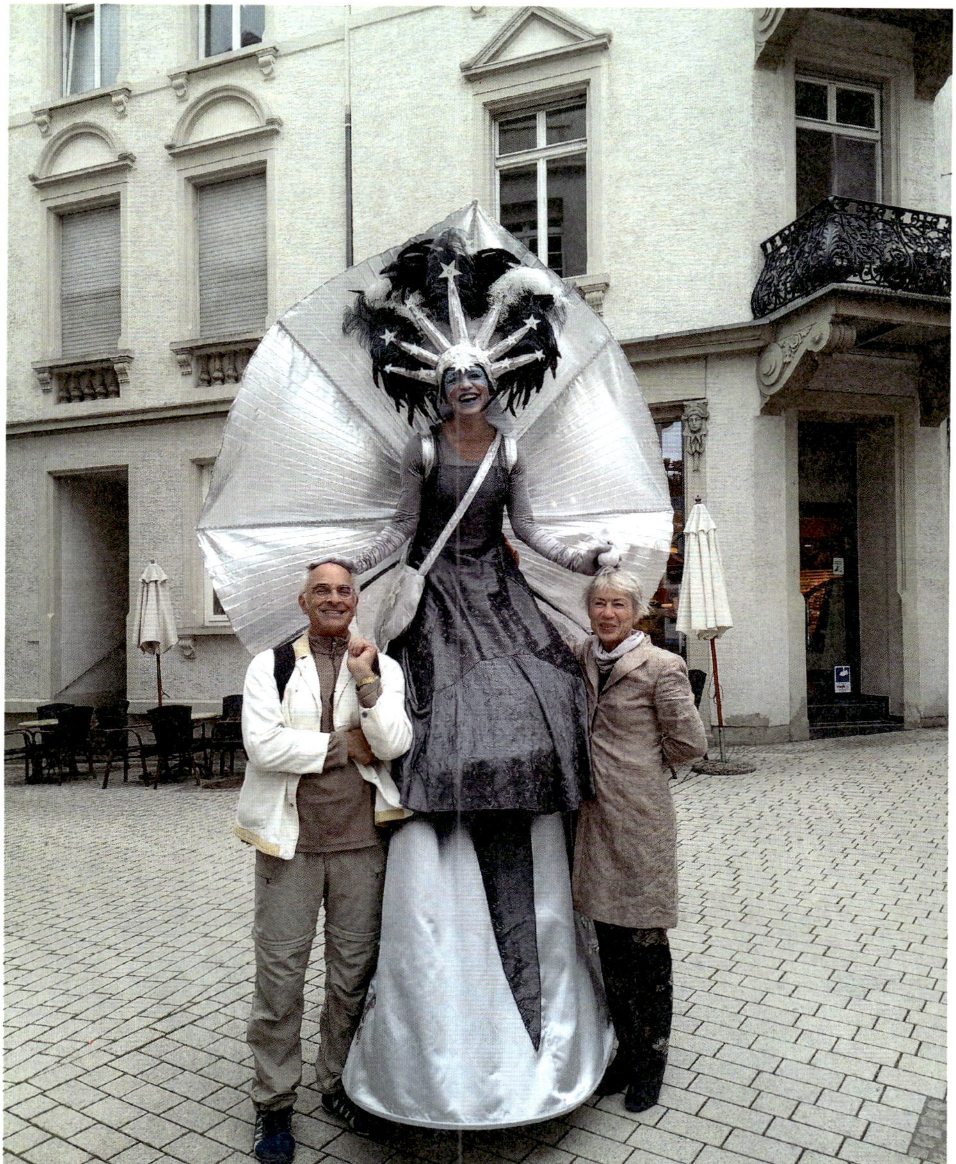

An einem kühlen Augusttag 2021 (also fast ein Jahr später) auf einem Straßenfest in Bad Nauheim: Die Glücksfee segnet ihre Kinder.

Den Freunden und Helfern sei Dank

Björn: (zusammen mit seiner Frau Monika sowie den Kindern David und Jovan gehören sie zu unserer Wahlverwandtschaft)
Vielen Dank für die Aquarelle, die Du nach meinen Beschreibungen angefertigt hast. Sie sind so beeindruckend »real« geworden und damit ein wesentlicher Teil des Buches.

Constance: (sie ist unsere befreundete Nachbarin)
Den schönen gemeinsamen Abend mit dem leckeren griechischen Salat und der feinen Quiche werde ich nicht vergessen.

Dennis und Donato: (Brüder, meine Pizza-Bäcker)
Mit Eurer kleinen Pizzeria wart ihr mir regelmäßige Anlaufstelle vor Ort. Eure Teigwaren füllten nicht nur den Magen, sie hielten auch Leib und Seele zusammen. Zudem seid ihr echt klasse Kerle!!

Elizabeth: (unsere Freundin)
Auf Deine Unterstützung konnte ich mich immer verlassen! Sei es ein feines Törtchen vom Konditor auf der Treppe oder der regelmäßige Fahrservice.

Frauke: (langjährige befreundete Kollegin aus dem Fachbereich Psychiatrie)
Du warst mit Deinen konkreten Anweisungen bezüglich der medikamentösen Therapie von Irmtrauts Durchgangssyndrom der rettende Anker.

Judith: (langjährige Freundin, Ärztin meines Vertrauens)
Du hast uns beide spirituell sowie mit Rat und Tat begleitet, das war mir eine große Stütze. Der gemeinsame Spaziergang mit Wolfgang und Dir bleibt unvergessen. Ihr wart die Ersten, denen ich vom »blauen Raum« berichtete.

Irmtraut: (meine Frau)
Eigentlich dachte ich, das Buch sei fertig für den Druck. Als Du es zum Abschluß noch einmal intensiv durchgelesen und verbessert hast, zeigte sich ein anderes Bild: Es gab noch viel zu tun, mehr als erwartet. Es stimmt, was Dein Bruder sagt: »Sie ist blitzgescheit!« Habe herzlichen Dank.

Klaus und Marianne: (Geschwister von Irmtraut)
Ihr seid mir eine gute Schwägerin und ein guter Schwager! Wir hatten eine gute Zusammenarbeit, und ich weiß es zu schätzen, daß Ihr Euch mit Anrufen bei mir zurückgehalten habt, obwohl das Leben Eurer Schwester auf dem Spiel stand.

Leonie: (langjährige gute Bekannte und Freundin)
Liebe Leonie, Du hast mir bei der Bearbeitung der Manuskripte mit Deiner Erfahrung als Verlagslektorin sehr geholfen. Annähernd alle Deine Anregungen und Verbesserungen habe ich übernommen.

Martin: (befreundeter Arzt meines Vertrauens)
Eigentlich bin ich in internistischen Fragestellungen gar nicht so unerfahren, aber bei Irmtraut hatte ich fachliche »Ausfälle«, bedingt durch die emotionale Nähe. Ich konnte immer Deine geschätzte Meinung erfragen, auch während Deines Urlaubs in der Toskana.

Michael: (mit Aurelie und den Kindern Sarah und David, unsere lieben Nachbarn)
Du warst der besonnene Chauffeur eines am Boden liegenden Ehemanns. Deine ruhige Wesensart empfand ich als Rettung in dieser Not.

Monika und Rüdiger: (Nachbarn und gute Freunde)
Ich habe mich bei Euch und mit Euch immer am besten entspannt. Im Herzen fühle ich große Dankbarkeit, daß uns dieses Schicksal einander so nahe gebracht hat.

Onkel Claus: (ich nenne ihn auch Onkel, aber er ist der 83-jährige Onkel von Irmtraut, Marianne und Klaus)
Du bezeichnest Dich als bekennenden Atheisten (obwohl Dir vor vielen Jahren in einer schweren Krise Deine verstorbene Mutter erschienen ist). Am Telefon war Deine Frage, was Du für Irmtraut tun könntest und ich sagte: »Onkel Claus, bete für sie.« Das hast Du auch getan. Es bleibt unvergessen!

Tyll: (er ist unser Freund und Mitbewohner)
Du warst uns ein Retter der ersten Sekunde, indem Du den Notarzt herbeiriefst. Wir hatten unsere gelegentlichen Filmabende in Deiner schönen Wohnung, die mich für kurze Zeit haben alles vergessen lassen ... ich war einfach nur ein normaler Mensch.

Uwe: (er ist unser Freund und Nachbar)
Du trafst mich wenige Tage nach dem Schicksalsschlag auf der Straße, kamst mir entgegen und sagtest: » Mensch Jensemann, was ist nur mit unserem Irmchen passiert?« Wir umarmten uns und ich habe an Deiner Schulter einfach nur weinen dürfen. Das tat gut!

Winfried: (ehemals »nur« Patient, später väterlicher Freund)
Du hast Irmtraut und mich in einer schweren Zeit mit Deinen spirituellen Kräften begleitet. Weiterhin habe ich Dir eine äußerst großzügige finanzielle Unterstützung bei der Verwirklichung des Buches zu verdanken. Du bist ein weiser Mensch und ein Vorbild für mich.

Weiterhin:

Die Ärzte und Pfleger des SANA-Klinikums:
Für das, was Sie an meiner Frau geleistet haben, um ihr das Überleben zu ermöglichen, verbeuge ich mich in tiefer Dankbarkeit vor Ihnen allen.

Dr. med. Nicolaus Holzknecht:
Meinen herzlichsten Dank an Sie für Ihre Zeit, aus der großen Menge von gespeicherten Schädel-CT's und anderem Datenmaterial mit mir eine Bilderauswahl zu treffen, die auch für den Laien verständlich ist.

Michael Schlenger: (Lektor)
Der »Zufall« brachte uns zusammen, die »Chemie« stimmte sofort. Vielen Dank für die Korrekturen der Arbeit. Die kritisch-scharfsinnigen Anmerkungen waren sehr wichtig für die Überarbeitung.

Und zum Schluß:
Allen Freundinnen und Freunden, Helferinnen und Helfern, die Irmtraut und mich in dieser Zeit getragen haben sei mein Dank! Daß alles so einen wundersamen Verlauf genommen hat, liegt daran, daß von überall her Zuspruch, gute Gedanken, Gebete und Hilfe der unterschiedlichsten Art kamen. Die Tat aller schaffte einen geistigen Heilungsraum, der den guten Ausgang möglich machte.

Der Autor, die Protagonistin, der Künstler

Der Autor:

Dr. med. Jens-Hagen Karow, geboren 1960 im Sternzeichen des Wassermann

Nach dem Abitur am beruflichen Gymnasium Bad Homburg 1979 erfolgte ein Grundstudium für Maschinenbau an der FH Gießen.

Anschließend besuchte er von 1982 bis 1985 die renommierte Heilpraktikerfachschule Hochheim/M. in einem Vollzeitstudium mit abschließender Heilpraktikerprüfung.

Danach ging er für zwei Jahre auf Selbsterfahrungsreisen, u. a. Kanada und USA mit dem Motorrad, später noch einmal zusammen mit seiner heutigen Frau Irmtraut in einem VW-Bus.

Nach Eröffnung der eigenen Praxis für Naturheilkunde 1987 erfolgte eine mehrjährige Ausbildung in anthroposophischer Medizin bei Dr. med. Otto Wolff/Arlesheim, eine zweijährige Ausbildung in personenzentrierter integrativer Beratung mit Selbsterfahrungsseminaren bei Dr. Heinz Verst/Wuppertal sowie eine Ausbildung in Biographiearbeit bei Dr. med. Gudrun Burkardt.

In den Jahren 1995 bis 2002 erfolgte das Studium der Humanmedizin an der Universität Frankfurt/M. mit Erlangung der Approbation als Arzt und Promotion im Fachbereich orthopädische Fußchirurgie.

Eine plötzliche Autoimmunerkrankung zwang zum Umdenken des beruflichen Weges. Dieser führte zu einer Fortbildung zur Erforschung der ätherischen Physiologie und Osteopathie bei José Martinez/Lanzarote von 2002–2006 sowie 2009–2012.

Eine erfüllende Tätigkeit war der Lehrauftrag für anthroposophische Medizin an der »Hochschule für Kunst im Sozialen« in Ottersberg bei Bremen von 2004–2014.

Er hält bundesweit Vorträge zu philosophisch-medizinischen Themengebieten und veranstaltet mit seiner Frau Irmtraut Seminare zur vertieften Sinneswahrnehmung.

Die Protagonistin:

Irmtraut Karow, 1955 im Sternzeichen des Wassermann geboren

Im Anschluß an das Abitur erfolgte das Studium für Lehramt, danach Referendariat. Von 1978–1996 Lehrerin für Kunsterziehung und Englisch.

Lebensbegleitend waren Fortbildungen in den Bereichen Malerei, Psychotherapie mit Schwerpunkt Selbsterfahrung, Biographiearbeit (bei Dr. med. Gudrun Burkardt, Sao Paulo, Brasilien von 1992 bis 1993), Medizin (bei. med. Otto Wolff von 1988–2001) und anthroposophischer Geisteswissenschaft.

Die innere Suche nach einer weniger verschulten Pädagogik führte sie 1996 zum Studium der Kunsttherapie an der »Hochschule für Kunst im Sozialen« (HKS) bei Bremen. Der Diplomabschluß erfolgte 2001 in den Fachbereichen Kunstpädagogik und Kunsttherapie.

Anschließend Tätigkeit an der Klinik für komplementäre Medizin in Öschelbronn mit künstlerisch-therapeutischer Arbeit mit Krebspatienten.

Eine langjährige Fortbildung von 2002–2012 bei José Martinez (Lanzarote) zur Erforschung der ätherischen Physiologie führte zu einer vertieften Einsicht in die Wirksamkeit kunsttherapeutischer Prozesse bei Patienten, was in einer erweiterten künstlerischen Therapiearbeit mit traumatisierten Patienten Anwendung fand.

Neben künstlerischen Tätigkeiten im eigenen Atelier und langjähriger Gestaltung eines Therapie- und Heilgartens wurde von ihr der Verein »INITIATIVE ZEITGEMÄSS« initiiert, deren Vorstand sie war.

Als Seminarleiterin veranstaltet sie Fortbildungen und Kurse in angewandter Meditation sowie zur Vertiefung der Sinneswahrnehmung.

Der Künstler:

Björn Maute, 1980 in Tübingen im Zeichen des Stieres geboren

Nach dem Abitur erfolgte ein Studium der Kunsttherapie an der Hochschule in Nürtingen. Seit mehreren Jahren als Leiter der kunsttherapeutischen Abteilung an einer Reha-Klinik tätig.

Künstlerisches Schaffen in den Bereichen Malerei, Druckgraphik und Steinbildhauerei. Ausstellungen an diversen Orten wie z. B. Kirchenräumen in Frankfurt, der Stadtbibliothek Bad Homburg und dem Automobilmuseum Central Garage.

Er ist verheiratet, hat zwei Söhne und lebt in Bad Homburg. Mit Irmtraut und Jens Karow verbindet ihn eine langjährige Freundschaft.

Kontakt: www.bjoernmaute.jimdo.com bzw. bjoernmaute@gmx.de

Kommentare von Lesern

Frau M. R.:
Ein »spannender Roman« aus dem Leben, der von Verzweiflung und Hoffnung erzählt. Packend wie ein Krimi. – Wenn es nur Fiktion gewesen wäre ...

Frau Chr. P.
Einmal angefangen, habe ich das Buch nicht mehr aus den Händen legen können. Es hat mich sehr berührt, zu Tränen gerührt und etwas in mir ausgelöst. Trotz der Ernsthaftigkeit ging von dem Text eine große Kraft und Frieden aus ... Es steckt so viel Lebensweisheit, Glaube und Liebe in den Zeilen, die universell sind. ... Alles macht Sinn, alles hat einen inneren Zusammenhalt: Die Liebe, der Glaube, das Göttliche.

Herr M. H.
Der Bericht von den Erlebnissen ist unendlich fein, rein und extrem berührend ... Sehr bildend auch die Kommentare zu den verschiedenen Stadien und Geschehnissen.

Frau B. K.
Jeder Mensch kommt mit seinem ganz eigenen Seelenplan auf diese Welt, dessen Erfüllung die Aufgabe und der Sinn des Lebens ist ... Dieses Buch ist ein Beweis dieses Sinnes und ein Beitrag zu erkennen, wohin wir uns entwickeln dürfen ... Nach dem technischen Fortschritt ist nun der menschliche Fortschritt gefragt ...

Herr L. T.
Das Buch zu lesen war sehr bewegend. Für mich als Flugzeugpilot a. D. berührten einige Ausführungen bezüglich geistiger Wirksamkeiten meine »Schmerzgrenze«. Das war bisher nicht meine Welt, nun ist sie mir näher gerückt. Ich bin »durchlässiger« geworden und verbringe mit einem langjährigen Freund seitdem viele tiefgründige Gesprächsrunden. ... Das Buch hat etwas in mir verändert.

Herr Ph. P.
Der Zugang zur materiellen Betrachtungsweise der Welt lag mir eindeutig näher. Mit dem Lesen des Buches habe ich das erste Mal begriffen, daß es möglicherweise auch eine geistige Wirksamkeit gibt, worin ihr Sinn liegt und wie beide miteinander zusammenhängen. Der ganze Bericht hat mich sehr berührt ...

Herr M. S.
Es ist eine sehr bewegende Lektüre, die keinen Leser unberührt läßt, auch wenn er ein gewohnheitsmäßiger Skeptiker und Agnostiker ist ... Sie haben ihr mit Ihrem Werk nebenbei den wohl längsten Liebesbrief geschrieben – und ich durfte ihn lesen ...

Abbildungen

Bildteil mit klinisch relevanten Darstellungen

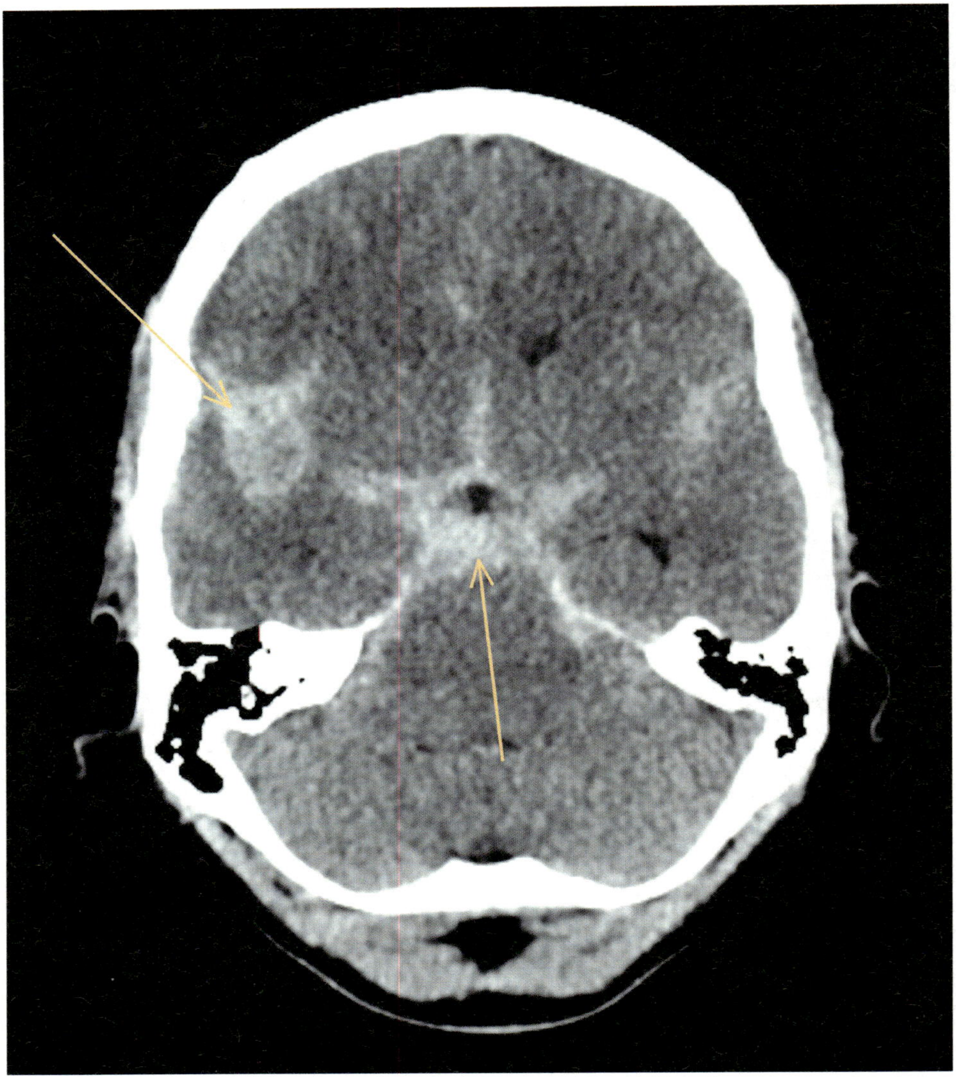

Bild 1: CT-Schädel bei Einlieferung in die Neurochirurgie am 14.08.2020 ca. 21.30 Uhr Massive Einblutung in die Schädelbasis (weiße Flecken und wolkig weiße Bereiche), seitlich gelegener weißer Fleck zeigt die Rupturstelle.

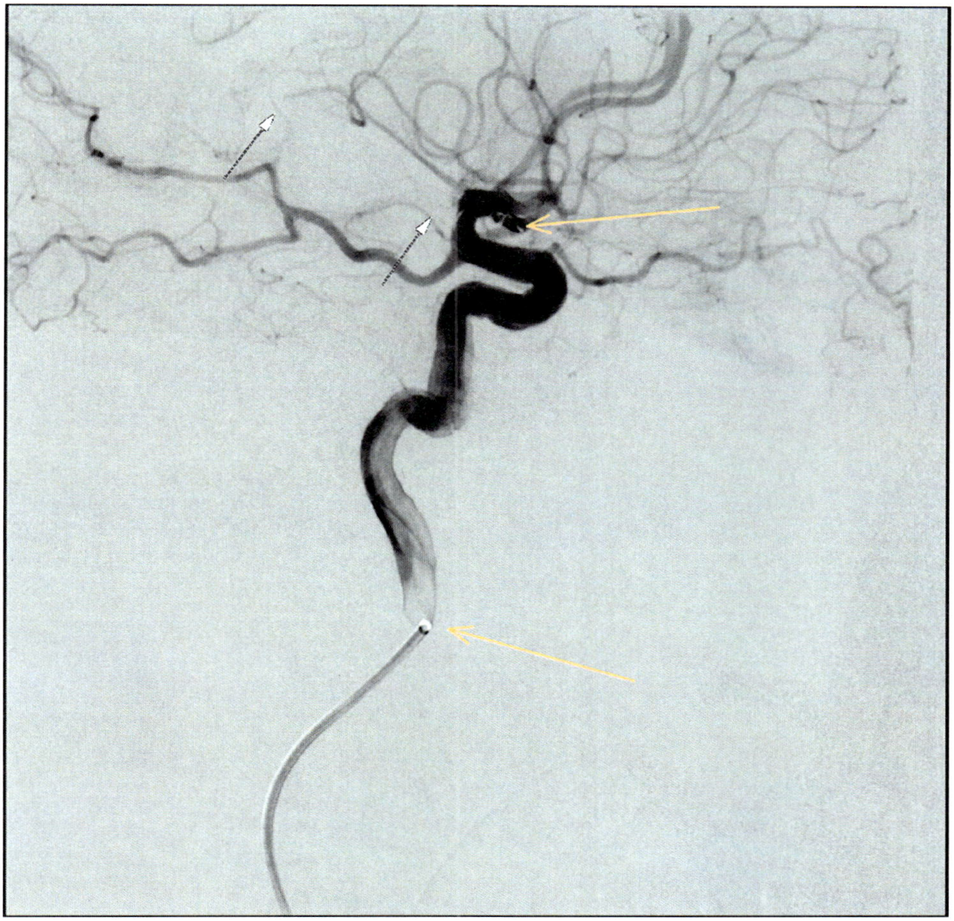

Bild 2: CT-Gefäßdarstellung intraoperativ. Der untere gelbe Pfeil weist auf den größeren Katheter hin. Der obere gelbe Pfeil zeigt auf den Mikrokatheter, aus dem die kleinen Metallspiralen in das Aneurysma zwecks Verschluß eingebracht werden. Die weißen Pfeile markieren die Gefäßbereiche, die sich durch unbeabsichtigte Thrombenablösung verschlossen haben und den Infarkt verursachten.

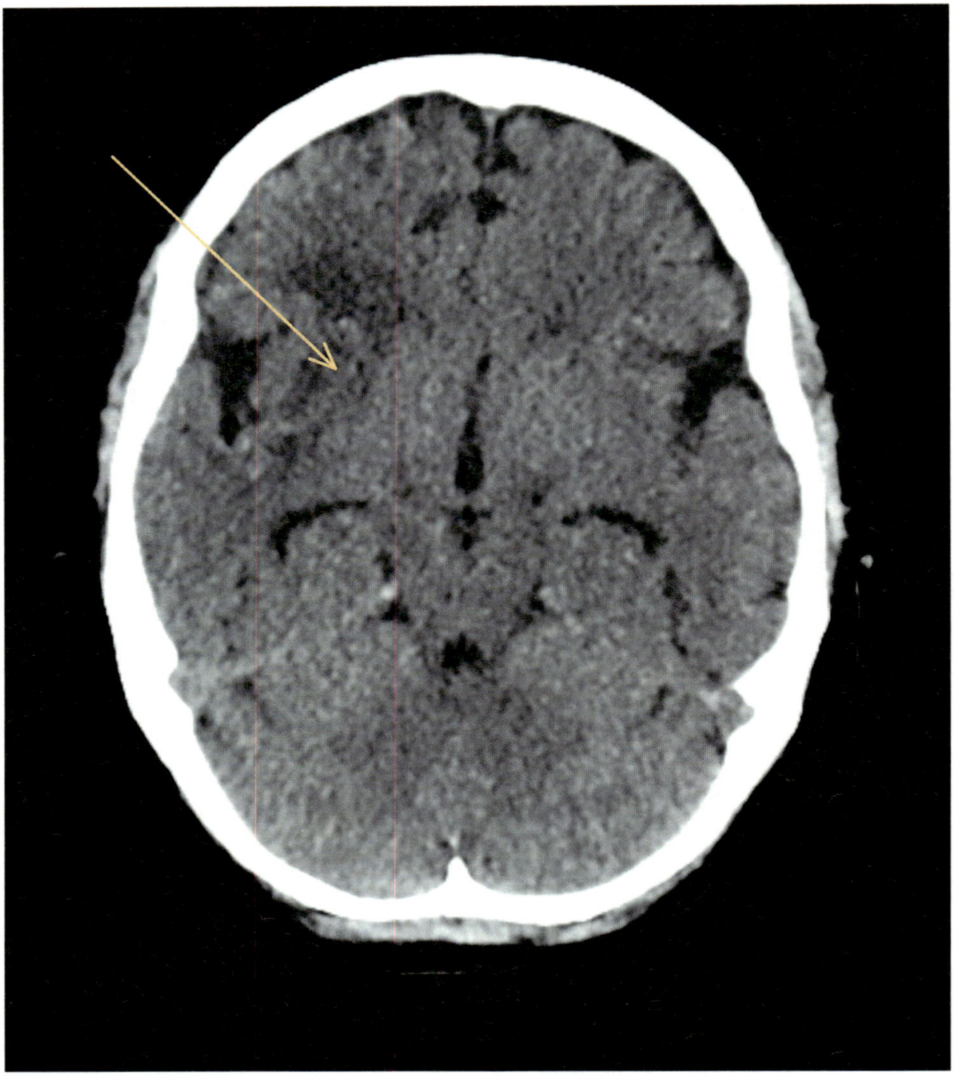

Bild 3: CT-Schädel 16 Tage nach Gefäßruptur. Die großen Blutmengen sind weitgehend vollständig resorbiert. Der gelbe Pfeil weist auf das sich langsam demarkierende Infarktgebiet.

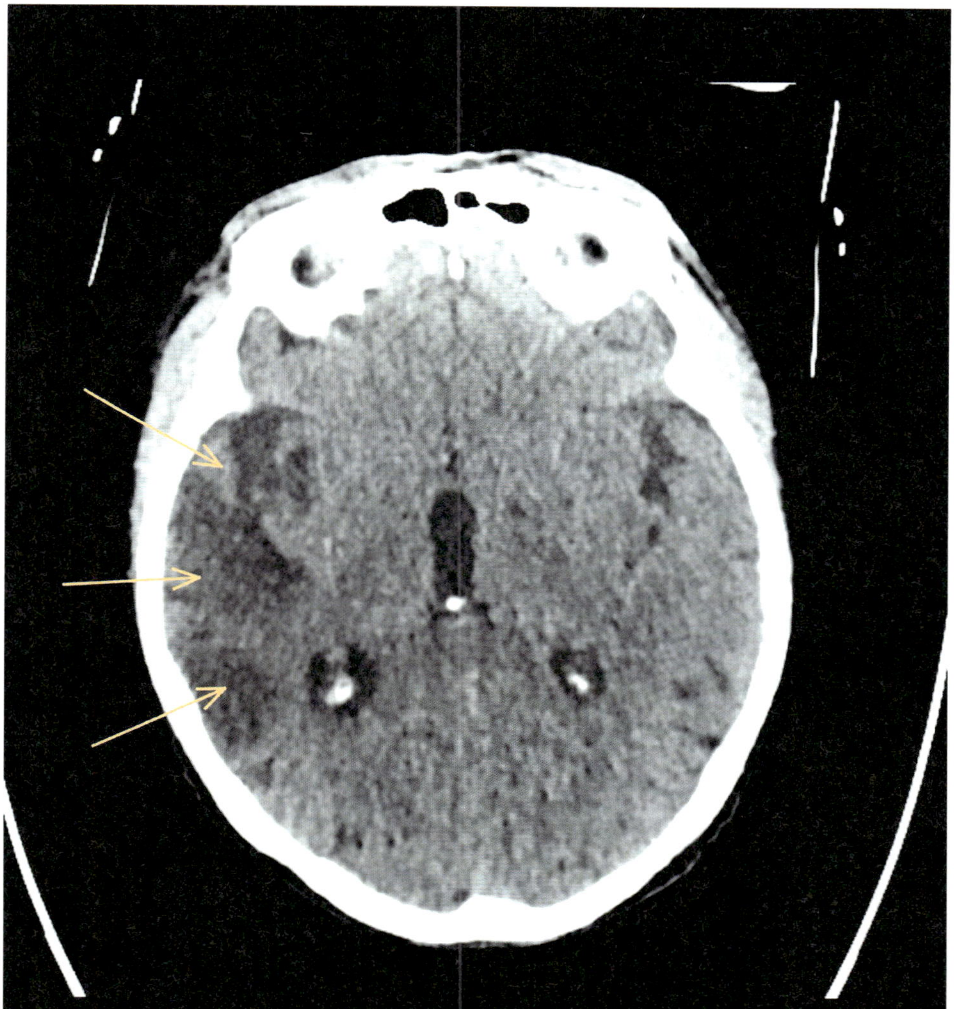

Bild 4: CT-Schädel vom 9. Februar 2021, also etwa sechs Monate später. Die Pfeile weisen auf die ausgedehnten Infarktgebiete hin.

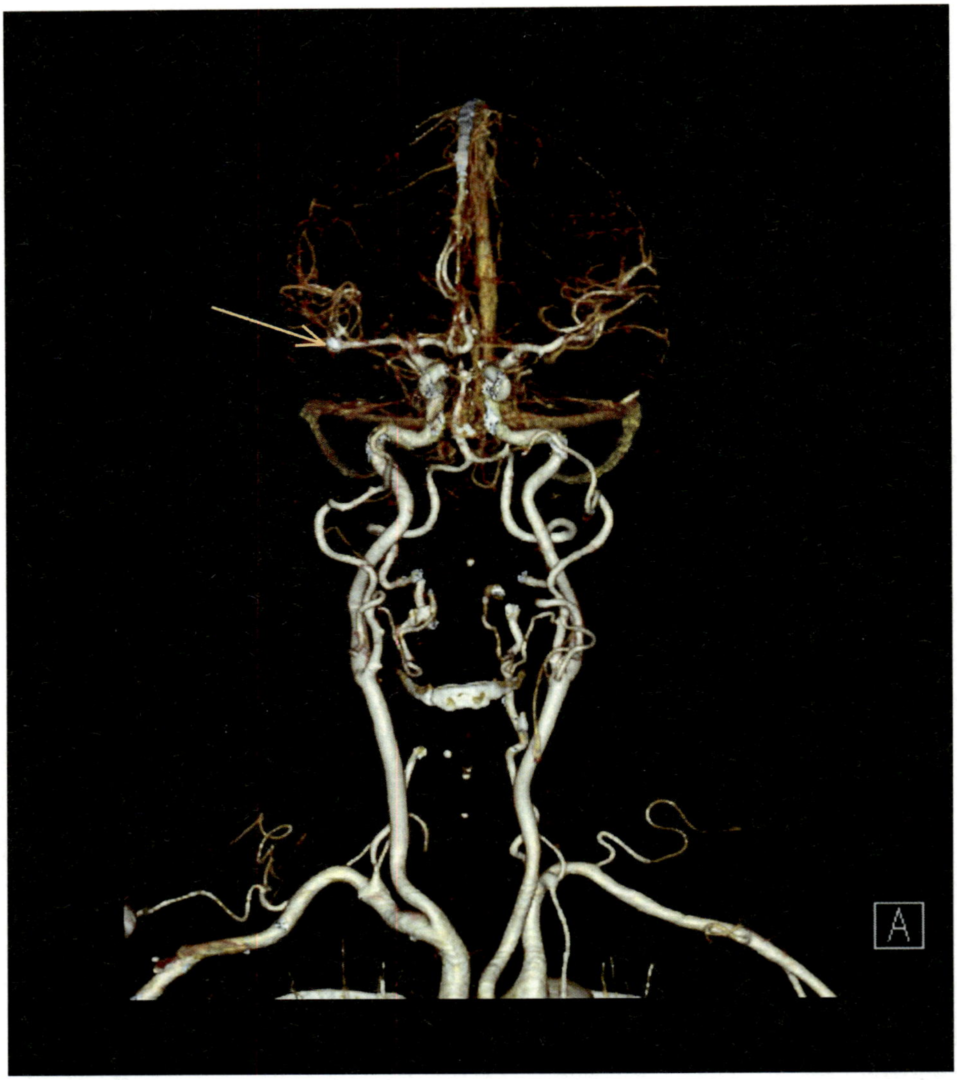

Bild 5: Darstellung (VRT in 3D-Rekonstruktion, Frontalansicht) vom 9. Februar 2021 zeigt den Gefäßverlauf von Schultern, Hals und Kopf. Der gelbe Pfeil weist auf die Titancoils.

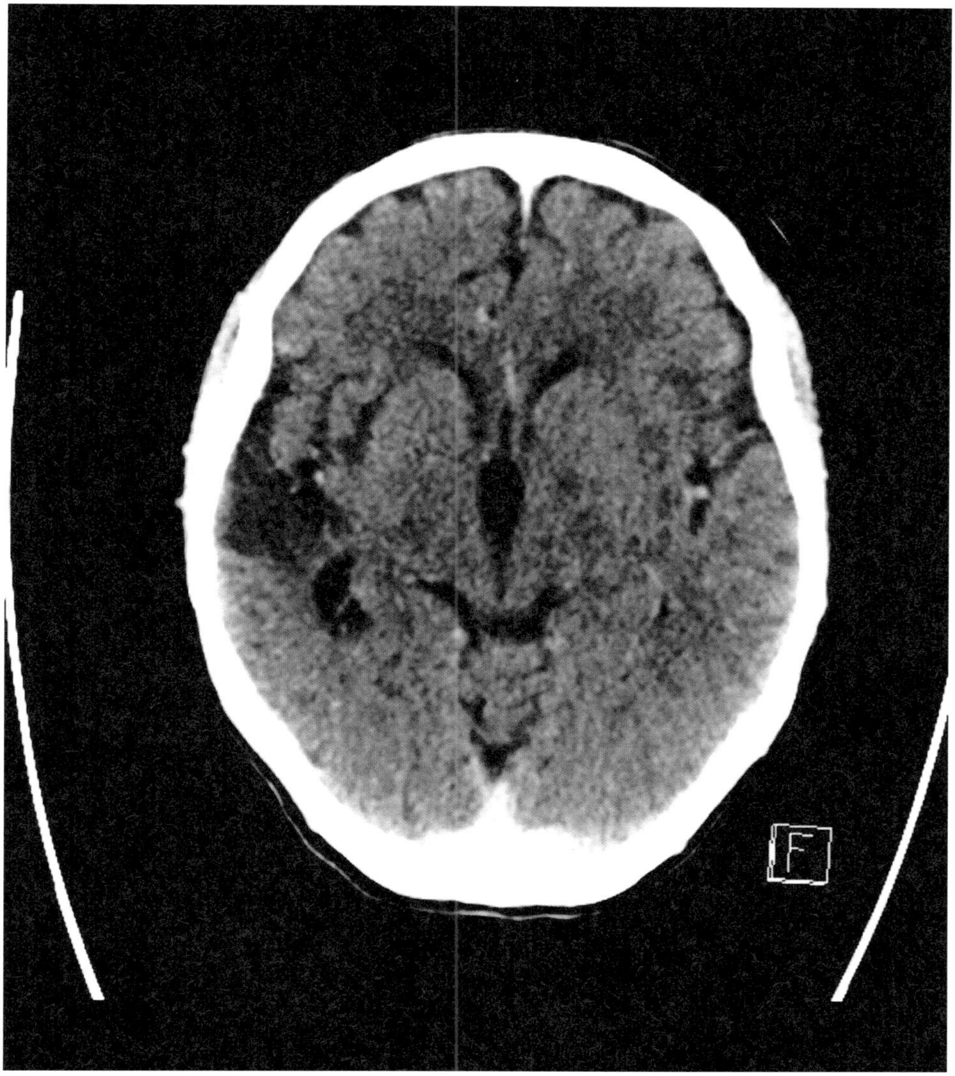

Bild 6: CT-Schädel vom 16. November 2021, also etwa 15 Monate später. Das Infarktgebiet hat sich verkleinert. Hinweis darauf, daß sich Nervenzellen regeneriert haben.

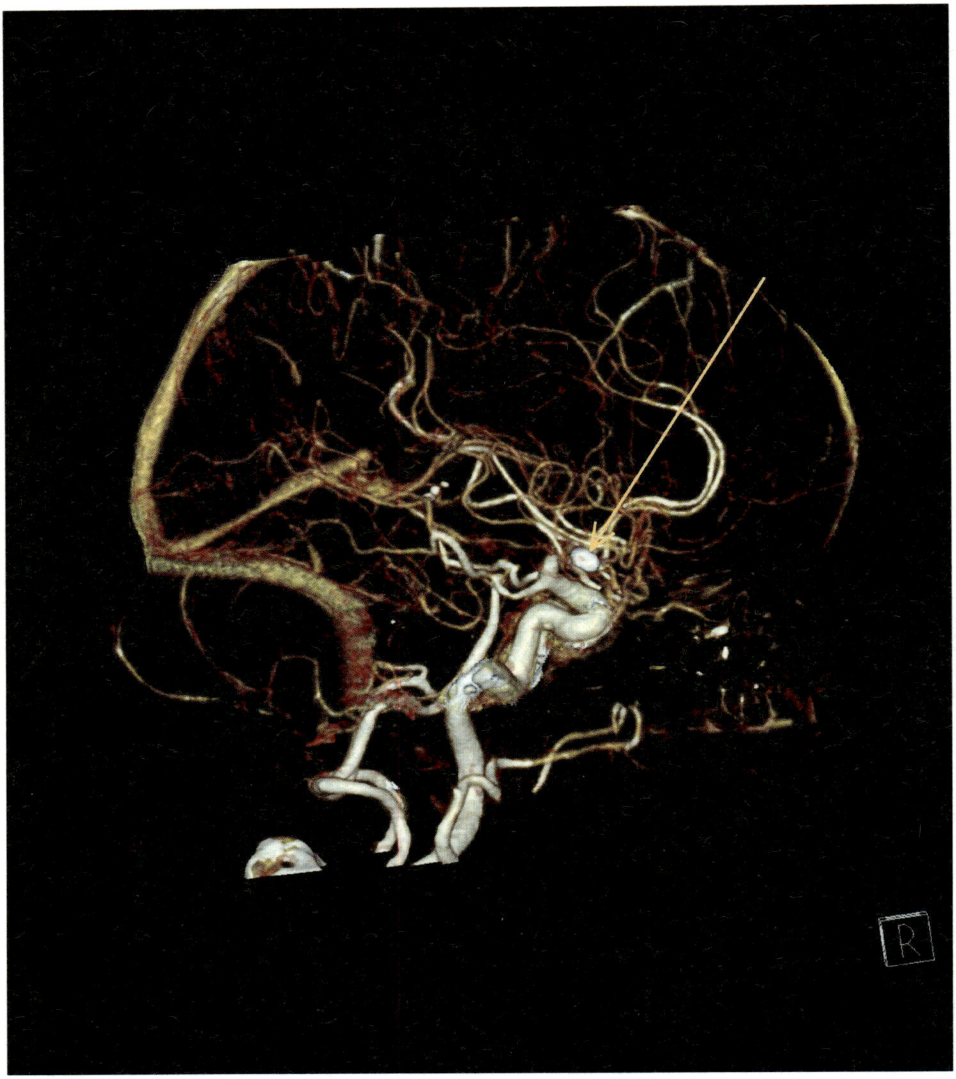

Bild 7: Darstellung (VRT in 3D-Rekonstruktion, Seitenansicht) vom 16. Novervmber 2021 zeigt die Kopfgefäße. Der gelbe Pfeil deutet auf das mit Titan-Spiralen verschlossene Aneurysma

Anamnese:
Die Vorstellung von Frau Karow am Abend des 14.08.2020 erfolgte als Kopfschockraum in Notartbegleitung. Die Patientin hatte gegen 19:40Uhr plötzlich stärkste occipitale Cephalgien mit Übelkeit, aber ohne Erbrechen entwickelt. Sie konnte noch zu ihrem Ehemann gehen und ihn informieren, dass es ihr sehr schlecht gehen würde. Dazu verspürte sie Übelkeit ohne zu erbrechen, bevor sie bewusstlos wurde. Beim Eintreffen des Notarztes gegen 20:00Uhr hatte die Patientin ein Glasgow Koma Scale von 4/15 gehabt, sodass eine Intubation vor Ort erfolgte. Ebenfalls zeigte sich eine Blickdeviation nach unten, lateral rechts. Einmalig habe die Patientin für 30 Sekunden alle Extremitäten gestreckt. Initial zeigte sich eine hypertensive Entgleisung bis 220 mmHg, nach Intubation und Sedierung normalisierte sich der Blutdruck.
Im notfallmaßigen cCT und CT-Angiografie zeigte sich eine Subarachnoidalblutung mit V.a. ein rupturiertes Aneurysma der rechten ACM-Bifurkation.

Körperliche Untersuchung bei Aufnahme:
Beim Eintreffen in die ZNA zeigt sich eine intubierte und beatmete Patientin. GCS: 3T/15. Pupillen isokor und lichtreagibel mit Blickdeviation nach unten.

Diagnostik:
Gehirnschädel-CT nativ vom 14.08.2020/21:35 Uhr:
Nachweis einer ausgedehnten SAB im Schädelbasisbereich, akzentuiert im Verlauf der rechten Arteria cerebri media keine Parenchymblutungen, kein Nachweis sub- oder epiduraler Blutungen. Kein Mittellinienshift, kein akuter Liquoraufstau.

intracerebrales Angio-CT vom 14.08.2020/21:36 Uhr:
Nachweis eines kleinen Aneurysmas rechts im Übergang vom M1 zum M2 Segment mit einer Längsausdehnung von etwa 5 Millimetern. Soweit CT angiographisch beurteilbar, kein Nachweis weiterer Aneurysmata.

Panangio Kopf >6 Serien vom 15.08.2020/01:07 Uhr
Embolisation mit Metallspiralen intrakraniell (Zuschlag) vom 15.08.2020/02:04 Uhr
Beurteilung:
Erfolgreiche subtotale Coilembolisation des komplizierten gebluteten Mediabifurkationsaneurysmas rechts.
Keine weiteren Aneurysmata oder sonstigen Gefäßmalformationen.
Während der Intervention Verschluß zweier Mediaäste rechts (Thrombusmaterial aus dem Aneurysma disloziert?) Eine Rekanalisation der Äste mechanisch mittels Aspriration oder Stentretriever oder durch medikamentöse Lyse wurde als aktuell zu gefährlich erachtet.

Gehirnschädel-CT nativ vom 15.08.2020/01:53 Uhr:
Im Vergleich zum 14.08.2020 mittlerweile Zustand nach Embolisation des Mediaaneurysmas rechts mit entsprechenden Suszeptibilitätsartefakten. Die subarachnoidale Blutung hat im Verlauf noch etwas zugenommen. Ovaläre, parenchymatöse Einblutung im Bereich der vorderen Stammganglien rechts. Kein Liquoraufstau. Linksfrontal Einbringung einer die Ventrikeldrainage mit der Spitze im linken Seitenventrikelvorderhorn.

Gehirnschädel-CT nativ vom 16.08.2020/08:39 Uhr:
Bei Z.n. Coiling eines M2-Aneurysmas rechts mit SAB-Resten. Etwas dorsal vom Embolisat zeigt sich eine flaue ca. 2cm große Infarzierung. Leichte Hirnschwellung rechts mit Impression des Seitenventrikels Regelrecht im linken Ventrikelvorderhorn einliegende Drainage. Keine Mittellinienverlagerung.

Gehirnschädel-CT nativ vom 18.08.2020/11:39 Uhr:
Gegenüber der letzten VU vom 16.08.2020 Z.n. Anlage einer Ventrikel-Drainage von links frontal, die NICHT mit der vollen Zirkumferenz der Katheterspitze im Vorderhorn des linken Seitenventrikels

Bild 8: Vollständiger Bericht der neurochirurgischen Klinik (weiter auf Bild 9)

Gehirnschädel-CT nativ vom 20.08.2020/10:27 Uhr:
Gegenüber 18.08.2020 liegt die Ventrikeldrainage mit der Spitze jetzt deutlicher im Vorderhorn des linken Seitenventrikels.
Die inneren Liquorräume sind heute etwas weiter als zuvor. Keine Zu-, aber auch keine relevante Abnahme der bekannten intracraniellen Blutungen. Auch darüber hinaus keine grundlegende Änderung.

Gehirnschädel-CT nativ vom 31.08.2020/12:12 Uhr:
Gegenüber 20.08.2020 zwischenzeitliche Entfernung der Ventrikeldrainage links frontal. Unveränderte Ventrikelweite im Vergleich zu der Voruntersuchung ohne Anhalt für einen Hydrocephalus. Nahezu komplette Resorption der intracraniellen Blutungen.

Verlauf:
Bei der oben erwähnten Anamnese mit beginnendem Liquoraufstau erfolgte zunächst die Anlage einer links frontalen EVD (Duisburger Nadel). Bei hochgradigem Verdacht auf ein rupturiertes Mediabifurkationsaneurysma rechts wurde kurz danach eine Panangiographie in Interventionsbereitschaft organisiert. Hier zeigte sich zu dem in der CTA zu sehendem Aneurysma, keine weiteren Aneurysmata und es war möglich eine Coilembolisation des Aneurysmas durchzuführen. Während der Intervention kam es zu einem Verschluss zweier Mediaäste rechts, aber eine Rekanalisation der Äste mechanisch mittels Aspriration oder Stentretriever oder durch medikamentöse Lyse wurde zu diesem Zeitpunkt als zu gefährlich erachtet. In einer postinterventionellen cCT-Untersuchung zeigte sich eine kleine Zunahme der subarachnoidalen Blutung, eine ovaläre, parenchymatöse Einblutung im Bereich der vorderen Stammganglien rechts sowie eine regelrechte Lage der Ventrikeldrainage mit der Spitze im linken Seitenventrikelvorderhorn. Frau Karow wurde tief analogosediert (RASS -5) und intubiert auf die operative Intensivstation aufgenommen. Eine orale Nimodipintherapie wurde über die Magensonde etabliert.
Die EVD wurde primär auf 15 cm H2O offen gelassen und förderte blutig tingierten Liquor.
Bei hohen Förderraten wurde diese am folgenden Tag auf 17 cm H2O hochgestellt.
In den frühen Morgenstunden am 16.08.2020 verschlechterte sich der klinische Zustand von Frau Karow, die Liquorfördermenge nahm erneut zu und der über die EVD drainierte Liquor zeigte frischblutigen Charakter. Es erfolgte umgehend eine CCT-Kontrolle, hier zeigte sich keine neue Blutung, aber eine beginnende Infarktdemarkierung in einem Teil der rechten Mediastromgebietes.
Bei beobachteten Krampfen mit Verdacht auf einen epileptischen Anfall begannen wir am 17.08.20 mit einer antiepileptischen Therapie mit Levetiacetam.
Am 18.08.2020 förderte die einliegende EVD keinen Liquor mehr, es wurde ein weiteres cCT veranlasst, hier zeigte sich bei engerem Ventrikelsystem, dass die Katheterspitze nur marginal im linken Vorderhorn liegt, so dass danach ein Austausch der Seele der Duisburgernadel (von 69 auf 79mm) erfolgte, danach förderte die EVD wieder adäquat.
Mittels täglicher transkranieller Duplexuntersuchungen konnten Vasospasmen ausgeschlossen werden. Regelmäßige Untersuchungen des Liquors ergaben keinen Hinweis auf eine Meningitis.
Am 24.08.2020 begannen wir bei einem Ziel-RASS-Score von -1 bis 0 die Sedierung deutlich zu reduzieren. Die initiale Aufwachreaktion der Patientin gestaltete sich verzögert. Am 25.08.2020 erfolgte die komplikationslose dialatative Tracheotomie. Am 27.08.2020 hatte die einen RASS-Score von 0 bis -1, eine Blickfixierung war möglich, Aufforderungen konnte Frau Karow befolgen (leichte Bewegung der rechten Hand und beider Füße).
Bei täglich nachlassenden Liquorfördermengen und guter neurologischer Beurteilbarkeit der Patientin, konnte die EVD zunächst am 25.08.2020 auf eine höhere Stufe (20cm H2O) gestellt, am 26.08.2020 geschlossen und am 27.08.2020 entfernt werden, ohne dass es zu einer Verschlechterung der Vigilanz kam. Im weiteren Verlauf verbesserte sich der neurologische Zustand kontinuierlich. Frau Karow war wach, fixierte den Blick, befolgte Aufforderungen und bewegte alle Extremitäten spontan mit einer leichten, armbetonten Hemiparese links.
Am 02.09.2020 konnten wir Frau Karow in stabilem Allgemeinzustand in Ihre geschätzte Weiterbehandlung verlegen. Wir danken für die prompte Übernahme.
Bezüglich des intensivmedizinischen Verlaufs sowie der empfohlen Medikation, so verweisen wir freundlicherweise auf den beigefügten Brief der Kollegen der Anästhesie.

Bild 9: Vollständiger Bericht der neurochirurgischen Klinik (Forts.)

Pat.: **Karow, Irmtraut** Geb.Dat.: **11.02.1955, W**

Kumulativbefund

Auftragsnummer Probenentnahmedatum Probenentnahmezeit	Referenzbereich	Einheit	526570 21.09.2020 09:01	526709 21.09.2020 12:09	526734 22.09.2020 08:50	526801 24.09.2020 10:32	527448 01.10.2020 08:44	1900025763 10.10.2020	1900025796 05.10.2020
TXTSTATUS			fertig	fertig	fertig	fertig	fertig		
Hämatologie									
Leuko	3,9-10,2	tsd/µl	5.94	5.45	5.97	5.99	4.10		
Hb	11,2-15,7	g/dl	**7.9↓**	**8.3↓**	**8.7↓**	12.1	11.6		
Ery	3,9 - 5,2	Mio/µl	**2.59↓**	**2.72↓**	**2.86↓**	3.94	**3.79↓**		
Hct	35,5 - 45,0	%	**23↓**	**24↓**	**26↓**	36	**35↓**		
MCH	27 - 33	pg	31	31	30	31	31		
MCV	80 - 99	fl	88	88	91	91	92		
MCHC	31 - 36	g/dl	35	35	34	34	33		
Thrombo	150 - 370	tsd/µl	272	270	330	354	256		
Klinische Chemie									
Natrium	135-145	mmol/l	**123↓**	**127↓**	135	139	137		
Kalium	3,6-5,4	mmol/l	4.91	4.68	4.77	4.34	4.27		
Calcium	2,15-2,50	mmol/l	**2.02↓**	**1.98↓**	**2.14↓**	2.29	2.26		
BZ	74-106	mg/dl							
Ges. Eiweiß	6,6-8,7	g/dl	**4.98↓**	**5.08↓**	**5.41↓**	**5.83↓**			
Albumin im Serum	35-52	g/l							
Kreatinin	0,5-0,9	mg/dl	**0.31↓**	**0.30↓**	**0.36↓**	**0.47↓**	**0.41↓**		
GFR [ml/min/1.73m²]	80-140	ml/min	**228↑**	**237↑**	**192↑**	**141↑**	**165↑**		
Harnstoff	17-48	mg/dl	29	30	35	26			
Bilirubin ges.	0,1-0,9	mg/dl					0.32		
GOT	<32	U/l					**68↑**	53	
GPT	<33	U/l					**175↑**	135	
YGT	<40	U/l	**557↑**	**571↑**	**580↑**	**667↑**	**773↑**	703	
AP	35-104	U/l						759	
LDH	135-214	U/l					202		
CK-NAC	<170	U/l							
Troponin - Test	0,000-0,030	ng/ml							
CRP	<5	mg/l	**52↑**	**48↑**	**31↑**	**15↑**	5	1,7	
Gerinnung									
Quick	70-130	%	81	81	81	74			
INR	0,84-1,16		1.13	1.13	1.13	**1.19↑**			
PTT	<33	sek	22	22	23	24			
Fibrinogen	150-350	mg/dl	**1025↑**	**1010↑**	**787↑**	**745↑**		353	
Urin - Status									
Leuko	NEGATIV	/µl				0			
Nitrit	NEGATIV					NEGATIV			
Ery	negativ					Ca 10			
Eiweiss	negativ	mg/dl				30			
B	negativ					NEGATIV			
Ubg	0-1	mg/dl				0.2			
Glucose	negativ	mg/dl				NEGATIV			
Keton	negativ	mg/dl				NEGATIV			
pH	5-8					6.0			
spez. Gewicht	1,005-1,025					1.025			

Bild 10: Reha-Klinik, Laborwerte bezüglich des uroseptischen Infektes im Verlauf vom 19. Sept. bis 10. Okt. 2020

RADIOLOGIE
NUKLEARMEDIZIN
ADICKESALLEE

Praxis
Jens-Hagen Karow
Heilpratiker
Oberbornstraße 25
61381 Friedrichsdorf

0617279210/

Frankfurt, den 16.11.2021 /- /

Sehr geehrter Herr Kollege,
besten Dank für die freundliche Überweisung Ihrer Patientin:

KOPIE

Karow, Irmtraut, geb. am 11.02.1955

CT Schädel nativ + KM vom 16.11.2021
CT-Angiographie der intrakraniellen Gefäße KM vom 16.11.2021

Rechtfertigende Indikation: Zustand nach SAB nach Aneurysmaruptur Arteria cerebri media, Zustand nach Coiling

Technik: Mehrschicht-Spiral-CT des Schädels nativ und nach i.v. KM-Applikation mit einer SD von 3 bzw. 8 mm der Schädelbasis und des Cerebrums; MSCT Angiographie der Halsgefäße und intrakraniellen Gefäße mit Kollimation 128 x 0,6 mm, MP-Rekonstruktionen, 2 mm SD. 3D- und MIP-Rekonstruktion

Befund: Es liegen entsprechende Voraufnahmen vom 09.02.2021 zum Vergleich vor.

Schädel: Mittelständiger Interhemisphärenspalt. Unveränderte regelrechte Weite der inneren und äußeren Liquorräume. Im Vergleich zur Voruntersuchung hypodensere Darstellung des bekannten alten postischämischen Substanzdefektes rechts parietal (Image 21 / 10), dieser leicht größenregredient imponierend und ca. 5,7 cm anteroposterior x 2,6 cm mediolateral x 3,7 cm kraniokaudal messend. Ebenfalls kleiner alte hypodenser Substanzdefekt rechts insulär, idem. Kein Nachweis einer zwischenzeitlich aufgetretenen Infarktdemarkation. Stammganglien beidseits regelrecht. Hirnstamm und Kleinhirn unauffällig. Diskrete periventrikuläre Marklagerhypodensitäten beidseits frontal. Rechts temporoparietal unverändert einliegendes Artefakte bei bekanntem Zustand nach Aneurysmacoiling der Arteria cerebri media. Kein Nachweis einer frischen intrakraniellen Blutung. Nach Kontrastmittelapplikation kein Nachweis einer suspekten intrakraniellen Kontrastmittelanreicherung. Orbita beidseits unauffällig. Freie Belüftung der abgebildeten Nasennebenhöhlen und der Mastoidzellen beidseits. Abgebildetes Schädelskelett intakt.

Intrakranielle Gefäße:
Regelrechte Kontrastierung der Arteria vertebralis distal beidseits mit kräftiger Abgang der Arteria basilaris, diese wird im Verlauf schmalkalibrig mit einem maximalen Durchmesser von ca. 1,6 mm, unverändert zur Voruntersuchung. Abgang der rechten A. cerebri posterior sowohl aus der Arteria basilaris als auch hier aus einer kräftigen Arteria communicans posterior. Links Hauptabgang der Arteria cerebri posterior aus der Arteria cerebri media über eine kräftige Arteria communicans posterior, nur winzige schmale Kollaterale aus der Arteria basilaris

Seite 1 von 2 Irmtraut Karow *11.02.1955

RADIOLOGIE NUKLEARMEDIZIN ADICKESALLEE · Medizinisches Versorgungszentrum GbR

Dr. med. Asmar · FA für diagnost. Radiologie · Dr. med. Bauer · FA für diagnost. Radiologie · Dr. med. Holzknecht · FA für diagnost. Radiologie
Dr. med. univ. Mackert · FA für diagnost. Radiologie

TÜV SÜD ISO 9001

Bild 11: Befundbericht der nuklearmedizinischen Radiologie-Adickesallee (Frankfurt) zum CT-Schädel vom 16. November 2021 (von dort auch Bilder 4 bis 7)